虹の架け橋

—自閉症・アスペルガー症候群の心の世界を理解するために—

著

ピーター・サットマリ

訳

佐藤 美奈子　門 眞一郎

星和書店

Seiwa Shoten Publishers

2-5 Kamitakaido 1-Chome
Suginamiku Tokyo 168-0074, Japan

A Mind Apart

by

Peter Szatmari, M.D.

translated from English

by

Minako Sato

and

Shinichiro Kado, M.D.

まえがき

「すべては私たちの見方次第なんですね」。診察室の小さなテーブルの向かい側で、その女性は言いました。「あの子たちは世界をどのように考え、どのように見ているんでしょう。それさえ理解できれば、ある時は障害のように感じられることも、別の時には生まれながらの才能、いえ天の恵みにさえ見えてくるんですよ」

マーシャの言葉は落雷のように私を打ちました。私の「見方」？　障害にはさまざまなとらえ方がある――状況次第では才能とみなすこともできる――自閉症スペクトラム（ＡＳＤ）の子どもたちに長年取り組んできて、それは私も頭では理解してきたつもりでした。しかし彼女に言われるまで、どういうわけか、この考えを本当に理解したことは一度もなかったのです。マーシャはアスペルガー症候群の十代の少年、クリスの母親です。ＡＳＤの子どもは世界をどのように「見ている」のでしょうか。それを理解することでいったいどのような違いが現われるのでしょう。子どもに対する私たちの「見方」をどのように変えることになるのでしょう。私はマーシャの言葉でようやくそれに気づきました。そして結局、これこそが、あのような理解しがたい障害をもつ子どもの親に自閉症を科学的に説明する際、私がずっと探し求めていた重要な鍵でした。あれこれと思い巡らし関連づけようとしてきたさまざまな要素を繋ぎとめる重要なポイントとなったのです。さらにはこの言葉こそが、本書の執筆へと私を駆り立てる原動力となったのです。

ＡＳＤのお子さんを育てるストレスにうまく対処していくのに役立ったことは何ですか？　私のこの質問への回答として、マーシャの先の言葉は発せられたのです。クリスが学校で問題を抱えていたあの頃、家族や学校の「期待」に沿っていたとは必ずしも言えなかったあの頃、そしてあれほど多くの人々が彼を助けようと手を差し伸べながら、その一方で、彼を必ずしも「正常」（それが何を意味するかにかかわらず）とは呼べない、と口にせずにはいられなかったあの頃、あの長い年月を、彼女はどのように生き抜いてきたのでしょうか？　マーシャがクリスに特別に時間をかけなくてはならなかったことは、家族の他のメンバーには大きな負担となりました。しかしマーシャは言いました。いったん自分と夫が、クリスのことを、彼がどうしてこのような違った考えや感じ方をするのかを理解できるようになったら、生活は見違えるほど楽になった、と。現在、彼女にとってＡＳＤの青年との生活は、十代のどの青年との生活と比べても何ら特別に難しいものではないようでした（最も良い状態のときであっても、決して生易しいものではないことは明らかですが！）。マーシャは、わが子の心の内なる世界を覗き見る術を手にしました。そしてそのような見方、そこから見えてきた展望こそが、彼女に、彼女のご家族に、そして何にも増して重要なことにクリス自身に大きな違いをもたらすことになったのです。

遊んでごらん、と言っても知らん顔、繰り返し自分の身体を揺らし、床いっぱいに何度も何度も小さな人形を並べるばかり、日々そのような子どもを相手に対応しようと悪戦苦闘しているときに、「相互的な対人的やりとりの障害」「常同的行動」などと言われた親がどれほどの混乱と不安に襲われるか、私は目の当たりにしてきました。幼いわが子が自分に寄り添おうとしない、一日中家を留守にし、やっと帰宅したというのに、走ってきて出迎えようともしないわが子に気づいたときの親の反応を、私はつぶさに目にしてきたのです。親といえども、このようなわが子の行動は理解できそうにないと思っても仕方ありません。ある日、途方もないジグソーパズルを仕上げるかと思ったら、また別の日には複雑極まりないテレビゲームのプログラミングすらやってのけてしまう子ども。にもかかわらず、一言も言葉を発せず、極めて簡単なコミュニケーションすらとろうとしない。そんな子どもを抱えて生きていくことなど、到底不可能と感じても不思議はないでしょう。しかし子どもたち一人一人を理解することで、親はわが子の内なる世界を覗き見ることができます。あのような行動がいったいどこから生まれてくるのかを理解することは可能ですし、本当の永続的な変化を生む介入と治療手段も決して不可能ではありません。本書ではいくつかの物語を通してそれを具体的にお話ししていきたいと思います。そうして、先ほどの行動も含め、数々の行動を詳しく検討していけたら、と思っています。

理解するうえで、実際の経験に焦点を合わせて考えていくことは大切です。しかしその経験を伝えることは、つらく難しい作業となるに違いありません。なぜなら、ＡＳＤの子どもは自分の意思を伝えるのに秘密の言語を用いるからです。彼らは独自の視点から世界をとらえ、自分自身と他者を他の子どもとは違った仕方で経験します。彼らの経験を考えるのがこれほど難しいのも、ここに原因があることは間違いないでしょう。彼らが住んでいるのは、直接性の世界です。比喩を介することのない世界なのです。「かけはなれた心」の持主といえるかもしれません。と同時に、それでもやはり子どもであることに変わりはありません。親や専門家にとって、このような世界観の違いは一見しただけでは理解しがたいものがあります。要するにこれは「外国」旅行、新しい言語の学習を意味するのです。コミュニケーションにおける逃れがたい困難から、固定観念にとらわれた目で見られ、誤解され不名誉な烙印を押されることもしばしばです。マーシャは親戚の集まりで、クリスの場を乱す態度に我慢ならなかった叔父と叔母から反感を買い拒絶されたことがあります。食料雑貨店でお目当てのメーカーのシリアルが手に入らずに混乱したクリスを見た赤の他人から、非難の目を向けられたこともありました。わが子を甘やかしているとんでもない母親だ、そう思われていることは彼女自身、痛いほどわかっていました。このような混乱や当惑を招く態度も、私たちがその子どもの目から世界をとらえることができれば、たちまちもっとよく理解できるようになるでしょう。そのような視点をもつことで、治療に対してもより前向きな、相手を尊重する気持ちで臨むことができるようになります。ひいては将来に向け、より良い成果をもたらすこともできるのです。

わが子の不可解な行動に、それを表わす名前を得ることもできぬまま、親は未知なるものに怯え、とてつもない恐怖と不安を胸に先行きを案じます。絶望を経験する家族も大勢います。診断を求め、治療計画に乗り出した矢先など、特にそうです。しかし、ＡＳＤの子どもの病気、病状、困難について本当に理解することで、道は開けてきます。そのような絶望を振り払うべく、長い長い道のりを進み始めることができるのです。私たちは、人間の性質についての自分の直観や経験に基づいて行動を解釈します。しかし自閉症やアスペルガー症候群の子どもを理解することは、そのような解釈の仕方では不可能です。それまでの見方とは一八〇度違った視点からとらえ直さなくてはなりません。つまりそれは、これらの子どもたちに特徴的な、私たちとは異なる思考過程の産物として彼らの行動をとらえることを意味しているのです。

本書は、自閉症とアスペルガー症候群の子どもたちの生活を、想像力逞しく、生き生きと再現した物語の集大成です。これらの物語の中には、みなさん方のお子さんにも認められるような、人を惑わす行動がいくつか登場することに気づかれるかもしれません。また本書の中で、親御さんが語る経験の中には、みなさん方自身の家族が、診断、見通し、および治療について情報を得ようと奔走するなかで経験してきたことと重なるものもあるかもしれません。本書は、ＡＳＤの子どもたちの心を理解するための基本について、順を追って説明していきます。彼らはどのように考え、どのように物事をとらえるのか、その結果、何をすることができ、何をすることができないのか、この基本を説明していこうというひとつの試みと言ってよいでしょう。また、これらの子どもたちに対する私たちの「見方」を変えることも本書の目標です。本書をお読みになることで、親御さん――その他学校などでこれらの子どもたちに関わっている方々――には、マーシャが長い時間を経て手に入れた理解にもっと早い段階で到達していただきたいと願っています。というのも、結局のところ、知識こそ、私たちが自由に使える最も強力な治療薬になるからです。誤解を晴らし、希望と、自分の運命に対する支配感を取りもどす知識、それこそが何にも増して強力な治療薬になるのです。私は、子どもが幸せな生活に向け、チャンスに手を伸ばすのを助けたいと思います。と同時に、親子の間により強い絆を育むことができるよう、お手伝いできればと願っています。子どもの物の考え方、感じ方、およびそれがしばしば人を困惑させ、ときには混乱さえ引き起こすのはなぜなのかが理解できるようになれば、価値ある親子関係と効果的な関わりの妨げとなっている多くの障害を取り除くことができるでしょう。そうなれば、ＡＳＤの子どもは、他の健常な子どもと同じような存在となるのです。

私はこの二十年間、もっぱらＡＳＤの子どもたちの診断と評価、および親、学校の先生、そして何より子ども自身がＡＳＤに関連する困難に対処し、うまく付き合い、ときにはそれを祝福することさえできるよう手を貸していくことに自分の臨床活動のすべてを捧げてきました。満足に理解できないことへの欲求不満は同時に、自閉症の原因究明、およびアスペルガー症候群とはどのようなものなのか、自閉症とはどのように異なっているのか、またＡＳＤの子どもたちは時を経、青年期、そして成人期を通じてどのように変わっていくのかという問題の解明へ向け、私を研究へと駆り立てる原動力ともなってきたのです。私はＡＳＤの子どもたちが成熟し、はっきりとした自分の考えをもつ大人へと成長していく姿を数多く目にしてきました。しかしその一方で、とても痛ましい困難に依然として苛まれ、もがき苦しみ続けている方々の姿も見てきたのです。家族や学校の先生がＡＳＤの子どもの心の内側を理解することがいかに重要であるか、それこそが、この二十年間を振り返り、好ましい結果をもたらす最も重要な要素を何かひとつ選び出そうとするとき、私が繰り返し戻る原点です。理解することで子どもへの共感が生まれます。そこから、介入プログラムの成功に不可欠な、特別な関係が生まれてくるのです。

この共感を得るために、親は「かけはなれた心の人々」が住まう異国へのパスポートを手に入れなければなりません。人を惑わす、矛盾極まりないわが子の言語を解読する暗号の一覧表が必要なのです。わが子が自閉症、アスペルガー症候群、もしくは特定不能の広汎性発達障害（ＰＤＤＮＯＳ）であることがわかったとき、親の前に残酷な現実が立ちはだかります。完璧な子どもが消えていく姿、これから親になろうとする人なら誰もがもつ夢が失われていく現実です。それは必然的に、深い悲しみと不幸、さらには将来に対する不安をもたらします。しかしこの悲しみを受け入れることは可能です。そのためにはわが子が経験するままに世界をとらえることが必要だと私は自分の経験からそう思います。これはそれこそ長い長い歳月を要する過程です。親が最初に（その後も断続的に）突き当たる混乱と苦しみは、わが子の経験とその表現を理解できないことの結果です。だからこそ本書により、それを少しでも改めることができればと思います。

ＡＳＤの子どもたちを理解するためには想像の飛躍が必要です。本書でご紹介する臨床の物語を、あくまで想像の産物という形でお届けするのも、だからこそです。とはいえ、ここで語られている情報が「科学的根拠に基づく」ものではないという意味ではありません。実際これらの物語は、自閉症やアスペルガー症候群について科学が明らかにしてきたことを「最も有力な根拠」として、具体的に語ったものです。今では生物医学の文献であまり評判が芳しくない、いわゆる事例報告のような根拠として、これらの物語をご紹介するつもりはありません。これらはあくまで、妥当かつ正確に根拠を伝えるためのものなのです。

科学を説明するために想像力をもってするなどと言うと、明らかに矛盾だと思われるかもしれません。科学と想像力とは、一般的意識からすると（これは歴史を通じて必ずしも真実ではありませんでしたが）、対極に位置します。対立するものとみなされることが多いのも事実でしょう。しかし、これはあまりにも短絡的な見方と言わざるを得ないでしょう。この一世紀における科学の進歩を見ても、真の科学の進展が生き生きとした想像力なくしてはあり得ないことは、現在では多くの人々が認めています。知識に基づきモデルを構築する、事実をつなぎ合わせ意味のある語りへと導くための手段が想像力なのです。作家ウラジミール・ナボコフ（蝶の分類の大家）は、あるときインタビューに答えてこう語っています。「空想のない科学などひとつもあり得ないし、事実のない芸術もやはりあり得ない」と。

科学を伴う想像力をお届けすること、それが本書の目標です。しかも自閉症においては、おそらくその他の病気や障害にもまして、それが決定的に重要ではないかと思います。なぜならＡＳＤはそれほど謎に満ち、その行動は何とも解釈しがたいからです。しかしそのためには、心の境界を越え自閉症の子どもの心へと飛び込む想像力が存分に力を発揮することが必要です。そして、このように彼らの世界を理解するためには想像力が必要だからこそ、おそらくそれを伝えるためには、物語と個人的な語りをもってするのが最良の方法ではないかと思うのです。家族の方々は、自らの物語――この二十年間に彼らの語りの中で明かされた物語――を、他の方々の役に立てばと参考にすることを認めてくださいました。私はその彼らの思いに大変感謝しています。本書の物語は、彼らの現実の経験からヒントを得ていますが、プライバシー保護のため、詳細については変更してあります。また身元を明かすような情報は一切、削除したことはもちろんですが、本人と確認される可能性がある方々には同意をいただきました。ASDの子どもを育てていらっしゃる家族の方々の広い心には驚きを禁じ得ません。本書が何らかの形でお役に立てば、それこそ本当に嬉しく思います。

ASDの子どもたちが、病院、地域の機関、および学校で、その時代に合った効果の高いサービスを、しかも低費用で受けられる世の中になってほしい、そんな手段が充分に存在する未来を想像したい、それはあまりにも大それた夢なのでしょうか？　この子どもたちが世間の片隅に追いやられてしまうのではなく、彼らを助け、教え導く人々全員から尊重され、そして愛されるような未来は、それほど途方もないものなのでしょうか？　そのような未来へ向け、本書が小さな一歩を踏み出す一助ともなれば、そのときこそ、例の言葉「すべては私たちの見方次第なんですね」を教えてくれたマーシャにようやく借りを返すことができるように思うのです。

謝辞

背を丸め、キーボードを叩きながら本書の原稿を執筆している私を、多くの人々が励ましてくれました。オフォード児童研究センターの友人や同僚は、私が科学的証拠を示そうと奮闘しているとき、多大な激励と建設的な批評を与えてくれました。科学的根拠に基づいたサービスを自閉症スペクトラムの子どもに提供することに長けた臨床家グループと共に働いてきて、私はこれまでとても多くのことを学んできました。ロリー・チーバース、スー・ハニマン、レスリー・フランス、ゲイリー・ウィーディ、ジェイン・ブランダー、スティーブン・フレイザー、キャシー・ピアスおよびローナ・コリ、彼らから自閉症の子どもについて、またその家族がどのようにこの障害に対処しているかについて、実に多くのことを教わりました。患者の生活の忙しいスケジュールの中にどのようにして治療プログラムを組み込み、実行していったらいいのか、彼らは計り知れないほど貴重な実践的コツとアドバイスを与えてくれました。私のチームに関係する他の同僚たちからも大きな力をもらいました。ビル・マホーニー、ジェイン・サマーズ、およびジョー－アン・ライツェル、彼らは多くの洞察や見解を私に話してくれました。また、私と共同で研究にあたってきてくれた方々、特にスーザン・ブライソンとロニー・ツバイゲンバウムには本当にお世話になり感謝しています。彼らとは長年にわたり非常に生産的に仕事をすることができました。スーザンには共に研究に携わってきた約二十年間、その洞察力、ユーモア、支援、そして建設的批評の点で非常にお世話になりました。一緒に研究にあたってきた他の同僚たち、ジェレミー・ゴールドバーグ、マイケル・マジエイド、ロバータ・パーモー、マーク・アンドレ・モイ、チャンタル・メレット、スティーブ・シェラー、アンドリュー・パターソン、ジョン・ビンセント、イザベル・スミス、そしてウェンディ・ロバーツ、彼らや彼女たちも大いに助けてくれました。また、第六章においてずいぶん多くのアイデアを授けてくれたのがジェシカ・ドゥビリヤーズとジョナサン・ファインです。本章は、これらの同僚全員に考えをぶつけてみる良いチャンスになりました。ここ二十年にわたり私が夢中で取り組んできた研究の多くもここに端を発しています。長年一緒に取り組んできてくれた他の方々はもちろんのこと、特に私の研究チームのメンバー、アン・トンプソン、リーザンヌ・バカレラ、クリスティーナ・ストウブリッジ、トリシュ・コルトン、シェリー・セシル、ステロス・ジョージアデスそしてベブ・ダシルバは、突拍子もなく打ち出した多くの（ときにはまだ充分に煮詰まっていない）研究アイデアの実現に向け、常に生産的に支えてきてくれました。最高の質のデータを収集するため、困難な状況、天候のことも多々あるなか、長時間におよぶ研究に取り組んでくれました。彼らはみな私の熱心な共同研究者であり、同僚たちです。ジョーン・ホワイトハウスは、研究室でロックミュージックを聞くのが大好きです。彼女はしばしば我々の研究室で唯一人、健全なる思考の持ち主だったと思います。彼女には本当にお世話になりました。

児童精神医学分野の大家である方々と一緒に仕事をさせていただいたことは、非常に幸運でした。みなさんから多大な影響を受けながら、自分の感性を磨いてくることができたと思っています。そもそも私が今こうして児童精神科医師となったのは、デイビッド・テイラーのおかげです。彼は私に情報を伝えてくれただけでなく、私の模範でもありました。彼の痕跡は本書のいたるところに見ることができます。また、ダン・オフォードも研究に関して非常に多くのことを教えてくれました。彼にはどれほど感謝してもしきれません。マーシャル・ブッシュ・ジョーンズは、私の師であることはもちろん、同僚であり、掛け替えのない友人でもあります。私の研究に最も密接に関わってきてくれたのが彼でした。彼との会話（たいてい金曜日の午後）は、常に私にとって大きな喜びであると共に、インスピレーションの源でした。そして、私のカヤック［訳注：イヌイットが用いる革張りの小船］の相棒リック・ラドキンにも感謝したいと思います。彼は本書の各章を最後まで注意深く読み、多くの建設的で有益な批評をしてくれました。彼には、よりいっそう懸命にオールを漕ぐことでしかお礼することができません！　マクマスター大学およびその精神科には、常に私の志を支えてもらってきました。私がこのような書を執筆することができたのもそのおかげだと思っています。また、オンタリオ州精神保健基金、全国自閉症研究連合、カナダ保健研究所およびチェドーク保健公団には、長年にわたり私たちの研究努力をずっと支え続けてくれていることに感謝します。このような支えがなかったら、新たな知識を生み出すことなど不可能だったでしょうし、このような科学的根拠に基づいた物語を広めようという動機も起きなかったと思います。

ギルフォード出版社のキャスリン・ムーア、自閉症についてちょっと普通とは違う本を書いてみたいという私の話に大胆にも乗ってくれたのが彼女でした。そのような私の申し出など、大方どこの出版社に持ちかけても白い目で見られるのが関の山だったでしょう。しかしキャスリンは何のためらいもなく応じてくれたのです。編集者のクリス・ベントンに引き合わせてくれたのも彼女でした。持論に没頭し、とかく独りよがりになりがちな私は、クリスにどれほど救われたことでしょう。私の原稿にはときには理解に苦しむような文もあったでしょうに、それをわかりやすい英語に直すのがどれほど大変か、彼女は一度も愚痴を言ったことがありません。それだけでなく、常に鋭い洞察力で私を支えてきてくれたことに深く感謝します。

私の三人の子どもたち（キャスリン、クレアそしてジョシー）はいつも私を笑わせてくれました。彼らのおかげで私は、人生において大切なものとは何か、忘れないでいられました。また、芸術の大切さを早々に教えてくれたのが、私の母です。母がアスペルガーの論文を翻訳してくれたおかげで、私はアスペルガー症候群に興味をもつようになったのです。また、私の妻のダイアン、彼女は私の腹心の友です。この本は本当にすばらしい知恵の宝庫ね、と励ましてくれたのが彼女でした。

キーボードを叩く私の背中で、多くの方々が長年にわたり提案や批評を寄せてくれました。とはいえ、本書の表現に何らかの怠りや誤りがあれば、その一切の責任は私にあります。科学的根拠は常に変化しています。私もそれに置いていかれないようベストを尽くしてきました。ロシアの作家チェーホフは、かつて読者に短編物語の意味について尋ねられ、こう答えました。「誰もが自分の最善を尽くして書く。私も天国に行きたいのはやまやまだが、如何せん、私にはその力がない」と。

もくじ

第1章 スティーブン ～変わり者の昆虫学者～

1

スティーブンが午後の日差しのなか窓の外で遊ぶ姿を、私は座って見つめています。彼は九歳の少年です。彼とはしばらく会っていなかったので、その成長ぶりには目を見張らされます。暖かい日で、まだ十二月なのですが、早朝に降った雪が芝生の上で解けていて、むしろ春のような陽気です。私は、かつては結核療養所として使われていた古い病院で働いています。病棟の管理職員が非常に高い松の樹にクリスマスの電飾を取り付けています。もう長年、毎年十二月になるとそうしてきました。スティーブンは電飾が引き上げられていくことなどまったく気にも留めていません。細い小道の周りをぐるぐる円を描いて走っています。母親はいささか心配そうな面持ちで彼を見守っています。木の上で作業している男性も同じ目で見つめています。いよいよ診察時間です。ドン、ドン、ドン。非常に華奢な少年にしては、強い、踏み鳴らすような足取りで階段をのぼってきます。「僕ね、スズメバチをつかまえるんだよ」。元気な声で教えてくれます。

「君が?」。私は面食らった気分です。「それはちょっと、危険じゃないかな」

しかし彼は答えません。ボサボサのブロンドの髪、そばかすだらけの顔、診察室を鳥のように飛び回り、おもちゃ、本、そして私の机の上いっぱいに置かれた書類を確認しています。

ふと振り返り、不安げな視線をこちらに向けます。「僕、大人になんかなりたくないんだ!」

そうだね。私は共感して頷き、そのわけを尋ねようとするのですが、またしても答えは得られません。彼はむしろスズメバチについて話がしたいのです。スズメバチ、それこそ彼を夢中にしているものです。世界に存在しているさまざまなスズメバチの種類や、彼がそれらを自宅でどのようにエポキシ[訳注:樹脂]の中に入れているか、とらえるとスズメバチたちがどれほど激しく怒るか、彼はすべて話してくれます。

「どうして君はそんなにスズメバチが好きなんだい?」

「僕ね、スズメバチの立てる音が好きなんだ。飛んでるときの脚の垂れ下がり方もいいな」

脚の垂れ下がり方? 私はこれまで一度もスズメバチの脚に着目したことがありません。飛んでいるときだろうと他のときだろうとです。あの音、スズメバチの脚、いったいこれらのどこにそこまで好きになるほどのものがあるのでしょう？

◆　◆　◆

いったいどういうことなのでしょうか？　本書は、自閉症、アスペルガー症候群（ＡＳ）、そして特定不能の広汎性発達障害（ＰＤＤＮＯＳ）という自閉症スペクトラム（ＡＳＤ）の重要な三つの形態として知られるものについての本です。これではまるでスズメバチが立てる音、飛ぶときの脚の格好についての本のようです。ＡＳＤの子どもや大人には、専門家が、強迫観念、こだわり、儀式的行動、変化への抵抗、および自己刺激と呼ぶ行動が認められます。しかし、親の目にはそうは映りません。スズメバチに過剰に魅了されてしまった幼い少年、自宅の二階のドアはすべて（たとえ親の寝室であろうと）開けっ放しにしておかないと気がすまない女の子、自分のベッドの毛布が変わっていたり、朝食のお盆に別のカップが置かれていたりしようものなら、ひどく混乱してしまう男の子、親の目に見えているのはそのような子どもたちの姿です。この種の障害をもつ人々は同時に、大人や子どもとコミュニケーションを図ることが通常苦手です。概して、人間関係に苦労しています。会話をしていると突然話題を変えてしまいます。同じ質問を何度も何度も繰り返します。たとえその答えを知っていてもです。スズメバチについて、もしくは自分にとって特別なもの、それはかなり風変わりなことが多いのですが、熱中しているものについてばかり話すこともあります。親や家族は、これらが子ども時代の最も大切な時期に突如として襲いかかる恐ろしい障害の症状であること、しばしば人を消耗させる症状であることを知っています。わが子の心の中でいったい何が起こっているんだろう。永遠に理解できないのではないか。他の人々、このような障害を抱える子どもをもたない人々と共通の地平に立つことなど決してあり得ないのではないか。そのような思いが毎日何千回となく親を襲います。赤の他人にじろじろと見つめられ、親としての能力を評価されるなか、近所への買い物という簡単な仕事さえ悪夢と化す恐れがあるのです。

ＡＳＤの子どもたちは世界をどのようにとらえているのでしょうか。本書では、親や、他の分野における専門家の方々にそれをお伝えできればと願っています。そしてさらに、それがこの子どもたちに対する私たちの見方そのものを変えることになればと思うのです。ひとつの謎を解明することで、もうひとつのもっと基本的な謎を解明できればという願いです。つまり、ＡＳＤの子どもや大人が住んでいるのは、具体的な世界、触れることのできる直接的な世界、比喩を介しない世界だということです。詳細で、かぎりなく多種多様な世界、それが彼らの世界です。言語ではなく、映像が織り成す目に見える世界です。彼らにとって、感情、情動、および対人関係は、私たちやその他の健常な子どもたちにとってほど重要な価値をもってはいません。そのような世界に住むことは、彼らにとってさぞかし恐ろしく、混乱することでしょう。成長や発達の機会がしばしば限られてしまうことも確かです。しかし、これらの子どもたちの世界観が私たちの世界観を一変させることもあり得ます。驚きや多様性に溢れた、もっと魅力的な場所にしてくれる可能性もあるに違いありません。ＡＳＤの子どもたちは、一見同じであることのかぎりない多様性を教えてくれます。彼らにはさまざまな違いがあります。しかしその一方で、私たちの誰ともまったく同じ点があることにも気づきます。それさえ正しく理解すれば、ＡＳＤの子どもたちが私たちの世界に慣れることができるよう、もっとうまく手を貸してあげられるでしょう。ひょっとしたら彼らの特別な才能を損なうことなく、それを実現できるかもしれません。

◈　◈　◈

スティーブンはここ数年の間、ずっとスズメバチに夢中です。これは単なる一時の気まぐれや趣味でもなければ、好きなテレビ番組が始まるまでの暇な時間を埋めるための気晴らしでもありません。彼はスズメバチに強迫的にとり憑かれています。熱狂しているのです。学校の先生にも親にも、そしておじいちゃん、おばあちゃんにも、さらにはまったくの他人に対してさえも、彼は四六時中、スズメバチの話をしています。たとえ相手がほとんど興味を示してくれなくても、かまわず話し続けます。聞き手が退屈していようが、うんざりしていようが、そんなことには一向に気づかないのです。夏になると、植物や茂みの周りに飛び交うスズメバチを追いかけに、公園や園芸センターにばかり行きたがります。何かの理由で親が連れて行けないと、彼はひどく混乱してしまいます。他の子どもたちはスズメバチを怖がりますし、刺されたくありませんから、当然とはいえ彼が友だちを誘って一緒に遊ぶことは難しいと言わざるを得ないでしょう。スティーブンもこれまでに数回スズメバチに刺されたことがありますが、そんなことで彼の情熱がさめることなどありません。彼はスズメバチを捕まえて、ビンに入れて持ち帰り、後でそれを自分の寝室に放します。これは私が最近知ったことなのですが、空中を飛ぶ際にスズメバチは脚で音を立てるのだそうです。彼はその音を聞きながら、スズメバチが部屋中をブンブン飛んでいる姿を見て楽しんでいるのです。冬になり、スズメバチが冬眠に入ってしまうと、エポキシの中に入れたスズメバチのコレクションをしげしげと見つめながら、自分の部屋で何時間も過ごします。

最初、スティーブンの両親は彼のスズメバチへの関心にすっかり当惑し、かなり動揺していました。九歳の男の子なんだから、スポーツや、あちこち撃ったり、矢を放ったりするおもちゃに当然興味をもつものと思っていたからです。いったいどこの誰がスズメバチを魅力的だなどと思うのだろう？しかし今では、親もスティーブンの関心に魅力を感じるようになりました。彼ら自身、スズメバチの習性や寿命について詳しい知識をもつようになりました。私たち四人、スティーブンと両親、そして私は、黄色の上着をまとったこの生き物の交尾習性をめぐり、まるで全員、難解な会議に出席している昆虫学者であるかのようにスズメバチについて議論します。スティーブンの障害は、私たちすべてを大きく変えてしまったと言っていいかもしれません。私の場合はほんの一瞬、彼の両親の場合は生涯にわたってです。

多くの点で、スティーブンの話は自閉症の子どもに極めて典型的なものです。親は、彼が一歳になってもまだ這い這いをしていなかったことから、はじめて彼の発達に不安を抱くようになりました。また彼の姉と比べ、スティーブンが非常に人にまとわりつき、鼻歌をうたうような音を立てて、かなりの時間、ご機嫌にしていることにも気がつきました。親は彼を小児科に連れて行きました。結局その後いくつもの評価を経て、ようやく三歳のとき、自閉症という診断に至ったのです。最初に小児科を訪れてから正式な診断に至るまでの期間は、家族にとってそれこそストレスに満ちたものであり、彼らはますますスティーブンの発達に不安を強めていったようでした。診断を得られぬままに生活していかなければならないつらさ、それは計り知れないものでした。そのような環境の中、親はわが子の発達の遅れを自らのせいにしました。そしてこの自己非難は、答えにたどり着くまでの時間が延びれば延びるほど、ますます激しくなっていったのです。

私がスティーブンに会ったのは彼が三歳のときです。当時、彼は二、三の単語を口にしましたが、物の名前を呼ぶのにそれらを用いることはたまにしかありませんでした。叫んだり、泣いたり、不満を訴える際に用いることのほうが多かったのです。実際のところ、話をしないからといって、代わりに物を指し示したり、身振り手振りを用いたりすることもありませんでしたし、「イエス」「ノー」を示すために頷いたり、首を横に振ったりして補うこともありませんでした。たいてい幸せそうな様子をしているのですが、親が微笑みかけても、それに応えて笑顔を見せることはありません。父親が仕事から帰宅しても、スティーブンは玄関へ走って行って父親を出迎えるわけでもなく、代わりにぴょんぴょん飛び跳ねて両腕をパタパタと動かすのです。親に抱きついたりキスしたりすることもありませんし、嬉しそうにぴったり寄り添うこともありませんでした。親に抱かれるのは何とか我慢しているようでしたが、彼らの愛情に応えることはまずありませんでした。彼は髪を梳くように、自分の両手を母親の髪の中に滑らせることがよくありました。さらにその後でその手の匂いを嗅ぐのです。彼が一緒に遊ぼうといって、自分の遊びに親を引き入れることはまずありませんでした。自分が遊んでいるおもちゃに親の関心を向けようともしませんでした。怪我をしても慰めを求めようとしない反面、姉が泣いているのを見ても慰めようとはしませんでした。

しかしボール遊びは大好きでした。複数のボールをくるくる回転させたり地面にバウンドさせたり、きれいに並べたりしました。また、常に地球儀を持ち歩くのが好きで、その穴を一方の端からもう一方の端まで覗き込むのです。トイレに水が流れるのを喜んで見ていました。車のおもちゃで楽しく遊んだりもしていましたが、ただしそれは車がぐるぐると円を描いて回っているときだけでしたし、車のアンテナがぐらぐらしていると特に興奮しました。アリが舗道を渡っていくのを眺めているのも好きでしたし、風船の上に砂を落としたり水をかけたりするのも大好きでした。彼はこれらの活動をかなり楽しんでいたにもかかわらず、その楽しさを他の人と分かち合おうとはしませんでした。親を呼び寄せ、自分がおもちゃの車を動かすところや自分が楽しんでいる様子を見せようとはしなかったのです。他の子どもたちと一緒に遊ぶこともよくありましたが、それはボールを使ったゲームや鬼ごっこをするときだけでした。彼の好きなようにさせておくと、たいていボールで遊んだり、おもちゃの車のアンテナをぐらぐらさせたり、さもなければベッドに楽しそうに横たわって、ひとり鼻歌をうたっていました。

スティーブンにはひとつ儀式的な行動がみられました。「朝ごはんのとき、僕がキッチンに入る前に必ずパパとママが僕を抱きしめるようにしてね」と断固言い張ったのです。何らかの理由でそれができないとひどく混乱してしまい、もはやなだめることも落ち着かせることもできませんでした。また、彼の風船のひとつが空気が抜けて大きな音を立てようものなら、気も狂わんばかりに取り乱しました。しかも風船が部屋の中を飛びまわるのを見ると、特に恐れたのです。

スティーブンは三歳のときにコミュニティ・スクールに週四日、午前中、通い始めました。そこで彼は整った環境の中で健常児たちと一緒に過ごすとともに、彼にぴったり寄り添って関わってくれる特別な先生と一緒になれたのです。その先生は以前にもＡＳＤの子どもに関わった経験があり、対人的なやりとりやコミュニケーションの促進に効果的な方策を多数心得ていました。そうして一年後、彼は短い文で話をし、質問さえするようになったのです。今では他の子どもたちと一緒に楽しく過ごすことができるようになりましたし、自ら率先し、ふざけ半分で友だちと取っ組み合いを始めたりすることもよくあります。しかしおもちゃなどを友だちと共有したり、代わりばんこにするような遊びは滅多にしません。また彼が自分の車やアクション人形でごっこ遊びをしている形跡はまったくありません。興奮すると両腕をパタパタさせ爪先立ちで歩くのです。水と風船への熱中ぶりは相変わらず続いていましたが、今では月と電気掃除機にも熱中しています。

スズメバチへの関心は、彼が特別な関心を寄せ夢中になっているおびただしい数の事柄の単なるひとつにすぎないことは明らかでした。最初の頃はトイレを流れる水、穴を覗き込むこと、落ちる砂、ぐらぐらするアンテナ、そしてバウンドするボールなど、ごくごく単純な視覚的刺激から成るものに関心を示しました。その後、成熟するにつれて、関心の的もより複雑なもの（月、電気掃除機、およびスズメバチ）になっていきましたが、すべてに共通しているのは、形、動き、色、パターンにさまざまな変化がみられるものということでした。ときどき視覚的刺激に音が伴うこともありました——単純な鼻歌のような音やスズメバチが飛ぶときに立てる音などです。形、動き、パターン、および音は、それが直接的な感覚刺激であるために、彼はその魅力に惹きつけられずにはいられなかったのです。スティーブンは、生活のごく単純なことにも簡単には退屈しない才能に恵まれていたと言ってもいいでしょう。

◈　◈　◈

自閉症の子どもを、一言も口を利かず、完全に自分のことだけに熱中している子ども、一日中部屋の隅に座って身体を揺すっている子どもと考えている人がたくさんいます。他にも、自閉症の人は極めて暴力的、攻撃的であり、自分の目玉をえぐり出したり頭を打ちつけたりするなど、自傷行為の中でも最も恐ろしいことができてしまうと広く誤解されています。しかしスティーブンにはこのような行動や態度は一切みられません。彼はおしゃべりで優しい男の子です。自分独自の見方で世界をとらえていることを除けば、ちゃんと世界にその一員として加わっています。かつてメディアやテレビで評判となったような自閉症の子どもは現在では極めて稀と言っていいでしょう。障害のある子どもたちが家庭から引き離され、刺激も活動や対人的なやりとりの効果的な機会もほとんど与えられないような大きな施設に収容されていた時代には、そのような子どもたちはずっと多くみられましたが、最近ではめっきり少なくなりました。

実際、自閉症と一口に言っても、その様相はそれぞれの子どもによって千差万別です。自閉症の人の中には、実用的な言語に欠けている人が多いことは確かですが、かなりの割合、おそらく五十パーセント以上は、少なくとも自分の基本的な欲求を満たす程度には言語を使うことが可能です。また自閉症の子どもたちの大多数が実際、他の子どもたちや大人とやりとりをすることも確かです。ただそのやり方が限られていたり、少々風変わり、もしくは型にはまっていたりするというだけのことです。自閉症の子どもを他の子どもと分けるものは、彼らの対人的やりとりにおける質の違いです。やりとり自体をするかどうかということではありません。また、彼らの認知能力も人によってかなりの幅があります。自閉症の子どもの中には基本的な算数の演算しかできない子どももいますし、どうしても字が読めるようにならない子どももいます。その一方で、極めて驚異的な数学の計算をやってのける子もいます。何年であろうと、ある人が生まれた日の曜日を言い当ててしまう子どももいます。また、幼い年齢で驚くべき読字能力をもっている子ども、特定の話題について百科事典並みの知識をもっている子どももいます。

このように非常に多様性がみられるにもかかわらず、自閉症、アスペルガー症候群、およびPDDNOSの子どもたちすべてを特徴づける三つの重要な特徴があります。それは、相互的な対人的やりとりや、音声言語および非音声言語コミュニケーションに障害があるということ、反復的で孤独な、型にはまった関心事や活動を好むということです。言い換えれば、どの形態であるかにかかわらず、ＡＳＤの子どもや大人は対人的な関係を築き、言葉、身振り手振り、および顔の表情を通してコミュニケーションを図ることが困難であり、余暇はもっぱらパズルをしたりテレビを見たり何かを集めたり、さもなければ光沢のある物や特定の話題などに夢中になって過ごすと言えるでしょう。これらの三つの一般的な特徴こそが、ローナ・ウィングが最初に命名した自閉症三主徴を作り上げています。自閉症の子どもが何かの時に見せる実に多様な行動の基盤には、いずれもこの三主徴が存在しているのです。スティーブンの物語によっても具体的におわかりになると思いますが、症状や行動は個人の発達のレベルや年齢に伴って変わっていきますし、時を経て劇的に変化する可能性もあります。このことについて正しく認識しておくことも重要です。とはいえ通常これらの変化は、自閉症三主徴という考えの中にもともと含まれている主題の変奏にすぎないのです。

親にとって、子どもや家族の苦しみを最も明確に決定づけるのは、人との相互的なやりとりの障害でしょう。親と子、兄弟姉妹の間での最も単純なやりとりなど、他の家族ならごくごく当たり前のようにしていますが、ＡＳＤの子どもにとっては極めて困難になることが考えられます。満足のいく関係を即座に築き上げることなど、ほとんどの家族にとっては多くの場合、ごく自然なことかもしれません。しかし自閉症の子どもを抱える家庭では、それこそ大変な労力を要することなのです。自閉症の子どもからの関わりは、おもちゃで遊ぶのを手伝ってほしい、冷蔵庫から食べ物を取ってほしいなど、自分の個人的な要求を満たすために必要な関わりに限られます。もっと複雑なやりとりを求めて親に近寄ってくる子どもたちも実際にはいます。しかしそれとて、くすぐったり、取っ組みあったり、鬼ごっこをしたりするなどの身体的な遊びを求めてそうする場合が多く、社交的な楽しみを求めているというわけではありません。むしろこれらの活動がもたらす身体的な感覚が嬉しくて行なっていると言ったほうがよいでしょう。その他、自閉症の子どもの中には、赤の他人に対していやに親しげな態度をとったり、不適切なときに他の子どもや大人に抱きついたりして対人的な働きかけを示しすぎる子どももいます。自閉症の子どもが実際に友だちを作るのは、コンピュータゲームで遊ぶ、テレビを見る、アクション人形でシナリオを作り上げるなど、いずれにしても自閉症の子ども自身が夢中になれる遊びなど、限られた活動を通してという場合が多いようです。これらの関係を、わが子の対人関係障害が必ずしもそれほど悪いわけではないことを示す徴候であると親は指摘するかもしれません。しかし、たとえ兄とレスリングをするのが好きだったり、隣の幼い坊やと何時間も続けてミニカーで遊ぶことがよくあったとしても、自閉症の子どもにとって、対人的世界は他の普通に発達している子どもと同じだけの価値と意味をもっているわけではありません。これは理解しておくべき重要な違いです。しかもこの違いは今後子どもが成長していくにしたがって、子どもの人生の他の分野にも影響を及ぼすことになるでしょう。普通の子どもの場合、人から誉められたり認められたりすること、反対に眉をひそめられたり厳しい口調で言われて微妙に脅されたりすることが強力な学習手段となります。それはおそらく彼らにとって、対人的なやりとりがそれだけ重要な価値をもっているからでしょう。しかし、ＡＳＤの子どもにとって対人的なやりとりは、それほど重要な意味や価値をもってはいません。しかも成長していくにつれ、このような対人的なやりとりの理解にみられる障害は、共感の難しさや、自他の動機・信念・感情の理解の難しさへと発展していきます。彼らには、人の心、自分自身の心を推し量る能力、すなわち直観的な理解力が欠けているのです。たとえば、アスペルガー症候群の子どもが髪を梳くように母親の髪の間に自分の指をすべらせたところで何ら問題はありませんが、そのような行為を店で赤の他人に対してするのは極めて不適切です。その相手が不快な思いをすることはほぼ間違いないでしょう。しかし、アスペルガー症候群の子どもには、その人がどのように感じるかがさっぱりわからないのです。また、アスペルガー症候群の高校生はデートのいろはを理解しようとするとき、ひどく苦労することになります。ある女の子を自分の「ガールフレンド」にしたくても、まずはその女の子と「友だち」になってからでないと無理だということが、彼らには理解しがたい場合が多いからです。言葉の微妙なあやと対人関係のニュアンス、まさしくそれこそ彼らには理解しがたいことであり、相互理解に基づく意味深い友人関係を築こうとする試みを混乱させてしまうものなのです。

コミュニケーションにおける障害は、世間を渡っていく能力にも負担をかけることになります。たとえ普通の子どもたちと同じペースで語彙や文法を習得することができたとしても、自閉症やアスペルガー症候群の子どもたちは、世間を上手に渡り、自分と他者とをつなぐ架け橋を築くために日常的に言語を使うことはしません。彼らが言葉を話すのは、手伝ってほしい、公園へ行きたい、石や自動車のホイールキャップや地図などのお気に入りのおもちゃや物が見つからないなど、自分自身の必要を満たすために簡単な要求をする場合や、毎日の日課に関することに限定されることが多いのです。しかも言葉を話せない場合でも、単純な言葉の遅れの子どもならできる、指さしたり、身振りで示したりするなどの行動がみられません。言葉によらなくても別のコミュニケーション手段を使って、親が理解できるようにするということは、彼らには無理なのです。したがって、自閉症の子どもの親は、彼らの行動がいったいどのような意味をもっているのかを推測しなければなりません。よく知られている話として、たとえば子どもが親の手を引いて冷蔵庫まで連れて行き、食べ物が欲しいことを示すことがあります。しかし母親には、わが子が実際どのおやつを求めているのか皆目見当もつきません。そのため冷蔵庫の前に立ち、開いた扉の中から、子どものお目当ての物とは違う食べ物を取り出してしまうことがあります。正しい物が選ばれたかどうかは、子どもがピタッと泣き止むのを見て判断するしかありません。母親は心を読むコツなど知る術もなく、ただ腹を立てるしかなく、子どもはそんな母親のことなど振り返りもせず、アイスキャンディやチョコレートミルクをしっかり手に握り締め、ちょこちょこと居間に駆けていきます。

実際、流暢な言葉を発達させている自閉症の子どもたちは、自分のお気に入りのテーマ——テレビ番組、スポーツ統計、地下鉄の列車の特徴、雷の音、世界の国旗、スズメバチなど——について延々と話し続けることがよくあります。会話での聞き手の発言に基づいて話を進めていったり、より広い対人的状況で起こっている出来事や経験に触れるという意味で、彼らの会話が相互的であることは滅多にありません。彼らが触れる話題は大方、物理的な世界に関わり、彼らに直接関係する環境に結びつくものに限られているからです。

ときには、言葉を話せないというより、人とのやりとりのためにコミュニケーション・スキルを使おうという気がないという場合もあります。特に、次に紹介する青年の物語はこの点を実によく示していると言えるでしょう。ギャビンは十九歳で重度の自閉症でした。よちよち歩きの頃は二、三の単語を話していたのですが、五歳になるまでにはまったく口を利かなくなり、言葉を用いたコミュニケーションはしなくなっていました。しかしその代わりに、彼は親の手を引っ張る、指で指し示す、もしくは単純に抵抗するなど、言葉によらないさまざまなコミュニケーション方法を用いました。成長するにつれて、彼は他の人々のことは一切眼中にないといった様子で、極めて自立して自分自身のことに専念するようになりました。十代の頃、彼が気に入っていたことのひとつが、アフリカ出身の珍しい野生動物たちでいっぱいの遊園地へ家族で出かけることでした。ギャビンは特に公園の中を家族でドライブしながら、車の周囲でサルたちがダンスする姿を見るのが好きでした。ある日曜日の午後、ギャビンは車の後部座席に、両親は前の席に座っていました。両親は巨大なキリンが車に近づいてきていることには気づいていたのですが、車のボンネットの上でサルの大集団がふざけて飛び跳ねているのに気を取られていました。そのときでした。「こんなところに入ってくるな！」。突然、後ろの席から大きな叫び声が聞こえました。なんと例のキリンが、車の後ろの窓から首を突っ込んでいたのです。ギャビンはよほどびっくりしたのでしょう。ずいぶん久しぶりに言葉を発したのです。彼はそれまで十四年間、一言も言葉を口にしませんでしたし、両親の知るかぎり、この言葉以後、彼が再びはっきりとした口調で正しい文を話すことはありませんでした。意思を伝えようという意欲さえあれば、ギャビンはすぐにでも話すことができたのです。しかしながら日常生活における通常の環境の中では、意思を伝えようという気持ちになるほど充分な意欲がわくことがなかったのではないでしょうか。普段口を利かない自閉症の他の子どもたちが、適切な環境でこのように完全な発話をすることができるかどうかは明らかではありません。それでも言語療法において、意欲が重要な役割を占めることはわかっています。

自閉症やアスペルガー症候群の子どもたちの三番目の特徴は、反復的で孤独な型にはまった行動や活動、もしくは関心事を好むという点です。ＡＳＤの子どもたちにとって価値があり意味をもつのは、具体的な感覚の世界です。彼らが行なう遊びは何らかの形で感覚刺激を生み出す状況を繰り返し再現するものです。この子どもたちの関心をとらえる対象は、ほとんど限りないと言っていいほど多種多様です。クルクルと回転している車輪、パッと光を放つライト、ポトポトと流しに垂れる水滴、ブクブク泡立つシャボン、風の中を飛んでいる凧、文字、数字、などなど――挙げていったらきりがありません。子どもが成長するにつれて、具体的な事実や難解な知識の片鱗がより直接的な感覚刺激に取って代わり、そうすることで世界の国旗だろうとバスの時刻表だろうと下水の配管だろうと、さらにはコンピュータのプログラミングや建物の製図でさえも、このようなより直接的な感覚経験に取って代わることができるのです。にもかかわらず、その極めて重要な特徴として言えることは、これらの活動が非常に具体的であって、心理的な性質のものではなく、どちらかというと系統化していくようなものであるということです。しかも他者とは無関係に追求され、延々と何時間もその子どもに喜びや楽しみをもたらしてくれるものであるという点です。

一定の儀式や変化への抵抗もやはりこの第三の特徴の現われであり、家族にしばしば相当な困難をもたらすことがあります。自閉症の子どもたちの多くは、自分の個人的な環境や日課のほんの些細な変化でさえ耐えるのに非常に苦労します。なぜか、家の引越しや転校するなどといった大きな変化は受け入れられるのに、居間の家具やベッドの毛布が変わっただけで大騒ぎになりかねないのです。儀式というのは何ら明らかな機能を果たしているわけではないのですが、特定の順序で行なわれなければならない固定的なパターンです。これらは変化への抵抗と区別しがたいもので、たとえば家中のドアをすべて開け放っておく、家に入る前には必ずベランダの端の茂みに触れる、特定の順序で服を着るなどがそれに該当します。自閉症の子どもたちにとって、このような儀式を行なうことは必要なことなのです。さもないと、そのような決まった順序での行動が妨げられた反応として、不安がどんどん募り、攻撃的で人の言うことなど聞きもしない行動が現われることにもなりかねません。

スティーブンにもこれらの自閉症三主徴の多くの側面が認められましたが、発達し成熟していくにつれ、それらは変化していきました。診察時の私に対する対人的な働きかけも、独特で一方的な関心を反映していました。彼のコミュニケーションを特徴づけていたのは、あたかもふって湧いたかのように感じられはするものの、実際には彼特有の関心によって触発されたコメントだったのです。はじめの頃は、自分の言葉を強調するために、身振りや手振り、顔の表情を使うといったことはなかったのですが、現在ではじっと相手を見つめ、変化しない笑顔を浮かべながら質問するようになりました。先生の庭ではハチの巣を見つけることができる？ えっ？ 見つからない？ ひょっとしたら茂みの枝で隠れてるのが、ひとつぐらいあるんじゃないかな？ 堆肥の山にスズメバチが寄って来なかった？ 自然保護公園の果樹園の樹から落ちたリンゴには？「それにね、それにね」と激しく食い入るような眼で見つめられ問い詰められて、聞き手の目は、そのうちその情け容赦ない攻撃を前にどんよりかすんでいくのです。

◆ ◆ ◆

自閉症と、その他のＡＳＤの分類は、長い間ほぼ混乱した経過をたどってきました。「自閉症」という用語はよく知られていますが、「広汎性発達障害（ＰＤＤ）」という用語は最近になって使われ始めたものです。その意味も即座に明らかになるというわけではありません。広汎性発達障害は、アメリカ精神医学会、世界保健機関によって刊行された公式の診断の手引きで使われている用語です。この障害は自閉症三主徴が子どもの全生活面にわたっているという点に限って考えれば、確かに広汎であると言えるでしょう。また生後二、三年の間に発症し、その現われ方も時と共に変わっていくという意味において発達上の障害であるとも言えます。自閉症以外にも、広汎性発達障害にはいくつかのタイプがあることがわかってきました。アスペルガー症候群、非定型自閉症、あるいは特定不能の広汎性発達障害、児童期崩壊性障害、およびレット障害などがこれに該当します。これらの用語は比較的歴史が浅いため、この種の広汎性発達障害を自閉症と区別する臨床的特徴もまだ完全には確立していません。しかもこれらの異なる下位範疇がそれぞれ異なる過程から生じるのかどうかも、現在、盛んに論争が繰り広げられているテーマです。それでもやはり自閉症を一方の端に、もう一方の端にはアスペルガー症候群を配した障害のスペクトラムとして考えることは有効です。実際、広汎性発達障害という用語よりも、「自閉症スペクトラム（ＡＳＤ）」という用語を好む人もいます。広汎性発達障害という用語が、いくつかの点で異なる別種の障害の集まりを意味するのに対し、ＡＳＤという用語は、症状の程度という点でのみ異なるものの、その他の点では関連する状態の連続体を意味します。これらの二つの用語のうち、どちらがより適切であるか判断できるほど充分なデータはまだありませんし、その使用に関しては、専門家と親のいずれにおいてもかなり混乱しているのが実状です。また、「うちの子の診断は広汎性発達障害です。自閉症ではありません」というように、自閉症とは異なる障害であることを示唆するために広汎性発達障害という用語を用いる人も大勢います。広汎性発達障害が総称的な範疇であるのに対し、自閉症は広汎性発達障害の具体的な例です。したがって、このような使い方は厳密には正しくありませんが、理解はできます。問題は、自閉症の診断基準がここ二十年の間に大きく変化してきたことで、それゆえ研究の結果もしばしば混乱と矛盾を呈し、論争を呼んできたのです。

自閉症について最初に報告したのはレオ・カナーです。彼はアメリカにおける最初の児童精神医学者であり、児童精神医学の最初の教科書を執筆しました。一九四三年に発表した古典的論文で、孤立傾向、奇妙なコミュニケーション・パターン、および自分の周囲の物事をいつも同じままにしておこうとする強い欲求がみられる十一人の子どもたちについて記しました。そして、これらの子どもたちを表現するのに「幼児自閉症」という用語を用い、先に述べた特徴からその診断を下すことにしました。長年の歳月を経、これらの基準は洗練されていきましたが、北アメリカの公式の分類基準である『精神疾患の分類と診断の手引　第三版（ＤＳＭ‐Ⅲ）』において基本的に成文化され、一九八〇年に刊行されたのです。

しかし、最初の論文の記述に完全には該当しないものの、カナーが記述した子どもたちとよく似た症状を示す子どもたちが大勢いることは、臨床家もはじめから気づいていました。カナー自身はこの「幼児自閉症」という用語を比較的少数の子どもたちに適用するよう注意して用いていました。そのためそれ以外の子どもたちを何と呼んだらいいのかということが問題となったのです。「精神病」もしくは「児童期分裂病」などという言葉が選ばれたときもあり、実に残念なことでした。しかしながら、イズレイエル・コルビン、マイケル・ラター、クリストファー・（キット）・オンステッドたちが行なった英国での研究から、本当の統合失調症の子どもと自閉症の子どもとの重要な違いが正しく指摘されたのです。ほぼ同じ時期、ローナ・ウィングが自閉症様の症状がみられる子どもたちをもっと広くとらえて詳細で入念な報告を行ない、対人関係とコミュニケーションの障害に関し、その子たちが自閉症の子どもとどれほどよく似ているかを示しました。この観察から、自閉症も含むものの、それだけに限定されない用語として広汎性発達障害と呼ばれる概念が生まれることになったのです。

しかし、一九八〇年代初頭の問題は、カナーの業績から導き出され、DSM‐Ⅲにも掲載されている自閉症の基準があまりにも狭いということでした。そのため専門家が自閉症と確信しながらも、あれやこれやの理由でこの公式の基準を満たさないということで診断から除外されてしまう子どもたちが大勢出てしまったのです。しかも多くの国々では、診断と治療に関するサービスが受けられるかどうかは自閉症という診断名がつくかどうかに左右されていましたから(現在でもそうです!)、このような制約は重大な影響をもたらしました。さらに一九八〇年代の当時では、広汎性発達障害の異型が臨床的に重要な何らかの点で自閉症と異なっていることを裏づける証拠は一切ありませんでした。したがって、より多くの子どもたちに適用できるよう、自閉症の基準を広げる必要がありました。と同時に、広汎性発達障害ではあるけれども自閉症には該当しない子どもを全員自閉症から外し、PDDNOSすなわち特定不能の広汎性発達障害という範疇に入れる決定がなされたのです。当初このPDDNOSという範疇は、少数の子どもにのみ適用されるはずでした。つまり、広汎性発達障害の子どものほとんどは自閉症に該当するだろうと思われていたのです。ところが結果は違っていました。自閉症の診断を受けた子どもが思ったよりもずっと多かったというだけでなく、PDDNOSの診断を受けることになった子どもがそれに輪をかけて多かったのです。親にとっては、これほど納得のいかない診断はなかったのではないでしょうか。

「先生、うちの子はいったい何の障害なんですか?」

「息子さんは、PDDNOSです」。医師はそう答えるかもしれません。

「は？　……それはどういう意味なんでしょう？」

「つまり、特定不能の広汎性発達障害ということです」

「すみませんが、まだよくわからないんですけど。もうちょっと具体的にお願いできませんでしょうか？」

「だからその、実際にはそれが無理なんですよ。だから特定不能なんです」

このような話し合いは珍しいものではありませんが、これでは診断者の能力にあまり信頼を抱けなかったはずです。ほどなくして、臨床医たちは簡略を期すとともに自閉症の子どもたちと区別するためにNOSの部分を省略し、広汎性発達障害の子どもと呼び始めました。こうして親も専門家も、自閉症と広汎性発達障害を別個の障害として話題にするようになったのですが、実は自閉症も、本当は広汎性発達障害のひとつのタイプなのです。しかしながら、自閉症には該当しない広汎性発達障害（より正確ではありますが、依然としてあまり良い用語でないことに変わりはありません）の子どもについてわかっていることはほとんどありませんでしたし、親が図書館やインターネットで検索しても、ほとんどまったくと言っていいほど何もわかりませんでした。これもまた多くの混乱を招くことになり、しばしば親はセカンドオピニオンを求めるようになりました。というのも当局のほうでは、子どもに各種サービスの提供を認める診断として広汎性発達障害を受け入れてくれなかったからです。

一九九四年、DSM-Ⅳの刊行により、自閉症とその他のASDの公式分類がまた変わりました。十五年間で三度目の変更でした。このときに広汎性発達障害の中の他のもの（PDDNOS群）は、アスペルガー障害［訳注：米国精神医学会の診断分類DSMでは、「症候群」ではなく「障害」が採用された］、非定型自閉症、崩壊性障害、およびレット障害として知られる特定の範疇に、より厳密に定義されることになったのです。これらのうち最もよく知られているのがアスペルガー障害でしょう。広汎性発達障害のこの下位範疇は、臨床的に重要な言語的、認知的遅れが「存在しない」という点で自閉症と区別されます。言い換えれば、アスペルガー障害の子どもには多くの自閉症の特徴が認められるけれども、全般的な発達の遅れはなく、発話においては概して年齢相応の文法と語彙の使用が認められるということです（ＡＳＤのこのタイプについては他の章で詳しく説明したいと思います）。非定型自閉症の子どもは自閉症の子どもよりも症状が少ないか、あるいは発症年齢がより高いかのどちらかにより自閉症とは区別されます。私たちの調査では、この非定型自閉症は一貫して適用していくのが非常に難しい診断名であることが明らかになりました。この診断は、重度の発達の遅れがあり、かついくつかの自閉症の特徴が認められる子どもや、非常に軽い発達上の遅れがあり、早期の年齢で反復的な活動という面においていくつか自閉症の症状が認められるものの、その後そのような症状がなくなった子どもからなる不均一な群によく適用されます。問題は、当の子どもが自閉症かそれとも非定型自閉症かという診断をめぐって、すべての臨床医の意見が一致するわけではないということがあまりにも多いことです。この下位範疇に対し現在用いられている基準が実際、あまりにも曖昧であるため、ＰＤＤＮＯＳあるいは非定型自閉症と典型的な自閉症との間の違いは実に微妙なのです。崩壊性障害の子どもたちは四歳まではまったく正常な発達を示すのですが、その後に退行し、自閉症の子どもとまさしく同じような自閉的行動が現われます。これはＡＳＤの下位範疇の中でも非常に珍しいものです。

レット障害は女子にのみ生じる非常に特殊な病態で、正常な発達の後、頭部の成長スピードが鈍り、発話が失われ、もみ手をするようになり、手を機能的に使えなくなるといった時期が続くのが特徴です。これは非常に特殊な現われ方をするという点で自閉症とはかなり異なっているので、広汎性発達障害の下位範疇にはおそらく含めるべきではありません。現在ではレット障害に遺伝子の突然変異が起こることが発見され、自閉症との違いは歴然としています。このような突然変異は、他の広汎性発達障害には認められないのです。

何も最初から人を混乱させるつもりでこのような用語を作ったわけではなかったのでしょうが、長年の歳月を経て実際にこうなってしまったことは確かです。その一因には、この分野における研究が非常に速いテンポで進展しているのに対し、研究で明らかになったことが診断の手引きとして刊行され、さらに臨床医と地域サービスに広まり理解されていくまでには時間的な開きがあるということがあります。親にとって大切なことは、価値のあるものとないものとを見分けるということ、しっかりと確立していることといまだ専門家の間で論争中の問題とを区別するということです。ここでしっかり確立しているというのは、本章で説明したように、自閉症の三主徴を示す一群の子どもたちが実在するということです。集団としては、これらの子どもたちには臨床的に共通の症状が認められます。また私たちの知るかぎり、治療を必要としている点も共通しており、対人関係・コミュニケーション・遊びのスキルを向上させること、さらに学校、保育所、ボーイスカウト、ブラウニー［訳注：七歳から八歳児を対象としたガールスカウト］、およびその他のコミュニティ活動への参加に支障をきたす行動

（攻撃性や極度の不従順など）を取り除くことに集中して取り組む必要があります。治療の細かい事柄については子どもの個人的な特徴や発達レベルによって変わってくるでしょうが、全般的な方向性や方法は変わりません。子どもが自閉症であるか非定型自閉症であるか、それともアスペルガー症候群であるかという違いによっては、必要な治療のタイプは決まらないということです（ただしアスペルガー症候群の子どもの場合は発話が可能ですから、例外として、言語療法が必要不可欠ということはないでしょう）。要するに、子どもが広汎性発達障害、すなわちＡＳＤの診断を受けたかどうかが重要であり、その診断こそが決定的に重要なのです。おそらく下位範疇に特化した治療の知見がもっと蓄積してくれれば、そのときこそ自閉症とアスペルガー症候群の違いももっと重大な意味をもってくるでしょう。しかし私たちはまだその地点にまでは至っていません。以後の章で説明したいと思いますが、大切なことは広汎性発達障害、すなわちＡＳＤの診断を早期に受けることです。そしてできるかぎり早く治療を開始することです。そうすれば全体的な結果はずいぶんよくなります。子どもがＡＳＤのどのタイプなのか、もしくはその原因が何なのかを知ることにあまりにも時間をかけすぎていると、不必要に遅れをとってしまいかねません。第二章のヘザーの物語は、診断を何とか受け入れようとするシングルマザーの努力と、早期に診断を受けた経験が彼女にとってどのような意味をもっていたかということを詳細に物語っています。

米国の批評家スーザン・ソンタグは、不可解で治療困難なある種の疾患――伝染病、結核、梅毒、癌、そして最近ではＡＩＤＳ――が知らず知らずのうちに、しかも多くの場合不適切に人間の状態を表わす隠喩として使われるようになっている様子を記述しています。これは、これらの各疾患がいずれも世に言うところの「病」を表わしており、患っている人すべてに当てはまる特有の困難な状況を連想させるからです。自閉症はそれほど一般的な隠喩というわけではありませんが、非常に悲惨なことに、人とのやりとり、コミュニケーション、および遊びにおける障害は、子どもであるということの根本を揺るがしかねない打撃を与えるものなのです。結局のところ、子ども時代というのは他の子どもたちと遊び、大人の世話を受け、話す能力を身につけていく、そして人とのコミュニケーションやありとあらゆる形で環境を模索することを通して喜びを経験していく時代だということです。他者との世界の中で遊び、空想し、創造する時代、それが子ども時代なのです。ところが自閉症はこれらを充分に発達させる能力の根本を直撃し、幾分異なる道へと脱線させてしまうのです。確かにこのような脱線は悲劇的ですし、家族に多大な苦しみをもたらします。しかしその一方で、それ特有の価値ある見方で世界をとらえる可能性も秘めているのです。そしてまさしくそれこそが、私が本書で明らかにしたいと願うことなのです。障害においてこそ、世界の秘密の構造に焦点が合わさるのです。この障害の子どもたちは、見えるはずのもの、本当は正しく評価されるべきものを見えなくしてしまう隠喩を用いません。そのような隠喩を介すことなく、その構造を見極める、生まれながらの能力をもっているのです。

第2章 ヘザー
～別の軸を中心に展開する世界～

昔懐かしい思いで近所を歩いていると、学校の校庭が姿を現わすより先に、子どもたちのはしゃぎ声が聞こえてきます。彼らの叫び声が、まるで金属と金属が互いにぶつかっているかのように朝の空気を切り裂きます。寒い十一月のある日、今や葉も落ちた木々が空を背に荒涼と立っています。雲はグレー一色で、若い母親がひとり町へ買い物に行こうと歩いていますが、影ひとつ落ちていません。校庭を通って行こうかしら、今が休憩時間であることはわかっています。ひょっとしたらちらっとでも娘の姿を見つけ、手を振ってやれるかもしれない。笑いかけ、大丈夫、自信をもって勉強を頑張りなさいと励ましてやれるかもしれないわ。彼女の娘、ヘザーは六歳です。毎朝、娘を学校へと送り出すときには今でもやっとの思いで別れています。どんどん成長し続けていかなければならない。これは避けることのできない過程なのよ。でも娘の姿を見ることができれば、ほんの一瞬にしろ、どれほど嬉しいことかしら。けれど娘の気を散らすようなことはしたくありません。遊び仲間の輪の中から彼女を引っ張り出してしまうような真似をするつもりも毛頭ありません。母親は、娘が縄跳びをしたり友だちと鬼ごっこをしたりしている姿を思い浮かべます。ヘザーはまだ学校に慣れていません。そのためこれまでずっと多くの問題を抱えてきたのです。多分、見ないでおくのがいちばんよね。反対側の角を曲がってまっすぐに町へ降りていこう。そのほうがいいわよね。しかし、遠くからでいい、小さい娘の姿を見たいという思いはどうにも抑えがたく、その願いと不安が入り混じり、結局母親は校庭へ向かって通りをのぼっていくのです。

今では子どもたちの叫び声もいよいよ大きくなり、ほとんど耳をつんざくようです。子どもたちをよそ者から守るためか、もしくは学校の所有する範囲内にこの騒ぎを収めておこうとするためか、おそらく後者の理由からでしょう、金網のフェンスが校庭と通りを隔てています。母親はフェンスの前に立ち、娘の姿を一目見ようと校庭の様子を窺うのですが、肝心の娘はどこにも見当たりません。石蹴り遊び、鬼ごっこ、それにボール投げ――こういった子どもの遊びって何やかやとバリエーションはあるんだろうけど、何世紀にもわたって遊ばれてきたのよね。彼女はひとり呟きます。そう、これらの遊びにも歴史はあります――遊びは子ども時代を織り成す構造の一部なのです。いつの時代も子どもは同じ、違っているのは着ているものです――特定の文化に属していることの象徴として自慢げに披露される後ろ向きにかぶった野球帽、くるぶしまで被うハイトップスニーカー、だぶだぶのジャケット、トレードマークのブランド名。これらの子どもたちは皆に合わせたいのです。互いにつながっていたい。自分たちの歴史から切り離されたくないのです。

　この子どもたちは全員どこかのグループに属しています。歩きながらおしゃべりしている子どもたち。誰々さんは誰々さんのことが好きなのよ。うわさ話に花を咲かせ、秘密の計画、新しいクラブの結成、そして砦を築こうよ、近くの渓谷で木登りしようよなど、放課後の絶好の企み、話していることは決まっています。大きな集団でゲームをしたり、ボールを蹴ったりしている子どもたち。ただあちこち走り回っている子どもたちもいます。その動きは目まぐるしく、見ているほうが混乱しそうです。母親は娘を探して目を凝らします。体育館の入り口付近に子どもたちの集団がいます。キャーキャー歓声を上げながら滑り台をしたり、逆さまにぶら下がって猿の真似をし、ふざけた音を立てている子どももいます。うちの娘はここにいるんじゃないかしら。自分の娘がブランコに乗るのと、タイヤの上でくるくる回るのが大好きなことを知っている母親は、その場を集中して探します。しかし今朝、ほとんど前が見えないほど耳まで深々と帽子を被り、十一月の肌寒い木枯らしに晒されないよう緑色のコートに全身をきっちり包んでアパートを出、スクールバスに乗り込んだわが子の姿はどこにもありません。

　校舎の中にいるのかしら。母親は不安になります。調子が悪くなったのかしら。ひょっとして怪我でもしたんじゃないかしら。何かひどいことが起こったのかしら。ヘザーを学校に送り出し、自分の注意深い、過保護な目の届かないところでほぼ丸一日過ごさせていることを思うと、依然として耐えがたい不安が込み上げてきます。先生に噛みついた、走って出て行ってしまった、集まりの時間にじっと座っていない、注意力が散漫、集会中に癇癪を起こした——問題行動の数々をめぐり、これまでどれほど電話があったことでしょう。「すぐに学校へ娘さんを迎えに来てください」。電話の向こうで名も告げない声が言います。「何とかしていただかなくては」。まるで、最初にまずそのような行動が起こらないよう、母親が「何らかのこと」（「何らか」が何であろうと）をしておくべきだったかのような言い草です。

ベルが鳴り、子どもたちは全員、列をつくってドアから中に入っていきます。校庭の混乱は入り口に整然と並んだ二本の列となり、消え始めています。子どもたちの長い列が入り口を抜け、温かい校舎の中へと吸い込まれていきます。そして校庭に誰もいなくなったとき、母親はそこに娘の姿を見るのです。校庭の外れに一本の古いオークの木が立っています。葉はすべて落ち、何本かの枝はもう枯れてしまっています。その木の根元で、緑色のコートに帽子を被った幼い少女がひとり、一方の手は木の皮の上に、もう一方の手にはボロボロの古い水着を握って、ぐるぐると幹の周りを回っています。その少女にはベルの音は聞こえていなかったらしく、生徒たちが校舎に戻っていることに気づいていないのです。ぐるぐるぐるぐると、決して木の皮から目をそらすことなく回り続けています。まるで関心がそこに釘付けにされてしまったかのように、その木の周りを回りながら、光と影の織り成すパターンと木の感触に、彼女の目は一心に注がれているのです。

母親は恐怖が内側から湧き上がってくるのを感じます。娘は忘れられてしまうんじゃないかしら。授業は娘なしで始まるんだわ。娘がいないこと、教室の後ろの席に座っているあの子の姿が見えないことに誰も気づかないんだわ！　木の周りをぐるぐる回っているこの子どもに、別の幼い少女が気づきます。校舎へと続く列の最後尾の少女です。どうしたらいいのか決心がつかないのでしょう。ためらっている様子です。でも勇気を奮い起こし、彼女はその少女のもとへ走ってきて話しかけます。おそらく、ベルが鳴ったからもう中に入る時間よ、入らないと怒られちゃうわよと教えてくれているのでしょう。先生は彼女たちに腹を立てるでしょう。しかし、そんな脅しでは木の皮の虜になってしまった彼女を引き離すことなどできやしないことは、母親にはわかっています。実際、娘は呼びに来てくれたお友だちには見向きもしません。木の皮の果てしない流れ、大地の中へ続いていく道筋、泥の輝き、木の覆いの間にある空間の暗さ――それこそが娘が見つめているものであり、娘の関心を惹きつけているものです。

例のお友だちは幾分混乱しながらも、娘を残し、校舎の中へ入っていきます。母親の胸に不吉な予感と恐怖が込み上げ、自分と娘とを隔てているフェンスに沿って母親は走り出します。幼いわが子がまたしても困った事態に陥る前に、何としても入り口へ、そしてわが子のもとへたどりつかなければなりません。フェンスの長いこと。彼女は端までたどりつくと、叫びます。「ヘザー！　ヘザー！」。ほんのちょっと前まではあれほど騒がしかった校庭に、今や母親の叫び声だけがこだまし、それも虚しい灰色の空へと消えていきます。やっとフェンスの入り口に到達し、猛烈な勢いで校庭を横切り、娘のもとへ駆けつけます。息を切らし、彼女は尋ねます。「ヘザー、あなた何をしているの？　校舎に入る時間よ」

聞き覚えのある声を耳にし、少女は振り向き、母親の顔を見上げます。口もとにわずかに笑みが浮かびます。しかし、このような思いもかけない母親との再会に、溢れんばかりの喜びを感じているといった様子はまったくありません。まるで、このような異例な瞬間こそが世界で最も普通のことであるかのようです。はあはあと息を切らしながら母親は言います。「さあ、中へ入りましょう」。彼女は娘の手を取ります。ヘザーのこれまでの短い生涯で毎日そうしてきたようにです。母親は娘を校舎の中へと連れて行き、彼女の教室の方向へ送り出します。またしてもヘザーは母親の保護の眼差しから離れていくことになるのです。

◈　◈　◈

二年ほど後、私はヘザーのクラス配置を再検討し、翌年度の計画を立てるために彼女の学校へ行きました。駐車場に乗り入れ、子どもたちが遊んでいるのを目にしたとき、彼女の母親、ジャニスが、休憩時間が終わったのに校庭でたった一人でいるヘザーの姿を見つけた日に私に語ってくれた例の話を思い出しました。ヘザーは今日はどうしているんだろう。私は知りたくなりました。ひょっとしたら会議の前にちょっとぐらいなら彼女の姿を見かけることができるかもしれない。そこで私は車をとめ、子どもたちの様子を見に校庭へぶらぶら歩いていきました。例のオークの木は見つかりましたが、その周りをぐるぐる回っている少女はどこにも見当たりませんでした。彼女がいるかどうか確かめようと、運動場にじっと目を凝らしました。彼女の居場所を突き止めるのはそれほど難しいはずはないんだがな。いずれにしても、一方の腕に水着を掛けて歩いている子どもが彼女だろうと思っていたからです。彼女には、どこへ行くにも持ち歩いている水着が五着ほどありましたが、なかでもいちばんのお気に入りはフルーツ柄のものでした。彼女は水が大嫌いで、泳ぎに行くのは嫌がるのですが、水着にはそれこそ死に物狂いでしがみつき、断固として手放そうとしないのです！

ひとりぼっちでポツンと立っている小さな女の子、私はそのような子どもを探しました。ブランコに乗っている子、タイヤの中に入り込んでいる子、滑り台を滑っている子たちの一群がいましたが、ヘザーの姿はどこにもありませんでした。そのときです。彼女がいたのです。みんなで身体を寄せ合って、何やら覗き込んでいる女の子たちのグループがありました。ヘザーはその子たちと一緒にいたのです。その女の子たちの目は一斉にヘザーの両手に注がれています。彼女は何か大切なものを彼女たちに見せているようでした。たぶんそれはヘザーが集めているポケモンの人形でしょう。彼女はそれらをリュックサックに入れて、毎日学校へ持って行っていたのです。そして今、おそらくそのコレクションに加わったいちばんの新作を披露しているのでしょう。彼女の友だちは見るからに感動した様子です。このキャラクターの色いいわねえ、ほら、あの人形の形、最高だわなどと賞賛の声をあげているんだろうなあ。私は想像しました。ヘザーはみんなの注目の的で、これまた見るからに得意そうです。クラスメートたちに見せたくて見せたくてたまらないのです。ベルが鳴り、友だちが一斉に校舎に入っていくと、ヘザーも彼女たちに加わりました。列では押し合いへし合いしていましたが、ヘザーは自分の水着をしっかり握り締め、辛抱強く自分の番を待っていました。そして校舎の中へ入り、私の視界から消えていったのです。彼女は私に気がついていませんでしたが、それでよかったのです。私はひとりほくそ笑み、教育相談の会議へと向かいました。会議の席で、私は先ほど自分が校庭で目にしたことが普段でも概してそうであることを知り、嬉しく思いました。ヘザーは水着など、そういった諸々をすべて丸ごと含んだ学校社会のまさに一部になったのです。

◆　◆　◆

私がヘザーにはじめて会ったのは、彼女が四歳で、診断評価を求めて訪れたときでした。彼女が両手にしっかりと水着を握り、堂々とした足取りでずんずん診察室に入ってきたとき、プールに行って来たところなのかと私は尋ねました。彼女は足を止めて答えるわけでもなく、おもちゃ箱を引っ掻き回し、小さな人形を一列に並べ始めたのですが、一方の手が水着に包まれ塞がっている状態でのこの作業は簡単なものではありませんでした。私は母親のほうを向き、彼女が関心をもっていることは何か、それについてどのような対策を講じたらいいかを明らかにする取り組みに乗り出しました。それからの二回の面談は、ジャニスからそれまでの経過を聞き、ヘザーと遊ぶことに当てました。いずれも評価を完全なものにするために必要な情報を集めるための手段でした。

子どもたちの父親とは、彼らがまだ非常に幼かったときに別れ、ジャニスは地元のレストランでウェイトレスとして働きながら、ヘザーと兄をひとりで育てていました。ジャニスが最初にヘザーの様子が気になり始めたのは、彼女が生後六ヵ月のときです。あまり泣くふうでもなく、抱き上げなくてもベビーベッドの中で何時間も満足した様子で寝ているのに気づいたことがきっかけでした。ヘザーの兄は赤ん坊のとき突然火がついたように泣き出したものですが、兄と比べてヘザーはあまりにも穏やかで、静かでした。ジャニスは、ヘザーが一歳になってもまだ自分の欲しいものや必要なことを伝えようとしなかったことから医師の診察に連れて行ったのですが、医師は彼女の心配をあっさり片づけてしまい、聞き入れてくれませんでした。しかしヘザーの言葉が上達しないことから、ジャニスは何かおかしいのではないかと医師に何度も食い下がり、結局、小児科の医師に紹介され、そこで言語に遅れがあると診断されたのです。これが、私たちの病院で言語療法を受けるよう紹介されるきっかけとなりました。ところがそこでジャニスが抱いていた疑惑、つまりヘザーの問題は単に言語だけではないのではないか、このような極度の落ち着きは他の多くの行動同様、少々異常なのではないかという疑いが言語聴覚士によって確証されることになったのです。ＡＳＤの疑いももたれたことから、この時点で私のもとへ紹介されたのです。

私が診察したときにはヘザーは話をしていましたが、言葉はほとんどテレビやさまざまな子ども用ビデオのセリフから成っていました。彼女はいつも役に立たない水着を持ち歩いており、登校するときや祖父母の家へ出かける際など、それらが見つからないとひどく動揺しました。彼女は自分の食事を朝食、昼食、そして夕食に至るまで、蜂蜜をかけたシリアルにのみ限定していました。髪にブラシをかけるのを拒み、ブロンドの髪があっちこっち飛び跳ね、ものすごいありさまとなっているのに一向に気にするふうもなく、極めて満足といった調子で歩き回っています。小さな人形をどこまでもどこまでも一列に並べていき、それは部屋を横切り、廊下にまでずんずん伸びていったものでした。またちょうど一歳年上の兄とは遊ぶのも拒みました。彼女は母親に両腕で抱き上げられるたびに泣きました。その一方で、ひとり放りっぱなしにされて人形を見つめていたり、テレビを見ていることには心底満足していました。目を合わさず、笑顔を見せることは滅多にありませんでしたし、彼女の祖父母が家に訪ねてきてもほとんど関心を示しませんでした。

無理もありませんが、ヘザーの母親は娘の行動に最初はひどく混乱しました。どうしてこの子は水着を持ち歩いているのかしら？　どうして蜂蜜をかけたシリアルしか食べないんだろう？　どうして髪にブラシをかけるのを拒むのかしら？　それより何より、どうして母親と遊びたがらないのかしら？　実際、この子は母親である私にまったく関心がないみたいに見えるけど、どうしてなのかしら？　私とあの子を隔ててしまっている原因はいったい何なの？　これこそ最も答えがたく、つらい質問でした。そして彼女自身、もしやと恐れていたまさにその答えを、ある真夜中に自らに出したのです。彼女は自分が悪い母親なのではないかと心配していました。すぐに腹を立て、欲求不満を覚えてしまう悪い母親。まだあんなにも幼かったヘザーを父親から引き離してしまったのも私。充分なお金がなく、ヘザーが欲しがるおもちゃを買ってやることもできなかった。ひょっとしたらヘザーは私にひどく腹を立てているんじゃないかしら？　どう考えても、すべて自分の責任に思えました。もっぱら自分だけが悪いように思われたのです。

不確かなことを前にすると、ついつい「安易な」、もしくは単純な説明を答えにしてしまいがちです。問題の矛先を自分に向け、自分のせいだと感じてしまうのです。自分の娘を理解できない。彼女の行動、常軌を逸したその言動を理解できない。ジャニスのその思いが罪悪感を招きました。そしてそのような罪悪感が母と娘の関係に緊張をもたらすことになってしまったのです。娘を理解できないために、親しみを感じることができませんでした。ヘザーはまるで母親の夢に現われる謎の人物のようだったのです。親しみの感情どころか、代わりに彼女の中で込み上げ、彼女の精神生活を占領してしまったのが罪悪感と自己非難でした。その結果、ジャニスはヘザーにどうにも我慢しきれなくなりました。ヘザーに腹立たしさを覚え、彼女の親であることを難しく感じました。どうしてこの子はこんなにも「違って」いるんだろう？　どうして幼稚園で他の子どもたちのようにできないのかしら？　もはや耐えられない思いでした。ヘザーの問題はすべて、親としての自分の罪を非難しているように思われたのです。

ジャニスはまさにいちばん最初の面談から、このようなひどい失望と喪失感を訴えました。ジャニスが最も望んでいたものは、親なら誰もが望むこと――わが子との愛情に満ち溢れた関係でした。にもかかわらず彼女が代わりに受け取ったものは、自宅での疎外感だったのです。テレビをつけさえすれば、お気に入りのビデオを買ってやりさえすれば、そして蜂蜜をかけたシリアルを彼女の前に置いてやりさえすれば、ヘザーはご機嫌でした。しかしこのような単なる実用的な世話以外には、母と娘の間にはほとんど何の結びつきもなかったのです。母親がこれほど望んでいる個人的な親密さを必要としている様子は、ヘザーにはみられませんでした。実際、母親を無視しているようにすら感じられました。母親が行ったり来たりしてもほとんど無関心で、母親を自分のおもちゃやテレビほど大切なものとは見ていないようだったのです。母親と娘が共に冒険に乗り出し、世界を発見しようとしたとて、しょせん意味のないことだったのです。

ついに評価がすべて完了し、「ヘザーは確かに自閉症だと思います」と伝えました。そのとき母親の顔にさっとよぎったショックと失望を、私は今でも憶えています。私の言葉が浸透していくのをしばらく待ってから、それについてどう思うか、ジャニスに感想を求めました。「先生はそうおっしゃるんじゃないかと思っていました」。彼女は答えました。「でも、違う答えを望んでいたんです」。ジャニスがティシュを取り出そうとしてポーチの中を探している間、気まずい沈黙が流れました。もはや涙などどうでもいいと腹をくくったのでしょう。彼女は口を開き、言葉を続けました。「わかりました。では、娘を助けるために私には何ができるのでしょうか。それを知りたいと思います」

その簡潔な言葉に、子どもが期待しているように発達していないという認識が一瞬頭をよぎり、その後突如としてそれが体の中心部で形を成し、花崗岩のように硬く結晶化していく過程を見る思いがしました。これに呼応するように、どちらに進んだらいいのか、親は必死で方向を模索し始めます。「自閉症」という言葉を耳にしたとき、親の足元にはぽっかりと大きな穴が口を開くのです。これを埋めるには、この障害についての知識を投入していくしかありません。希望と達成感へと導いてくれる知識で埋めていくしかないのです。厚い板を一枚一枚張っていき、穴をすっかり覆っていくのですが、このとき最初に敷くべき板が、知識なのです。

親が何よりも求める情報は、スキルを習得させ、自閉症の行動を少なくしていくにはどのような治療法が効果的かということです。確かにこれは極めて重要ですが、同時に親が障害を理解するということ、あらゆる機能障害を引き起こす多様な症状と、実際これが日々の生活にどのような形で姿を現わしてくるかということを理解することも非常に大切です。それが理解できれば、障害の姿が見えてきます。もはや不可解な、とらえどころのないものではなくなるのです。このような知識の最も重要な副産物は（具体的な治療法とは対照的に）、親子の間にもう一度絆を取り戻すことができ、罪悪感が洗い清められ、疎外感から解放されることです。

そこで、ジャニスと私は治療計画について話し始めました。ジャニスは、どのような問題に取り組むべきか、またその相対的な優先順位はどうかということを知りたがりました。次の発達レベルに続けて進んでいくために必要となる最も重要なスキルとは何なのでしょうか？　確かに、偏食がひどいことや、髪を梳かれるのを拒むことが重要な問題だということでは、私たちふたりとも同意見でした。しかし、これらはまず先にヘザーが小学校へ通えるようになるという課題に取り組んだ後で取りかかっても、別に遅くはない問題でした。というのも、小学校入学が目前に迫っていたからです。しかし学校でうまくやっていくためには、まずは人とのやりとりにもっと関心を示すようになる必要がありました。ヘザーがそれを重要と認識しないかぎり、彼女独特の関心事以上に学校の先生に関心を向けることはあり得ないでしょうし、世界や他の人々についてもっとよく知るようになることもないでしょう。そして好ましい対人関係を築き始めるには、まず何よりも母と娘の関係を改善していくことこそが、絶好のスタート地点となったのです。

さしあたり、学校での特別な援助を待っている間は具体的な治療法を決めるのは保留することにし、ヘザーがなぜあのように考え、行動し、そして感じるのか、彼女にそうさせているものは何かを理解することに専念しました。それはヘザーの心の中に入り、彼女と同じ視線で世界をとらえるということでした。実際のところ、このような形の理解は治療計画の具体的なステップについて理解することより到達しがたいことなのです。このような形の理解のほうが、より心情的で共感的ですし、直観的であるとも言えます。それでもそれがＡＳＤについての私たちの理解、および対人的相互性や知覚の障害が正常発達を脱線させていくことについての私たちの知識に基づいていることに変わりはありません。このような理解に立ってはじめて、親はわが子との対人関係を育むべく一歩踏み出すことができます。さらに今度はこれにより、診断が下された瞬間にすべての親が経験する深い悲しみと罪悪感をゆっくりと解消していくことができるのです。この種の理解は、諦めることなく、苦しみを受け入れることを可能にしてくれます。得がたい心の平静を手に入れることができるのです。

ジャニスは娘の様子を注意深く観察し、娘と同じ眼で世界をとらえようと努めました。布地の感触、もしこれが十倍の強さで感じられるとしたらいったいどんな感じになるんだろうと想像してみました。

居間の床に敷かれた絨毯の模様をじっくりと眺めてみました。太陽が窓ガラスの向こうを横切るにつれ絨毯に映る光と影の競演、それが生み出す複雑な図柄、彼女は目を見張りました。キラキラ光る石を持ち歩くことも始めました。ほとんど不安よけのお守りのようでした（これがもし水着だったら、その効果はきっとあまりにも強烈なんでしょうね。彼女は私にそう断言しました）。感覚の閾値が異なるというのはどういうことなんだろう。髪にブラシをかけられると、何本もの釘で頭皮を引っ掻かれるかのような感じがすることをジャニスは想像しようとしました。そうして、自分には苦もなく耐えていられた音、たとえば電気掃除機や目覚し時計などの音がヘザーにはどのように聞こえ、なぜ彼女がパニックに陥ってしまうのかがわかるようになったのです。たったひとりで過ごす時間がそれほど悪いものでもないということも…。それにより、物事のパターンに関心を払う時間が生まれるのだということがわかり始めました。スティーブンの親同様、彼女も自分の娘が関心を持っていることの魅力がわかるようになり始めたのです。

しかしそのこと以上に、このように理解できるようになったことで、ヘザーが確かに送ってきているコミュニケーションの合図をジャニスはよりいっそう大切に受け止めるようになりました。実際、ジャニスはヘザーがコミュニケーションを図っているということ、それは特殊なものでしたし、ときには歪んで受け取られてしまうこともないとは言えませんでしたが、確かにコミュニケーションを図っているということをたちまち自覚するようになったのです。そしてこのような新たな自覚の幕開けにより、ヘザーの行動はたまたま同じアパートに住むことになった赤の他人や外国人の行動ほどのものではないと、ジャニスは思うようになりました。異なる軸を中心に展開する世界に生きる子ども、さまざまに変化する要素と変わることのない核心、しかも私たちのものとは異なる、そういった一連のものにしたがって世界を経験する子どもです。でも、子どもであることに変わりはないことをはっきりと実感し始めたのです。彼女の心の混乱は徐々に消えていき、それとともに罪悪感や親としての挫折感も薄らいでいったのです。

いったんこれらが解消されてしまうと、ヘザーとの間に好ましい関係を育んでいくことはずいぶんと容易になりました。ゆっくりとですが確実に、ふたりの時間は相互的で意味深く生産的なものになっていったのです。ジャニスの側でこのように想像力豊かな飛躍を図ったことで、母と娘はまもなく共に楽しめるようになりました。一緒に人形を並べたり、着せ替えをして遊んだりしました。はじめは水着で、そのうちおばあちゃんの古い洋服を着てみたりもしました。ジャニスはヘザーの目線で遊ぶことを覚えました。他の普通の子どもたちのように遊んでほしいと期待することもなく、そうしないからといって娘に幻滅を感じることもなくなりました。ジャニスはヘザーを今すぐにでも変えようと焦るのをやめました。彼女を理解し、コミュニケーションの合図となっている行動に敏感になるよう努めることにしたのです。その結果、ヘザーはより深い情愛をもつようになりましたし、知覚の世界で得た幸せや喜びはもちろん、歪んでしまった対人的やりとりに対する深い悲しみを今まで以上に伝えるようになったのです。ここに至るまではさすがに長い道のりでしたが、これ以後は具体的で利用可能な手段によってスキルを身につけさせ、問題行動を減らすことで、じきにこれまでの苦労を埋め合わせることができました。その具体的な手段については第十章でいくつかご紹介したいと思います。家庭生活を再構築し、子どもの発達を再び軌道に乗せるためには、これら二種類の理解が相伴って進んでいかなければなりません。

◆　◆　◆

確かに、ヘザーはまだ「正常」とは言えないでしょう。彼女は相変わらず水着を腕にかけて持ち歩いています。友だちとの会話でも、ポケモンの話題でないとたちまち関心を失い、フラフラとどこかへ歩いていってしまいます。それでも以前より他の子どもたちと頻繁にやりとりするようになりましたし、彼らと一緒にいることに興味を示すようになっています。学校の先生にも関心を向け、読み書きや計算もできるようになってきました。学校側もすさまじい勢いで反撃するようにジャニスに電話をかけ、家に連れ帰るよう訴えることはなくなりました。このペースで順調に改善していけば、彼女の将来的な見通しはかなり明るいと言えるでしょう。

ジャニスはヘザーの心の世界を理解することにより、効果的に彼女とコミュニケーションをとり、よい関係を築くことができるようになりました。と同時に、他の人々の世界へヘザーを導いていく道を見つけることもできました。しかし、その旅路はジャニスをも変えたのです。彼女はヘザーの世界が独自の魅力をもっており、その魅力こそ、他の人々によってその価値を評価され得る（そしてされるべき）ものであると理解するようになったのです。ジャニスの娘は確かに独特でした。そしてその独特さこそ、天から授かった才能だったのです。ヘザーは多くの素晴らしい能力と才能に恵まれています。それは大切に育まれるべきものであり、取り除くべきものではありませんでした。最初ジャニスは、ヘザーが学校に溶け込めないのではないか、他の子どもたちとは違っていることから結局孤立し、皆から拒絶されてしまうのではないかと心配していました。しかし今では、ヘザーが誰にとっても価値のある見方で世界を見ていることが、ジャニスにもわかるようになってきました。窓から差し込む光の輝きの中で、絨毯の模様は確かに美しいものでした。木の周りをぐるりと回ってみると、木の皮は実際愛しいものだったのです。自閉症と診断されたことは敗北でもなければ、親になりそこなったことに対する罰でもありませんでした。今後、典型的な道とは違う道をたどって発達していくということなのです。ジャニスも今では諦めを感じることなく、ヘザーの行動を受け入れられるようになりました。

ヘザーはかつて前歯を一本失ったとき、自分の口の中に水を注いでくれと母親に頼んだことがありました。新しい歯が生えてくるように、と言うのです！　彼女は物事の始まりの素晴らしさを実によく理解しているのです。ジャニスはヘザーの心の世界を想像することによって、娘の発達上の違いを今までとは違った目で評価することができるようになりました——かつてのような激しい失望感と深い悲しみを抱くことなく評価できるようになったのです。相手の心を想像すること、それこそまさにこの障害の性質ゆえに、娘にはできないことでした。だからこそ、この役割はジャニスに与えられてきたのです。すべての生き物は（歯も子どもたちも含めて）、こまやかな愛情と支えを必要としています。そしてジャニスが代わりに受け取ったもの、それはまさしくヘザーの、ジャニス自身の、そして彼女たち母と娘の関係の好ましい変化にほかならなかったのです。

どこか悪いんじゃないかという最初の不安に駆られてから、世界に対する新しい展望が開けるまでのこの長い旅路は、ＡＳＤの子どもをもつ親なら誰もが何らかの形で通る道のりです。本書でその幾筋かの道のりについて紹介しますので、お子さんがＡＳＤの診断を下されてから実際に治療プログラムが始まるまでの空白期間に読んでいただければと思います。なぜならこの空白の時こそ、暗い影と不確かさに満ちた闇の時だからです。あの青ひげ公の城のように［訳注：『青ひげ公』六人の妻を次々と殺したと言われる伝説上の男］、親は、ドアというドアの背後に危険と失望が潜んでいるのではないかと恐れています。最後の、そしておそらく最大の恐怖は、何やら不可解な生物学的作用によってわが子が奪い取られてしまった、誘拐されてしまったというものでしょう。将来の可能性は、いずれもそのような恐怖というより、むしろ気味の悪い、ぞっとしたものに思えるかもしれません。本書は、このような闇の時間にこそふさわしいものとなるよう書かれています。願わくば、これらのページをひもとくことで、そのような暗い部屋へ空気と光を入れるための窓を開くことができればと思うのです。

親はわが子から見放されてしまったかのように感じるかもしれませんが、それはＡＳＤに対する無理解、この障害が子ども時代の経験にどのように影響するかについての無理解の結果にすぎません。まさしくこの事実こそ、本書に収められたいくつかの物語をつなぎ合わせる糸なのです。診断を耳にしたとき足元にぽっかりと空いた大きな穴、そしてその穴の反対側に見えるわが子の姿、それは自閉症についてはじめて知ったときにすべての親が感じるものです。心理的な隔たりは、この障害の核心とも言える対人的やりとりと対人コミュニケーションの障害が原因です。そしてこの障害を基本線として、ここからその他のさまざまな問題——広がりのない風変わりな遊び、学習困難、問題行動など——が発生し、さらにここから親子の隔たりが生まれてしまうのです。

ＡＳＤの子どもの心の世界に入っていくことによってそのような隔たりに橋を架けるのは、大人としての私たちの仕事です。子どもたちに最初にこちらの世界へ入ってくるよう期待することはできません。なぜならそれこそが、この障害の基本的な性質だからです。私たちがいったん橋を渡ってしまえば変化は可能になります——子どもたちの変化も親の変化も、そしてヘザーのような子どもと接触するすべての人々の変化が可能になるのです。

私はかつての、まだヘザーに会う前のような見方で木の皮や水着をとらえることはもはやできなくなりました。多様性に直面し、それに挑み、そして祝福していく道のりでちょっと立ち止まって、こんにちはと彼女に声をかけてくれる人々すべての心に、彼女は感動を与えてくれるのです。

第3章

ジャスティン

〜世界の構造に耳をすます〜

ジャスティンは予約時間を待っている間、廊下をゆっくりとした足取りで行ったり来たりしていることがよくあります。彼が狭い通路を往復している姿が、窓を通してちらりちらりと私の視野に入るのです。十代の少年なら誰もがそうかもしれませんが、彼もまったく変わりなく、いつも携帯ラジオを聞いています。といってもジャスティンは三十歳ですし、ラジオから流れてくるメロディを鼻歌で小声でうたっています。歩くというよりむしろドスドスといった調子で進んでいると言ったほうがいいかもしれません。彼と知り合ってもうかれこれ二十年近くになります。彼は、私がはじめて会った自閉症の人々のひとりでした。そのような理由からも、彼はこれからも私の心の中で常に特別な位置を占めていくでしょう。私は彼から実に多くのことを学びました。仮にもし彼が私から何かを得たとしたら、それはフェアな関係といったものではなかったかと思います。彼はこれまでずいぶんとつらい思いをしてきました。両親のマークとベラも、何年もの間に多くの危機を切り抜けてきたのです。

ジャスティンについて何かよいことを挙げるとすれば、それは彼がいつもにこにこと笑っているということです。といっても、これは常に彼が幸せだということではありません。彼にはいくつもの特徴が調和しないまま、魅力的に混在しているのです。口は笑っているのですが、目にはもの悲しさを湛えていることがしばしばです。単調な一本調子の声で、自分をしつこく悩ましている数々の心配事について話します。しかし、そのようなひどい不安について話すときでさえ、顔はにこにこと笑みを湛えているのです。現在、頭の毛が若干薄くなってきました。体重も少々増えてきているようです。ジャスティンは夏でもたいてい重いコートを着ていて、お決まりのイヤフォンをいつも自慢げに見せびらかします。もっとよく話ができるようイヤフォンを外しなさいとあえて言わないと、気づかないこともよくあります。彼はいぶかしげに私を見つめた後、私の言葉にしぶしぶ従います。

診察に訪れるとき、ジャスティンは音にとても注意を払っています。外来の診察室を歩きながら、すべてのコンピュータに目をやります。ＣＰＵ［訳注：中央演算処理装置］のクロック周波数に関して、五〇〇メガヘルツ（非常に遅い）、一・二ギガヘルツ（まあまあ）、二ギガヘルツ（大丈夫だが、ベストではない）と、即座に分類するのです。確かに、起動し、機能させ、その後終了するときなど、コンピュータによって独自の特徴ある音が出ます。ジャスティンは、ビデオデッキ、洗濯機（特に回転している最中）、ドライヤー、および電気掃除機などの回転音を出す機械が大好きなのです。彼は、古い家の屋外モーターがたったふたつのシリンダーでしか回転していないことから、きちんと修理しないといけないことを、まだ他の誰も気づいていないうちに親に伝えたこともありました。ジャスティンは常々、クリーニング店かドライクリーニング工場で働きたいと望んでいました。洗濯機や乾燥機の立てる音が、彼にとっては純粋な喜びなのです。何年か前、彼はそのような店に職を得たことがあったのですが、音に夢中になるあまり、すべき仕事に集中することができず、結局首になったのです。

ジャスティンは常に音を愛し続けてきました。二十五年ほど前に彼がはじめて診察を受けたときでさえ、すでに彼のカルテには聴覚刺激に対してどれほど関心が高いかが具体的に書かれていました。今もし彼に尋ねれば、確かに物音をいつも興味深く感じてきたこと――音を聞くと漠然と嬉しく楽しい気持ちになることを認めることでしょう。音を聞くと、彼はくつろいだ気持ちになれるのでしょう。「音の中には、僕を守ってくれるもの、僕の精神安定剤になってくれるものもあるんですよ」と彼は言います。「何か音を聞いていると、気持ちがリラックスして楽になります。ときに『ハイ』になることも」と、かつて説明してくれたこともありました。このように音に没頭するのは正常な傾向ではないということは本人も認めていますが、他の人々との違いについてはまったく気に留める様子はありません。ピアノを弾くのはかなり上手ですが、プロ級というほどではありません。しかし歌声は素晴らしく、普段の会話の中で認められるような一風変わったイントネーションは微塵もなく、驚くほどです。彼は物真似の名人です。高校の恩師の物真似など完璧と言えるほどで、特に洗濯機の仕組みについて授業で教えているときの先生の物真似がお得意です。彼がこの話を語るときは、くすくす笑って実に楽しそうです。

ジャスティンが特に虜になっているのは激しい雷雨です。雷雨のたびにテープレコーダーを外に持ち出し、その音を録音します。後でそれを聞いて楽しんだり、眠るためにそのテープを流すのです。また商業用に製作された天気のテープを買うのも好きで、それらを自家製テープのコレクションに加えることもよくあります。かつて二本のテープを購入後、彼はすぐにその両方のテープに同じ雷雨の音が録音されていることに気づきました。その発見に対する彼のこだわりは相当なものでした。「いったいどうして、あんないい加減なテープで僕をおちょくろうとするんだろう」と憤然として言いました。

私はかつて、どうして雷雨の音を録音するのか、彼に尋ねたことがありました。「どれもこれもみんな同じだろうに、そうだろう?」

ジャスティンは、まるでこの世にこれほど愚かな人間がいるのかと言わんばかりの目で私を見ました。「違いますよ。すべてまったく違っています」。そう言ったものの、それ以上詳しいことは言いませんでした。

私は彼に、次回の予約の際にテープを何本か持ってきてくれるよう頼み、その時間、一緒にそれらを聞いてみました。彼の言うとおりでした。実際、嵐はすべて違う音だったのです。彼は雷鳴にはさまざまな違いがあることを指摘しました。音量に違いがあることはもちろんでしたが、私はそれまで音の高さやリズムがこれほど違うことに一度も気づかなかったのです。何という驚きでしょう！

ジャスティンには、私が自然には聞き取れないことを聞く能力もあります。微妙な知覚の違いに対するこのような注意力には、確かに驚かされます。しかしもっと一般的な意味で極めて目を引くのは、細部の複雑さがＡＳＤの人々にもたらす喜びです。ＡＳＤの子どもたちは、健常な子どもたちが音楽を楽しむよりも遥かに音を愛する傾向があります。彼らの注意を引きつけ、つかんだまま放さないのは、純粋な音の感覚、そのリズムと高さです。言葉はほとんど興味のないものです。歌詞で伝えられる感情に対してとんだ見当違いの解釈をしていることもよくあります。自閉症の子どもに歌の意味を尋ねても、歌詞をそっくり繰り返す以外、ほとんど何の返事も得られないことがしばしばです。ドラムを叩くのがとても好きで、屋根に落ちる雨音を真似て、いろいろな大きさの箱を何時間もガレージで叩いていたアスペルガー症候群の少年もいました。

私も音楽は大好きですから、純粋な音を聞いて喜びを感じるという考えに、少なくとも知的には同意できます。ごく最近の無調音楽でさえ、短い時間ですが、聞いていて楽しいと思えることはあります。しかし、その音楽には何か語りかけるものがあることが必要です。聴覚刺激以外の何かに関連がなくてはなりません。感情、イメージ、もしくはアイデアを呼び起こす音楽でなければならないのです。このような外の世界との関連がないと、私はたちまち退屈してしまいます。つまり純粋に聴覚的な知覚に対する私の注意力には、かなりの限界があるということです。無理をすればもっと注意を傾けることもできないわけではありませんが、それにはかなりの努力が必要なため、たちまちぐったりと疲れてしまうのです。私の経験では、ＡＳＤの子どもの親もまったく私と変わらないようです。微妙な知覚の違いに魅了されるわが子の様子に途方に暮れながら、長時間にわたって反復的なひとつの刺激に注意を傾けていると、たちまち退屈してしまうのです。

ジャスティンにとって、聞くということは努力など必要のないことですし、音を聞いていて退屈することなど決してありません。雷は惹きつけられずにはいられない魅力的なものであり、避けるべき厄介なものではないのです。オランダの小説家、セース・ノーテボームは、「退屈とは無秩序の身体的な感覚である」と書いています。まさしく――身体的な感覚として――雷は、ジャスティンにとって深く意味のある体験ということになります。それは無秩序の反対、まったくの正反対です。その体験は、構造、決まった順序、秩序ある意味の知覚です。雷はそのようなものとしてジャスティンに純粋な喜びを与えてくれるのです。

ジャスティンも他のものには退屈します。しかし彼を退屈させるものは、普通の人々にとっては非常に興味深いものであることが多いのです。小説、テレビドラマ（ただし、連続ホームコメディや『三馬鹿大将』のようなコメディは別です。ジャスティンはこのドラマが大好きなのです）、一般的に関心の高い話、および歴史など、言い換えれば人間およびその社会的関係や感情にかかわる出来事です。ジャスティンにとっては、雨や雷の音ではなく、そのようなものこそが退屈なのです。「雷のいったいどこが退屈なんだろう？」と彼は無邪気に尋ねるのでした。きっと、退屈の神経と呼ぶべきものがあるに違いありません。退屈が経験される場所、より正確にはそのような経験をするための神経回路が脳内にあるに違いないと思うのです。そのような脳の神経回路の機能が、ＡＳＤの人々では微妙な形で変化しており、それで彼らは純粋な繰り返しにも決して飽きないに違いありません。

ジャスティンはこの十五年間、断続的にずっとやってきて、今日もいつものように私の向かい側に座っています。巻き毛をねじり、しばしばまばたきをしています。私たちは楽しいことについても悲しいことについても話をするのですが、その間もいつもの笑顔が消えることはありません。話の主題が何であろうと、その笑顔は依然、人を惹きつけてやまない魅力を湛えているのです。

今日のジャスティンは、たくさんの不安を抱えています――物理的に人に近づきすぎてしまうこと、人を傷つけてしまうこと、身体の機能、胃の調子、体重、外見、そして自分には体臭があるかどうかということなど、不安が山積です。何年か前、彼は清潔さということをめぐって正真正銘の強迫性障害になったことがありました。この種の不安障害を起こすことは、ＡＳＤの高機能の青年や成人にとっては珍しいことではありません。ジャスティンは、自分は「汚い」「いやな臭いがする」という強迫観念に頻繁に悩まされました。たびたびお風呂に入り、一日に何度も手を洗ったものでした。このような不安や心配は、それまでにもまして彼を極度にいらいらさせ、障害にいっそう拍車をかけることになりました。彼は一緒に生活しがたい、不満だらけの人間であることが多かったのです。彼が住んでいたグループホームで他の人々を激しく非難し、同じ質問を何度も何度もしましたし、建物の周りを大股でのっしのっしと歩くこともたびたびでした。これらの症状は薬で対処することができたのですが、その結果、逆説的に、音に対する彼の関心が低下してしまったのです。「音を聞いても、いままでのようにワクワクした気分にならないんです」。彼はある日、悲しそうに言いました。「僕の中にはもう元気の源がなくなっちゃったみたいなんです。バッテリーがあがっちゃったんですね」。このようなことは、ＡＳＤの人々が薬物療法を続けていると時おり起こるものなのですが、ジャスティンの場合は確かに問題でした。そのため私たちも何とか彼が薬物療法を受けないですむよう努力したのですが、薬なしでは彼は仕事を続けていくことも、半自立生活を送っていくこともできなかったのです。これはいずれも譲りがたい問題でした。結局、ジャスティンはとにかく薬物療法を受ける決意をしました。それによって音の素晴らしさについての感じ方がどうなるかは、とりあえず二の次だと判断したのでしょう。とはいえ薬の量を幾分減らすことはできましたから、彼はいくらかでもまだ喜びを維持していくことができました。

◈　◈　◈

感覚に対するジャスティンの愛着は、自閉症やその他のＡＳＤの子どもたちの間ではよく認められるものです。関心や活動が狭く限定されているのは、この診断にとって最も重要な点のひとつです。感覚に対するこのような愛着もその一端なのです。レオ・カナー（第一章参照）は、自閉症に関する彼の最初の論文で、これらの行動を「同一性保持の強迫的要求」のひとつと述べています。この論文の中に出てくる子どもたちは、文字や数、滑車の回転、および歌をうたうことに魅了されています。

この子どもたちは、さまざまな種類の感覚を喚起する固定的な行動パターンをたくさん示し、自分の周囲の環境や儀式的行動のほんの些細な変化でもなかなか受け入れることができません。カナーの論文が発表されてから六十年の歳月を経た現在では、「同一性保持の強迫的要求」は、単一の概念から構成されたものではなく、おそらく少なくとも三つの構成要素から成っていると考えられるようになりました。限定された関心や没頭、儀式性、および環境やルーティンがわずかでも変化することへの抵抗という別個の要素です。専門家にとってもまた親にとっても、どの行動がどの要素の表われなのかを区別することは必ずしも容易ではありません。カーペットの上に小さなおもちゃを一定の順序で一列に並べることに強くこだわる子どもは、そのおもちゃに対する限定された関心を追求しようとしているのでしょうか。それともひとつの儀式的行動なのでしょうか。学校に行く日には、毎日同じ青い靴下を履いていかなければならないと言い張るのは儀式でしょうか、それとも決まった日課が少しでも変化することへの抵抗なのでしょうか。これらの行動を総体的にとらえ、そのすべてが子どもを他と「違った」ものにしている、という事実にばかり目を向けていたら、そのような相違もおそらく何ら意味のない、見当違いなものとさえ感じられるかもしれません。しかし大切なのは、同じであることを強く求めるこれら三タイプの行動を、それぞれ別個のものととらえることです。各行動は当の子どもにとってそれぞれ別の意味をもち、微妙に異なる介入を必要としていると考えること、それが大切なのです。

限定された対象への関心や没頭は、普通の遊びに代わる機能を果たしています。自閉症の子どもたちのすべて、アスペルガー症候群の子どもたちのほとんどは、非常に想像性豊かな、創造的な遊びをする能力に欠けているのです。彼らが物語を作り上げたり、おもちゃを使ってその物語を演じてみたりすることは滅多にありません。健常児は、おもちゃのバスを停留所から停留所へ移動させながら、小さな人形を乗り降りさせることがよくあります。その延長で、お気に入りの人形を着せ替えたり、お風呂に入れたり、ご飯を食べさせたりすることもあるかもしれません。しかし、自閉症やアスペルガー症候群の子どもたちには、想像的に遊ぶ能力が欠けています。そのため想像的な遊びに代わる限られた関心事を追い求め、夢中になるのです。この子どもたちはこれらの活動を頻繁に、しかも毎回毎回まったく同じやり方で行ないます。一本のビデオをそれこそ何百回と繰り返し見る子どもや、来る日も来る日も列車のセットをまったく同じ形に一列に並べる子どももいます。ただし、子どもが興味を示す対象は常に奇妙なものばかりというわけではありません。女の子がぬいぐるみを好きだったり、男の子がスポーツ統計に夢中になることはよくあります。むしろ健常児の習慣とあまりにもかけ離れており、大人の目に奇妙にさえ映るのは、その活動に携わる際の熱狂ぶりです。この子どもたちは何時間も延々と（健常児なら到底遊んでいられないほど長く）ひとつの活動に没頭します。途中で取り上げられたり、その活動に携われないよう邪魔されたりしようものなら、何をおいても抵抗するかもしれません。親が夕食に呼んだり学校に行く準備をしなさいと言ったりしても、自閉症やアスペルガー症候群の子どもは無視することがよくありますが、それは健常児の場合のように頑固に意地を張っているからではありません。そうではなくて、まるで感覚の魔術にかかってしまったかのように、眼前の関心事に強烈に夢中になっているからなのです。

これらの限定された関心や没頭は、同一性保持の要求と言われるその他の行動とは少なくともある一点において異なっています。他の行動は、当の子ども自身にとってかなりの苦痛を連想させることが多いのに対し、これに限ってはそのようなことはないからです。自閉症やアスペルガー症候群の子どもたちは、決まりや環境が変わると不安に感じ、そのような変化は何としても避けようと躍起になります。変化に対する抵抗と儀式的行動はいずれも事実上、強迫的であることに変わりはありません。その世界をできるかぎり一定に保っておくために自分はそうしなければならないと言わんばかりに、その活動を行なっているようにすら感じられます。まるでＡＳＤの子どもたちは完全な世界に郷愁を感じているかのように、何度も何度も繰り返し同じ経験を再現しようとするのです。

儀式的行動というのは、まったく同じやり方で際限無く繰り返される一連の固定的な行動です。何ら明らかな理由もないのに地下室の扉をすべて閉めておく、台所を通り抜ける際には、そのたびにレンジに触るなどの行動がそうです。これらの儀式的行動には明らかな目的はなく、ひとつの不安対処法なのかもしれません。ジャスティンの場合、来る日も来る日も学校へ同じ道順で行かなければならないという儀式的行動がみられました。バスの運転手が何かの理由でいつもとは違う道を行こうものなら、ジャスティンは極度にうろたえ、バスの中で騒ぎを起こしたものでした。変化に対する抵抗は他の場所でもみられ、食事中に食卓のいつもの場所に座れないとなると、ひどく動揺したのです。

ジャスティンのような行動が問題を引き起こすのは明らかです。なぜなら、この予想不可能な世界にあっては、状況の変化に適応し、物事の成り行きに任せることがよい結果をもたらす場合には、当然そうすることが期待されるからです。しかしジャスティンにはそれができません。バスの運転手であろうとグループホームの監督責任者であろうと、変化に対するジャスティンの抵抗に対応できるかどうかは、その行動の意味を理解できるかどうかにかかっているということは想像がつくと思います。道順の変更はジャスティンには大きな苦痛となることをバスの運転手が理解してさえいたら、ジャスティンが騒ぎを起こしたからといって、ジャスティンをバスから降ろしたり警察へ連絡したりすることはなかったのではないでしょうか。朝、安心して学校に出かけるためには、わが子は青い靴下を履いていかなければならないことを母親が承知していたならば、健常児に対するように、そんな些細なことで大騒ぎするのはやめなさいと言って学校に送り出したりすることもないでしょう。これらは行動の意味や機能を理解することで、それに対する私たちの対応の仕方が変わることを示した例です。残念ながら、わが子の行動をたどり、その根底にある変化に抵抗しようとする衝動へと遡っていくことは必ずしも容易ではありません。そのため、親の役割はますます困難を極めます。実際まず表立った問題として、攻撃性があらわになりがちです。そのためそのようなときに、実は本人も不安で苦しんでいるとまでは考えてあげられないことが多いのです。

関心の的が限定されているとはいえ、子どもの関心を惹き、虜にすらしてしまう話題ないし対象の種類は無限と言っていいほどです。ただ共通していることは、彼らを夢中にするものにはいずれも対人的、情緒的内容が欠けているということ――たとえば切手に夢中といっても、それは切手そのもののに関心があるということで、その切手に描かれた人物に関心があるということではありません。また国旗の場合も同様で、その国に住んでいる人々やその国の歴史に惹かれているわけではないのです。スポーツについても、子どもを夢中にさせているのはチームプレイの醍醐味ではなく、スポーツ統計です。その一方で、夢中になるものの内実は、子どもの成長に伴って変化することもあります。たとえば幼児の頃は非常に感覚的なものに関心を示すことが多く、テレビやクルクルと回転するおもちゃ、パッと閃光がひらめくものなどの視覚的刺激、文字や数、または髪の毛やシルクのガウンなどの手触り、もしくは歌や楽器の音などです。子どもが成熟していくにつれて、その話題もいくらか抽象性を帯びてくるようになることもありますが、それでもまだアクション人形、ロボット、世界の国旗、天文学、バスの時刻表、中世の騎士、地下鉄、歴史資料など、やはり具体的であると言えるでしょう。

しかし、夢中になるということでは、変わらない側面もあります。趣味や関心事は、異常とも言えるほどの熱心さで、しかもたいていはたったひとりで行なわれます。それらは、そもそも人とのやりとりを円滑にする手段として行なわれているわけではないからです。健常児も少々風変わりなことに興味をもつことはあります。しかしそれらは他の子どもたちとつきあい、友だちになるための手段であることが多いのです。実際、健常児は遊び道具や興味の対象に何を選ぶかということに関し、仲間の影響を非常に大きく受けるのが普通です（おもちゃ製造業者がよく自覚している事実です）。ところがたいてい、ＡＳＤの子どもたちは自分が興味をもっていることについて他の子どもたちがどう思うかなど気にせず、ひとりで黙々と打ち込みます。友だちが加わってくれるならそれはそれで結構なのですが、ただしそれもそうすることでその活動がもっと楽しくなるという場合に限ってです。空中をボールが飛ぶのを見る場合、ママやパパがそのボールを投げ返してくれれば、もっと楽しくなるかもしれません。コンピュータゲームも、ひとりでするよりふたりでしたほうがもっと楽しいでしょう。

確かにＡＳＤの子どもはこのような限られた形でしか、通常、協同遊びをやろうという気持ちにならないかもしれません。しかしだからといって、対人スキルと対人関係を発達させるために、ＡＳＤの子どもと他の子どもとの間に共通の関心を親が見つけることが不可能だというわけではありません。第七章で説明しますが、ＡＳＤのふたりが似たような関心をもっているときに、ふたりの間に、深くて意味のある関係が芽生えるということもあるのです。

文字や数をこよなく愛する子どももいます。ジャスティンのように音を愛する子どももいます。さらには、手の骨など、難解なテーマの虜になる子どもすらいます。しかし、どうしてそうなのかは謎です。時おり家族の他のメンバーがよく似たことに関心をもっていることもあります。私が知っているなかにも、電車に夢中で、四時十五分の列車が自宅近くの橋を通過するのを見るために、毎日ドライブに連れて行ってくれるよう親にせがむ男の子がいました。親が断ると、その少年はもはや慰めようがないほど悲しむのです。そこで私は、子どもがどうしてこのような関心をもつようになったのか、何か心当たりはないかと親に尋ねました。彼らはかなり罰が悪そうに、父親が蒸気機関車の熱狂的なファンで、地下室に模型列車をいくつか持っていることを話してくれました。また、手の骨にすっかり魅了され、四歳になる頃には骨の名前をすべて暗記して言えるようになっていた少年は、脊椎指圧師の息子さんでした。おそらく彼は、脳の発達において決定的に重要な時期に、たまたま父親の本の一冊に出会い、その結果、やみつきになってしまったのでしょう。しかし、このように関心が一致することは珍しく、子どもがどうして他でもないその関心事に惹きつけられるのかは、謎に包まれたままであることが多いのです。

たとえばスズメバチに対するスティーブンの熱中ぶりが親にとってそうであったように。むしろ、なぜかわからないところがおもしろい、謎こそ魅力に感じられることもあります（第一章参照）。その一方で、これが大きな欲求不満を招く原因となることもあるのです。

当然のこととはいえ、このような奇妙な行動をどうしても受け入れることができず、つらい思いをしている親もいます。子どもたちは、自分が何かを集中して行なっている最中に邪魔をされると、しばしば対処しがたい攻撃的な行動を起こします。幼い子どもの場合などは特にそうです。子どもの奇怪な行動に耐える苦しみが頂点に達すると、親や学校の先生の中には、そのような困難で攻撃的な行動を阻止するためなら手段を選ばない人さえ出てきてしまいます。しかし、これらの関心に対する親や他の大人たちの反応は重要です。「お宅の息子さんはきっと、床いっぱいに電車を並べるのが大好きで大好きでたまらないんでしょうね。もしかしたら息子さんは、大きくなったら電車のエンジニアになれるんじゃないかしら」——親が、何をおいてもそのような行動を思いとどまらせようと懸命になっているときに、悪気はないにしろ、他の大人から、わが子がどれほど魅力的か、どれほど他の子どもたちと違っているかをズバリ指摘されると、軽く受け流すことは至難の業でしょう。しかし、これらの活動が広汎性発達障害の子どもたちにもたらす喜びを考えると、制限することはかえってそれに対する抵抗手段として、ますます困難な破壊的行動を招くだけでしょう。学校の勉強や手伝いをするよう仕向けたり、近所の子どもたちと遊ばせようとして、その独特の関心事から引き離そうといくら努めたところで、結局、無駄に終わるに違いありません。これはヘザーの母親、ジャニスも気づいたことです。第十一章では、ジャニスとヘザーの学校の先生が、むしろヘザーの関心を生かすことで、どのようにして発達期の子どもの成長に必要な活動へもっとヘザーの目を向けさせていったか、その方法について詳しく紹介します。

しかし、関心事によっては危険なものがあることも確かです。たとえば、ある幼い少年は、車の排気管の虜になってしまい、路上や駐車場などで車がアイドリングしていると、しゃがみ込んで排気管に見入っていることがよくありました。幸いそのような危険な行為よりも、子どもがあまりにも熱狂的に関心を追い求めるために家族の生活にひどく支障をきたすので、はた迷惑な行為となるという場合のほうが多いようです。子どもが電動開閉器でガレージのドアを開けたり閉めたりしている間、何時間もじっと待っていることは、親にはできかねることです。私の知っているなかにも、息子さんが暖房機の音が大好きで、自動温度調節器の切替え装置をいじって遊んでいたせいで、莫大な暖房費の請求書が届いたという親がいました。控えめに言っても、かなり困っていたことは確かです。この息子さんは夏の暑さの中でも、暖房機のスイッチを定期的に、しかも頻繁に入れ、毎回その音を大いに楽しみ興奮していたのです。

その一方で、スティーブンの場合のように、子どもの興味の対象が親にとっても極めて魅力的に感じられることがあるのも事実です。そのような場合は、親も子どもが夢中になっていることを大いに楽しむことができるでしょう。たとえば、遠方に住んでいたために実際には一度しか会ったことはないのですが、私が実に鮮明に憶えているお子さんにクリスという小さな男の子がいました。彼は、黒みがかった短い髪に緑色の瞳をした、愛くるしい少年でした。彼の一家は、田舎の小さな川のそばに住んでいました。彼の自宅の裏庭からは、川沿いに立ち並ぶ高いヤマナラシ［訳注：ポプラの一種で、微かな風にもカサカサと音を立てる］の木を見ることができました。クリスは風が木々の間を吹き抜けていくのを目にするたびに、嬉々として興奮していました。枝が揺れ、葉はカサカサと音を立てながら、日の光の中でキラキラと輝きました。するとクリスは、裏庭に立って両腕をパタパタさせ、ハミングするのです。彼は、木々が風に揺れるのを見るのが大好きでした。そんなとき、「木がダンスをしているよ」というクリスの言葉に応え、よく母親はクリスと手をつないで一緒にダンスをしたのです。

このような風変わりなことに関心を向けたり夢中になったりすることは、やめさせるべきでしょうか。これはよく寄せられる質問ですが、はっきりした回答はありません。完全にやめさせることなど不可能ですし、望ましいことでもないと思います。なぜなら彼らにとって、それこそ本物の遊びに相当するものですし、それが他の子どもたちも引き入れて楽しめるように広げていけるものなら、特にコミュニケーションや対人スキルの発達には不可欠だからです。しかしながら、このような関心や没頭が当の子ども自身にとっても邪魔で煩わしいものとなることがあるのも確かです。強迫性障害（O

CD）にみられる強迫症状に似ていると言ってもいいでしょう。このような状態では、薬による治療が必要です。選択的セロトニン再取り込み阻害薬（SSRI）が、強迫性障害の儀式的行動や強迫症状はもとより、自閉症とアスペルガー症候群の子どもの不安症状にも総じて効果があるということには充分な根拠があります。

関心事が煩わしいもの、もしくは妨げとなっている場合は、家族や他の人々にとってさほど大きな邪魔にならない時と場所で行なうよう制限することが重要です。多くの場合、子どもの寝室や、家族以外の人々から離れたどこか別の場所に活動を限定することは可能です。子どもが、他の人々から邪魔されることなく、自分の関心事に没頭できる特定の時間を毎日別にとっておくようにするといいでしょう。また、発達上もっと適切なもの、もしくは他の人々を含めて行なえるようなものへと関心を広げさせていくことも有効でしょう。当初からコンピュータに夢中な子どもなら、グラフィックスやプログラミングを学ぶようにしていくことができるでしょうし、兄弟姉妹やASDの他の子どもたちとコンピュータゲームを一緒にさせるのもよいでしょう。このような軌道修正は、優しく説得したり、何らかのご褒美を与えるなどの方法によっても可能ですし、薬を用いることも考えられます。たとえば、車の排気装置の虜になってしまった子どもの場合、近所に出かけた際には駐車場へ行ったり通りで遊んだりしないよう、よく注意して見ている必要がありました。そこで、代わりに排気管の絵を描いてそれを壁にどんどん貼っていったらどうだろうかと勧めてみました。結局、これらの方法が効を奏し、現物に対する彼の興味は薄れていきました。代わりにアンティークカー一般に関心を向けるようになったのです。

このような関心や没頭ぶりは、いわゆるサバンとして知られる人々が見せる驚くべきスキルと同じ線上にあると言えるかもしれません。細部の知覚に対する関心は、驚異的な記憶力や、遠い先のある年の誰それの誕生日は何曜日かをあてるといった計算問題を解くために複雑な計算法を編み出す能力とどこかでつながっているに違いありません。サバンと呼ばれる人々の大半が自閉症ですが、なかにはそうでない人もいます。重度の知的障害を負っていることが多く、それゆえ私たち一般の能力ではかなわない複雑な認知課題を遂行する能力がよりいっそう際立つのです。実際、本物のサバンと呼べる人は極めて稀ですが、だからこそ、長年にわたり広く一般の人の想像を逞しくさせるのでしょう。たとえば前世紀においては、トレットゴールド博士が、アールズウッドの天才ジェームズ・ヘンリー・ブレンについて記しています。彼はアールズウッド精神病院で生活し、海には一度も行ったことがなかったにもかかわらず、海軍船舶の精密な絵を描く能力をもち、我こそは海軍提督であると主張した人物です。ブレンはさながら英国ビクトリア朝時代の名士のようでした。自ら制作した模型のスクーナー船［訳注：通例二本（以上の）マストの縦帆式帆船］のひとつを背景に、海軍の制服姿で立っている彼のすばらしい絵が何枚も残っています。現代にも、驚くべき芸術的才能を発揮している有名なサバンはいます。スティーブン・ウィルトシャーは英国の自閉症の男性ですが、建物や街路の風景、車を実に見事に描きます。彼はこれまでに数冊の本を出版し、多くの絵を販売してきました。最近では美術学校にも通い始め、そこでますます才能を伸ばし続けています。彼は、知能や言語の通常の検査ではかなりの遅れを示しますが、日常生活の中で生じた瞬間の知覚を再現する手段として、詳細な視覚的注意力を生かすことができるのです。大江光は、一九九四年にノーベル文学賞を受賞した大江健三郎の息子です。彼は脳に奇形をもって生まれましたが、長時間に及ぶ難しい手術を受け生き抜きました。てんかん発作と視覚障害に加え、自閉症でもあります。しかし音と音楽については驚異的な記憶力をもっています。彼は赤ん坊のときも常に音楽の虜でした。よちよち歩きの幼児だった頃は、両親のクラシックのレコードに何時間も聞き入っていました。彼の成長と発達の話は、父親の執筆の主要なテーマとなり、著作が息子の声となったのです。現在、大江光はバロック調のもの、規則的なもの、さらには古典的なものまで、さまざまな美しい音楽を作曲しています。その旋律は非常に繊細で、穢れがありません。通常、ピアノ独奏かもしくはピアノとフルートの二重奏かのどちらかです。明るく軽快な旋律には暗く陰鬱な節はみられません。現在、彼の作品は日本をはじめ世界中で非常に親しまれています。スティーブン・ウィルトシャーの絵画同様、大江光は対人関係や言語能力には依然制約があるにもかかわらず、その驚異的な知覚的記憶力と聴覚的な関心の緻密さによって、自らの音楽的才能を開花させることができたのです。これらのサバンたちは、障害がときとして私たち凡人には手の届かないスキルや才能を発揮するという、まったく逆の面をもつということを、極めて劇的に実証していると言えるでしょう。

しかし、二〇五〇年の誕生日が何曜日に当たるかを計算する、精密な絵を描く、または天文学的数字を割り算していくなどの能力に驚いていては、ピントが少々ずれていると言わざるを得ません。非常に興味深いのは、自閉症やアスペルガー症候群の子どもや大人たちは私たち以上に詳細な知覚に喜びを感じることが多いということ、まさにその点です。ジャスティンの詳細な聴覚的刺激に対する鋭い知覚、クリスの風に踊る木々がもたらす視覚的刺激に寄せる関心、これらはいずれも彼らにとってこの上なく楽しいものです。紛れもない遊びとして体験されているのです。ＡＳＤの人々は想像力の発達が充分ではないことから、具体的な知覚の世界に道を求めます。その多様性と同一性のすべてを明らかにすべく、詳細に探っていくのです。それによってもたらされる喜びは、健常児がおもちゃや人形で遊ぶときに経験する喜びと何ら違いはありません。実際、健常児の遊びといっても、あくまで人生におけるさまざまな出来事の、日々の流れに沿うものでなければならないことに変わりはないのです。

世界の詳細な構造が自然に見えてくる、聞こえてくる、そしてそれを楽しむことができる。彼らの能力はまさしく驚きです。私たちも、見ようと意識すればこの構造を見ることができるでしょう。しかし、自然な魅力としてそれに惹かれることはほとんど稀と言ってもよいのではないでしょうか。私たちの場合は意識的に取り組んでいかなければなりません。言語から、対人関係から離れないことには、私たちの目には見えてこないのです。ところが自閉症の人々は、苦もなくそれに引き寄せられていくのです。

◈　◈　◈

彼らの脳の中ではどのようなことが起こって、これらの反復常同的な関心や活動が引き起こされているのでしょうか？　これはいったいどのような神経メカニズムによるのでしょうか？　これにはいくつかの理論が提唱されていますが、それぞれに一長一短があります。ひとつの理論として、ＡＳＤの人々は他者の心を理解する能力が欠けているという説があります。つまり彼らは他者の信念、動機、および感情を理解することが実に困難であるというものです。その結果、彼らは対人的な世界に怯え、途方に暮れてしまうのかもしれません。これについては、アスペルガー症候群に似た特徴がいくつかあるシャロンが第五章で雄弁に語っていることからもおわかりいただけるでしょう。対人的やりとりはＡＳＤの子どもにとっては意味がないか、もしくは不透明で曖昧模糊としているかのどちらかであり、このことが混乱とストレスを招く原因となっているのかもしれません。これは、アスペルガー症候群もしくは軽度の自閉症の子どもにとっては特にそうです。なぜなら彼らは対人的世界の一員として、それなりに溶け込んでいる可能性は高いものの、そこでコミュニケーションや人との会話を理解することができない現実に絶えず直面しているからです。

この理論によると、自閉症の人はひとつの避難場所として、予想可能で意味が対人的な文脈によらない場所として、知覚的で具体的な世界を求めているということになります。この説明では、詳細な知覚への愛着は、孤独や、意味の場としての対人的世界の喪失から派生した二次的なものということになります。その結果、自閉症の人はほとんど選択の余地なく、詳細な知覚に強烈な関心を発達させていかざるを得ないというのです。しかしこれでは、自閉症やアスペルガー症候群の人々が反復常同的な関心に浸っているなかで経験する純粋な喜びを説明することができません。

私たちは、対人的な世界に対する郷愁、対人的な関係への深くて強い憧れを自閉症の人に期待してしまうかもしれませんが、実際、彼らがそのような気持ちを抱くことは稀です。特にアスペルガー症候群の人々（および、もっと重度の自閉症の人もそうだと私は確信しています）は、他の人と関わることを望んでいますし、意味のある関係を築きたいと思っていることは確かです。しかし、健常の青年の場合とは異なり、彼らにとって孤独はつらい感情ではありません。他の若者の多くとは異なり、それは生活を支配するようなものではないのです。

もうひとつ、自閉症の人々は不安や覚醒度のレベルが高い、つまり、いらいらしがちで眠りが浅く過活動であり、ジャスティンのように障害の自然な結果としてかなり深刻な不安を経験するという理論もあります。彼らの反復的な行動は、自らの不安をなだめ、興奮を抑えることを目的とした対処手段として作用しているのではないかという考えです。一般的にＡＳＤの人々はある特定の音、雨、エレベーターなどに異常な恐怖を覚え、ルーティンや環境に急な変更があると大きな不安に駆られることがよくあります。また日常生活の中でも、母親がむずかる赤ん坊を揺り動かすように、不安をなだめ興奮を鎮めるために常同的な行動が使われる例を見つけることはできます。したがって、自閉症の人々が自らの不安に対処し、気分を落ち着かせるために、反復的な行動や儀式的行動を用いていると考えるのも理解できることです。同様に、アルツハイマー病の患者さんが、認知症に伴う不安への対処手段として「同一性保持の要求」をすることもわかっています。自閉症やアスペルガー症候群の人が対人的状況で不安に駆られるのは確かですが、その一方で、本物の不安障害の人で自閉症の人にみられるような反復常同的な関心や行動を好む傾向を示す人は多くはありません。しかも自閉症やアスペルガー症候群の子どもは、別にストレスを感じているわけではないときでさえ反復的な活動を行なうことがよくあるのです。したがって結局のところ、これら最初に紹介したふたつの理論は、反復的行動の発端を有効に説明できるほど包括的ではないと言わざるを得ないでしょう。

第三の仮説は、これらの行動が実際には強迫性障害の一型であるというものです。強迫性障害の人が多くの儀式的行動を示し、反復的な活動をすることは確かです。強迫性障害は不安障害のひとつですし、ＡＳＤと強迫性障害の間には多くの類似点があります。しかし、これらは実際以上に傍目にそう映るだけなのです。自閉症の子どもはくるくる回る車輪に「強迫的」に取りつかれているという言い方をされることがよくありますが、これは正確には真実ではありません。本物の強迫観念はその行動を実際に行なっている当人にとっても不快なものであり、無意味なこととして受け止められていいます。強迫性障害における儀式的行動は強迫観念を避けるための手段として行なわれていることから、結果的につらいものとして経験されることにもなるのです。しかし、自閉症やアスペルガー症候群の子どもにとって、ほとんどの反復的活動は満足を覚える経験です。あくまで楽しいものであって、避けるべきものではないのです。実際にはこれらの活動の中には、わが子にはしないでほしいと多くの親が願っているものがあることは確かです。しかしこれは本物の強迫性障害の人が経験する感情とはまったく異なります。また、ＡＳＤの人の中に、実際には本物の強迫性障害を発症する人がいることも確かです。しかし、それもＡＳＤとはまったく別の現象ですし、多くの場合、青年期前にはみられません。

　ほかにも、なぜ自閉症やアスペルガー症候群の子どもが想像的な遊びにこれほど苦労するのかを説明する、おそらくもっと妥当性のある理論がふたつあります。ウタ・フリスとフランチェスカ・ハッペは、自閉症の人がさまざまな情報源から得た知覚的情報を統合することにはひどく苦労するのに対し、細部の理解においては通常の人よりも優れているという点に着目しています。私たちは図と地をとらえ、その両方から得られる情報を統合して意味を見出します。対照的に、自閉症やアスペルガー症候群の人は図のほうに多くの関心を払い、地は無視するのです。この能力は、隠し絵テストによって明白になります。ＡＳＤでない人は、非常に注意して見ないかぎり、いくつかの点が認識可能な図を構成していることに気がつかない傾向があります。ところが、一見したところ単なる点の無意味な混乱にしか見えないものの中に埋め込まれたそのような図を、自閉症の人々は、私たち他の者よりも遥かに速く読み取ることができるのです。フリスとハッペはこの能力を、全体的な情報処理よりも局部的な処理を好む傾向として解釈しています。つまり、自閉症の人々は木を見て森を見ることができない一方で、極めて精巧に木の詳細をとらえることができるということです！　しかし、この彼女らの言う求心的統合の弱さ（weak central coherence）が、状況の前後関係から意味を引き出すことができない原因となっているのです。したがって、自閉症とアスペルガー症候群の人は、他から得た情報を統合して自分の行動を修正していくことができず、身動きが取れないまま環境に対していつまでも常同的な反応を繰り返すことになってしまうのでしょう。彼らには、森についての知識を使って木々の間を通り抜けていく道を見つけることができないのかもしれません。ところが、想像的な遊びには、目の前のこのプラスチックの物体を人形として考えたうえで、今度はそれを本物の赤ん坊に見立てるといった能力が必要です。子どもは自分の目の前にある物を越えて、親が具体的に示す行動のレパートリーを真似していかなければならないのです。そのように真似することによって、目の前にある物体と、別の時や場所から得た情報とを子どもは統合していくのです。しかし自閉症やアスペルガー症候群の子どもたちは、真似をし、統合していく能力に欠けているために、物体そのものから離れることができず、遊びに伴う喜びもそれに付属したものとなるのです。

最後にもうひとつ、反復常同的な行動と関心を説明するために提唱された有名な理論は、自閉症の人々の実行機能障害を指摘するものです。実行機能とは、行動や活動の自発的コントロール、監視、および実行を示す包括的な用語です。人はこの機能により、目前のことだけに注意を集中することなく、目標の追求に向け、有効な情報をすべて考慮することができるのです。ある意味で、実行機能は、認知の監督者的側面を表わしていると言えるでしょう。目標を達成するために自分の注意を随時監視する能力は、脳の前頭葉に位置します。これは複雑な認知スキルで、多くの要素で構成されています。

その重要な要素のひとつが、ある状況や刺激から別の状況や刺激へ、自発的に、かつ容易に注意の矛先を向け直す能力です。私の同僚であるスーザン・ブライソンは、自閉症の人にとって今自分が関心を向けているものから別の刺激へ注意を向け直すことは、たとえその刺激が興味深いものだったとしても極めて困難であることを指摘しています。このような困難は非常に幼い年齢で明らかになり、わが子が長時間にわたりベビーベッドのモビールやテレビをじっと見つめ続けているという親の報告がきっかけとなって着目される場合が多いようです。なぜ自閉症の子どもは、あんなにも長時間コンピュータの前で過ごしたり、同じもので何度も何度も繰り返し遊んでいるのかという問題も、この点から説明できるかもしれません。つまり、彼らの注意はその瞬間に「釘づけ」になり、特定の刺激の中に閉じ込められてしまうのです。注意（特に視覚的注意）を引き離すことが困難であるために、その子どもは何度も何度も繰り返し同じことをし、詳細な知覚の虜になります。注意を他へ向け直すことができない子どもは、変化のない行動や活動を繰り返す傾向が高いのです。

実行機能のもうひとつの重要な要素は、新しい反応を自発的に生み出していく能力です。台所を歩くなど、何でもいいのですが、何か新しい行動を行なうためには、それ以前に身につけた反応は抑え、周囲からの刺激や状況に対して新しい反応を起こしていく必要があります。別の言い方をすると、たとえば台所を歩く際にはどのような行動をとったらいいかを判断するためには、まさしく今進行中で関連のあることすべてを考慮する能力が必要だということです。台所を歩いている途中で子どもがレンジに触ってしまったとします。しかし実行機能に障害があると、子どもは台所を通るたびにレンジに触らないではいられなくなるのです。おそらく、自閉症の子どもは新しい反応を生み出すことができないために、レンジを触るのをやめることができないでしょう。その刺激（レンジ）は常に同じ反応（触ること）を導いてしまうのです。それまでの行動を抑制することと新しい行動を生み出すことの間には、微妙な違いがあります。しかしながらいずれの場合にも、自閉症の子どもは自発性、つまり変化する環境に適応していく能力、ある状況で学んだことを別の状況に当てはめていく能力が損なわれていると考えられます。その結果、一連の同じ行動が何度も繰り返し現われ、それぞれ異なる状況において創造的で柔軟な姿勢をとることができないのでしょう。

このことをまざまざと実感するのは、ある特定のルールを習得できるようにして、自閉症の子どもたちに対人スキルを教えているときです（第五章参照）。自閉症の子どもはこれらのルールを記憶することはできますし、その後、研究室の中でならこの対人スキルを適切に用いることもできます。ところが、その同じ子どもがこのスキルを校庭での日常的なやりとりの中でも一貫して用いることができるとは限りません。まるで自分がすでに習得したことを、その場に応じた対応が求められる対人的状況へと具体化させていくことができないかのようです。それゆえおそらく自閉症の人の対人場面での常同反復行動は、形ばかりで細かいことにこだわるのでしょう。まるで演技をしているかのように見えます。記憶したルールをそのまま当てはめているかのようです。要するに、打ち解けた雑談がもつ自然さに欠けているのです。退屈の神経生物学的基盤があるのとまさしく同じで、自然さの神経生物学的基盤というものもあるに違いありません。ひょっとしたら、脳内における両者の回路は一部共通しているのかもしれません。

求心的統合仮説と実行機能仮説からは、あのような行動が頻繁に、しかも毎回同じように繰り返されることは説明できますが、これらの仮説のいずれにおいても、なぜその活動に携わることがそれほど楽しいのかという重要な要素が欠けています。また、ＡＳＤの人々が直面する対人関係とコミュニケーションの困難さも、このような求心的統合や実行機能の不充分さを根拠に完全に説明することは難しいでしょう。第五章できちんと説明したいと思いますが、このような困難さについてはむしろ、自閉症の人、およびアスペルガー症候群の人もある程度そうですが、彼らには心を推し量るということが欠けていると考えたほうが、より簡単に説明できます。ジャスティンやクリスが反復的行動に携わっているときに感じる喜びは、実にわかりやすい、明白な喜びです。雷の音を聞くと楽しいんだ、木を見ているとおもしろいんだよ。彼らにとって、それは何度繰り返そうと変わらないことなのです。これは間違いのないことで、何ら疑う余地はないでしょう。しかし、ではいったいどうしてそれは彼らにそれほどまで大きな喜びをもたらすのでしょうか？　このような没頭、限局的な関心はほとんど嗜癖のようです。といってもそれは知覚に関する嗜癖、詳細、パターン、そしてリズムに関する嗜癖です。ある意味で、形、線、色、反復、および動きは、自閉症やアスペルガー症候群の人にとって嗜癖になりやすいものと言えるでしょう。といってもこの場合の嗜癖とは、他の人々がアルコールやある種の薬に関して嗜癖になるというのと同じ意味ではありません。そして、まさにそれこそが説明を阻む主要な謎であり、私の予想では、おそらく関係している脳システム、および前頭葉と脳の報酬中枢との連絡についてもっと明らかにならないかぎり、その謎は解けないのではないかと思います。

◈　◈　◈

数年ほど前ですが私はサンフランシスコにいて、午後に時間が空いたので美術館を訪れたことを憶えています。そこではちょうど、ロバート・ライマンというミニマリズム［訳注：単純な型、色などを用いた抽象芸術］の流れをくむ画家の特別展が行なわれていました。私はそれまで彼のことは一度も聞いたことがなかったのですが、これといって他にするべきこともなかったので、思い切って中に入ってみることにしたのです。しかし入ってみてすぐ、私は完全にがっかりしてしまいました。その展覧会全体が、何百という白い絵画で構成されていたのです。大きな白い絵、小さな白い絵、白い絵の具だけなのです。まったくばかげていると私は思いました。この男はわれわれをかつごうとしているんだ。白い絵、何てこった！　最悪の現代美術だ。まったく、いったい誰がこんなことをするというんだろう。

しかし、私はまもなく、それぞれの絵が、実際には微妙に異なっていることに気がつきました。極めて大きなものから極めて小さなものまで、絵画の寸法が違っているだけでなく、その筆使いもそれぞれの絵によって異なっていました。大きな絵筆が使われていることもあれば、小さなものが使われていることもあります。カンバスが透けて見えるものもあれば、表面全体がすっかり覆われているものもあります。留め金か、もしくは何本かの白いテープが絵に取り付けてあるものもあれば、まるで自然に絵が空中にぶら下がっているかのように見えるものもあります。絵の具が厚く塗り重ねてあるものもあれば、非常に薄くしか塗られていないものもあります。実際、私がこのような細部に注意を払ったとたん、それらの絵はほとんど無限なまでにさまざまな表情を表わし始めたのです。この画家が同じ詳細さをさまざまに表現したそのすべての方法や、そうするなかでいったいどのような効果が実現されたのかを目にすることがたちまち楽しくなりました。しばし私はその絵画の驚くべき豊かさに目を見張り、彼の成し遂げた業績を前に驚嘆して立ち尽くしていました！　何という逆説でしょう。何百という白い絵、にもかかわらずそのひとつひとつがすべて非常に異なっているとは。明らかにこの芸術家は、白い絵に退屈したことなど一度もなかったに違いありません。彼の関心を惹きつけたのは、絵のもつ力強さ、厚み、筆使い、感触、カンバスの大きさなどでしょう。図案もなければ、その下地となる背景もありません。なぜならほとんどの絵で、遠近もなければ、濃淡や影もないからです。まったくの白い絵の具のみ、単純ながらも配慮と深い考えが施されています。外部の影響に触れる明らかなものは一切ありません。何の物語も語られてはいないのです。壮大な芸術的意思表示など、まったくみられません。感情がまったく反映されていないのです。想像を一切排した正確さそのもの、彼が描いたのはそれでした。単純な繰り返しと慎重な削除の過程を通して、彼は世界の物理的な素地、つまり言語と隠喩の層の下にある世界の深い意味を観る者に伝えたのです。彼は、白色という非常に単純なものの中に、無限の多様性を見ようとしたのです。

これらの絵を眺めていたとき、私の目に、同じであることの中に本来備わっている潜在的な変化が見えてきました。どうして詳細な視覚的刺激に永遠に興味をもち続け、退屈しない人がいるのかがわかったのです。これは純粋な感覚の世界でした。最も単純なものの多様性に深い意味などないのと同様、これも何ら深い意味のない世界でした。ほんのわずかの間でしたが、私はＡＳＤの人と同じ眼で世界を見てみたのではないかと思います。これらの白い絵を見て私が経験した喜びは、ジャスティンが雷の音を聞き、クリスが風に揺れる木々を眺めることによって感じる喜びと似ているに違いありません。この芸術家は、自閉症やアスペルガー症候群の人の間ではいたって当たり前な知覚レベルにまで接近したのです。このライマンという人物は実際には自閉症ではありません。それどころか、彼は明らかに私たち他の者と何ら変わりない、普通の人です。しかし彼は、故意でないとしたらたまたま偶然に、自閉症やアスペルガー症候群の人が住む世界と同じような世界を発見したのです。彼は私たちに扉を開いてくれました。少なくとも覗き見ることを許してくれたのです。

ただし、自閉症やアスペルガー症候群の人との決定的な違いは、この芸術家は知覚の世界と対人的な世界との間を行ったり来たりできるという点です。彼は選択できるのです。一方、自閉症の人々にはそのような選択権はありません。彼らはあちらの世界に閉じ込められているのです。隠喩のない生活は、犠牲がないわけではないのです。自閉症とアスペルガー症候群の人は、自らの経験を振り返ることができません。言語によって私たちは知覚的なものから距離を置き、それに伴って現われる自由を得ることができます。隠喩は、ありのままの世界から私たちを自由にしてくれるのです。しかも言語を通し、私たちは時には危険も承知で世界をコントロールする手段すら手にすることができるのです。知覚的な世界をとらえる能力は、ジャスティンやクリスに限らず、私たちの誰にでも本来備わっています。自閉症の人の場合、この障害の神経病理によってこのような知覚的生活が解き放たれ、おそらく拡大されたのではないかと思います。一方、私たちの場合、この能力は抑制されています。言語と隠喩と社会的な慣習という鎖につながれているのです。それでも折に触れ、その世界を覗き、人間の発達の謎めいた偏りを認識することは不可能ではないのです。

第4章 ザカリー
～死の強迫観念～

必ずしも強迫観念のすべてが、知覚を豊かにする強烈で激しい関心へ発展する可能性を秘めているわけではありません。強迫観念によっては、恐ろしい結果を予想させるものもあるのです。ザカリーは九歳のとき、死の観念に取りつかれていました。彼は母親のアンジェラに「おばあちゃんが死んだらどうなるの？　誰がおばあちゃんの代わりになるの？」と絶えず尋ねました。その後、彼はさらに順を追って家族全員について次々と同じ質問をしていくのです。「ジムおじさんが死んだらどうなるの？　誰がおじさんの代わりになるの？　いとこのサリーのときはどう？」。彼の会話のレパートリーはほぼ完全にこのような質問で成り立っていました。それ以外の話題についてはほとんど口にすることができないほどだったのです。大丈夫だからといくら安心させようとしても、まったくと言ってよいほど効果がありませんでしたし、かといって尋ねられても返事をしないものなら、ますます頑なにしつこく問い詰めるばかりでした。当然のことながら、母親はひどくうろたえ、いったいこれはどういうことなのか不安に駆られるとともに、家系図を頭の中で何度も何度も上へ下へと追っていかなければならないことにストレスさえ感じていました。むきになって同じ質問を繰り返すザカリーのしつこさは、その他のありとあらゆる問題をも招くことになりました。彼らが住んでいた小さなタウンハウス［訳注：二階建て長屋式の集合住宅］で、母親はひとりの時間をもつことさえ許されませんでした。夕食の支度をしている間も、さらにはザカリーの宿題を手伝おうとしているときでさえも、ほっと一息つく間も与えてはくれなかったのです。ザカリーは、朝は相当早くから母親を起こし、親戚中の名前を順々に挙げ、全員について徹底的に探っていくのです。しかも母親の返事が常にまったく同じでないと、彼の混乱はますますひどくなっていくのです。これらの質問をすることを彼が楽しんでいるわけではないことは明らかでしたし、実際、彼自身、疲れ、不安に駆られているようにも見えました。それでも、これを止めることは彼にもできないようだったのです。この数ヵ月の間に、彼は何百回となく同じ質問を繰り返してきたに違いありません。

アンジェラは格安ショップで店員として働きながら、ひとりでザカリーを育てていました。彼女の夢は女優になることでしたが、そうした熱い思いも息子の障害を前に暗礁に乗り上げざるを得ませんでした。かといって、別の職業を探そうにも、このようなストレスが加わるなか、そうする時間が見つかる可能性はほとんどなさそうでした。

どうして九歳の男の子が死の観念になんか取りつかれるのかしら？ ＡＳＤの子どもの頭の中で、このようなことがいったいどんなふうに理解されるというの？ 親には何ができるの？ アンジェラはこれらの疑問について話し合い、この状態が彼女とザカリーの両方に引き起こしている問題に対し、何かよい解決策はないものかと、私のところのセラピストのひとりに相談しました。彼らがリビングルームで話をしている最中に、台所から小さな、幾分憂うつそうな声が聞こえました。「じゃあ、Ol' Blue Eyes はどうなの？」［訳注："Ol' Blue Eyes Is Back" はフランク・シナトラのカムバック・アルバム］

アンジェラとセラピストは絶望した面持ちで互いに顔を見合わせました。ちょうど一週間前にフランク・シナトラが亡くなったばかりでした。ザカリーの関心は、今や身近な家族の域にとどまらず、さらに外へと広がりつつあったのです。これはよい徴候とは言えませんでした。何とか問題に対処しようとアンジェラがひとりで行なってきた試みが、ほとんど効果がなかったことのもうひとつの表われでもあったのです。

どうして Ol' Blue Eyes なの？ フランク・シナトラが彼の祖母の大好きな歌手だったことは確かだわ。その彼女に最近、潰瘍ができたから、ひょっとしたらザカリーはシナトラの死が祖母の健康に何か影響を与えたんじゃないかと心配になったのかもしれないわ。おおかたそんなところじゃないかしら。アンジェラは推測しました。しかし、なぜ特にフランク・シナトラのことが気になったのか、ザカリー自身、母親にもセラピストにもはっきり説明することはできませんでした。

私はこれよりも三年前に、最初の評価でザカリーを診察したことがありました。それ以後は、学校での行動や同級生との対人スキルの問題に取り組むために、私の大学のセラピストたちがザカリーと母親に対応してきたのです。しかし今回は私自身も彼に会いたいと思いました。話を聞いていて、どうやらこれは友だちと仲良くしたり、学校でうまくやっていくことができないという問題というよりも、むしろ不安に関するもっと深い問題であるように思われたからです。

久しぶりにザカリーに会うことができ、うれしく思いました。彼はある暖かな春の日の放課後にやって来ました。彼はブロンドの髪をかなり短く刈り込んでいましたが、あっちこっち毛の房が好き勝手に飛び出していました。最後に会ってから、彼はずいぶんと成長していました。彼の外見で最も目を引いたのは、身体からすらりと伸びた脚と腕でした。ぴったりとしたTシャツとショートパンツがこのひょろ長い姿をよりいっそう際立たせ、彼はその手足をすばやく断続的に動かしました。彼は、緑、赤、黄、青のフォルクスワーゲンのミニカーを持ってきていました。診察室に入ってくるなり、ザカリーはおもちゃ箱に直行し、白いパトカーを取り出しました。しかし、実際にそれで遊ぶことはなく、持参した他の小さなおもちゃもすべて合わせ、自分の両手の中で握っていました。

ちょうどそのときです。まるで何か合図でもあったかのように、ザカリーは家族についての例の質問を母親にし始めました。「おばあちゃんが死んだらどうなるの？　誰がおばあちゃんの代わりになるの？　ジムおじさんのときはどう？」。アンジェラは忠実に答えました。彼女の辛抱強さに私は驚きましたが、これまでにも何百回と答えてきた一連の同じ質問に応じる彼女の目には、疲労の色が見てとれました。情け容赦なく執拗に繰り返される彼の質問攻撃に、アンジェラにはもはや逆らう力などなかったのです。何とか質問をやめさせようと、彼女はそれまでにいくつもの工夫を試みてきました――無視したこともありましたし、時間制限をしたこともありました(「ママに質問していいのは五分。それでおしまいよ」)、タイムアウトを課したこともあります(「もしもう一回質問したら、しばらくの間自分のお部屋に行くのよ、いいわね」)――結局、すべて効果なしでした。ほんの一時、彼の質問が中断することもあったのですが、しょせん一時的なもので、すぐまた元に戻ってしまい、それどころか以前にもまして執拗に質問し、ますます不安を募らせることが多かったのです。まるで我慢していたストレスによってさらに不安が掻き立てられるかのようでした。

ザカリーはその後、もうこれといって挙げる人がいなくなったのでしょう。ぼんやりして言いました。「『爆発！デューク』のデンバーは死んだよ。肺癌だったんだよ。僕、テレビでその追悼式典を見るつもりなんだ」。『爆発！デューク』〔訳注：連続テレビドラマ〕も彼が夢中になっているもののひとつで、毎回カーチェイスの場面が登場することが、その理由でした。結局最後には、今ザカリーが手に握っているのとちょうど同じような白いパトカーが主な乗り物として登場するのです。

君が死んだらどうなるんだろう？　私はザカリーに尋ねました。「棺に入るんだよ。死体は埋められるんだ。地面に穴を掘って放り込まれるんだよ」。彼は答えました。

このテーマに関してはいくつかのバリエーションがあるでしょうが――彼ぐらいの年齢の子どもな

ら、たいていは愛する人は死んだら天国へ行き、また訪ねに戻ってくるかもしれないと信じています。君は天国の存在を信じるかい？　私は彼に尋ねました。

「僕は信じないな。それに天国のことなんか話したりしないもの」。彼は答えました。かなりの分別だ。私は思いました。

「人が戻ってくるとは思わない」。彼はさらに続けました。「フランク・シナトラは死んだとき八十三歳だったんだ。彼はね、『マイ・ウェイ』をうたったんだよ」。会話はあっちこっち脱線し、さながらコントロールを逸した車のようです。

私は、ザカリーが死についてこれほど洗練された理解をしていることに驚きました。それこそ、小さなおもちゃに対する彼の関心とは著しい対照を成していたからです。ＡＳＤの子どもたちの場合、ほとんどが天国や地獄などの抽象概念にとても手こずるのです。しかしその一方で私は、自分が何か大切なことを見過ごしている気もしました。おそらく何のかの言っても、結局のところ彼の理解はそれほど洗練されたものではなかったのでしょう。たぶんザカリーは、お葬式かもしくは何かの会話の中で、誰か他の人が言っているのを聞き、それを単に繰り返していただけだったのです。実際、彼の母親から聞いた話によると、その前の年、ザカリーの大叔母にあたる人がひとり、二十年間におよぶ闘病生活の末に癌で亡くなり、さらにもうひとり別の大叔母も九十二歳で亡くなったのです。それ以来、親戚も含めた家族の間で死について話題にすることが多く、しかもこのようなことが起こった直後に、今度は彼の祖母が潰瘍になったのです。祖母の病気は深刻なものではなかったのですが、ザカリーの母親にとって、この祖母は家のことをあれこれ手伝ってくれたり息子の世話をしてくれたりと、ずいぶん頼りになる人だっただけに、その彼女の病は心配の種だったのです。

「僕、アリスに電話するんだ」。ザカリーが甲高い声で言いました。

「君が?」。私は尋ね、しかも愚かにも、「それがおばあちゃんの名前なの?」と付け加えてしまったのです。

「違います」。母親が不意に言葉を挟みました。「この子の祖母の名前はアリスとは全然違います。それは『ゆかいなブレディ家』［訳注：テレビのホームコメディ番組］の家政婦なんです。これも彼が好きな番組のひとつなんです。混同しないようにって、ずいぶん頑張ってきたんですけどね」

「彼の祖母が病気になったちょうど同じときに」。アンジェラはさらに言葉を続けました。「映画『タイタニック』が公開されたんですよ」。ザカリーはこの映画を見せてもらえませんでしたが、これもまた常にお気に入りの話題でした。彼は、あの大型船の沈没に関することなら、手に入るかぎりすべて読みあさっているのです。

「氷山に衝突したんだよ」。ザカリーはそう言うと、船体が何かに衝突している音を真似しました。この子は映画の、あの有名なテーマソングを聞くと必ず泣き出してしまうんですよ。母親が付け加えました。その後、ザカリーは自分の好きなテレビ番組の主な登場人物たちが死ぬことを気にするようになりました。死亡記事を探して、新聞の、特に娯楽面と死亡欄にくまなく目を通し、さらにニュース放送もすべて見たのです。もし死んだら番組の中では誰が代わりになるのか、などなど、彼はひっきりなしに母親に尋ねました。ところが奇妙なことに、彼は母親に、彼女が亡くなったら誰が彼女の代わりになるのかと尋ねることは一度もなかったのです。

君は死ぬのが怖いのかい？　私はザカリーに尋ねました。彼は悪夢を見ていることを認めました。「僕ね、夜、地下に行かなきゃいけない夢を見たんだ。僕の魂はどうなっちゃったんだろう？」。彼は母親に尋ねたものの、その後、両手を上にあげ、芝居じみた堂々たる素振りで自分で答えたのです。「僕の魂は空にあがっていくんだ。みんなの心の中に入っていくんだよ」。これは、彼の母親が彼を慰めようとしてかつて説明したことでしたが、母親がこのような悪夢について聞いたのは、これがはじめてでした。

「誰でも死ぬ前には病気になるの？　いつもっていうわけじゃないよね。寝ているうちに死ぬこともあるんだよ」。彼は自分の質問に自ら答え続けました。

最初は家族のメンバーのあるひとりの健康にまつわる心配として始まったものが、今ではザカリーが関心を抱いていること、夢中になっていることすべてを巻き込むまでに拡大していました。しかし、あくまでこのような死に対する強迫観念は、彼にとって直接関係する人、目下関心を寄せている人に限られていました。セルビアにおける戦争やアフリカの飢饉について心配することはありませんでしたし、ダイアナ妃が亡くなったと聞いても平然としていました。

「ルイ・ブラウンはどうしましたか？」と尋ね、「彼は一八四五年に死んだんだよ」と自分で答えました。

「ルイ・ブラウンはどうしましたかって。それは誰なんだい?」。私は聞き返しました。「彼はブライユ点字法を発明した人です」。母親が私に教えてくれました。ブライユ点字法も、ザカリーが関心をもっていることのひとつです。彼はもう何年も前に学校でそのすべてを覚え、おそらく点字の視覚的パターンや手で触った感触からでしょうが、今でもそれに強い関心を抱いているのです。彼にとって特に大きな問題となったのは、その年の春に亡くなった、フェルディナンド・ポルシェでした。「フォルクスワーゲンを発明した人なんですよ」。母親がまた気を利かせ、私に教えてくれました。私がこの一部始終についていくのに四苦八苦していることに、少なくとも彼女は気づいていたのです。

ザカリーは、有名な人もほとんど知られていない人も含め、さまざまな人の死についてよく話を聞かせてくれたのですが、その際には母親が、通訳するというわけではないのですが、発言の前後の文脈を補い、一種の通訳者のような役回りで助けてくれました。私にはそうしてもらうことでしか、ザカリーの話についていくことができなかったのです。

「いつ頃からこういった心配をするようになったんだい?」。私は彼に尋ねました。

「この何ヵ月の間かな。学校でね、衝突があったんだ」。彼は自分のおもちゃの車をじっと見つめながら、自動車事故に例えて事件について自分が理解していることを説明しました。

「何があったんだい?」。私は尋ねました。

「僕は聞いてなかったんだ。停学になるなんて――彼はすごく怒るんじゃないかな?」。ザカリーは再び車に目を落とし、心配そうに母親に尋ねました。学校の子どもたちの中に、現在ザカリーをからかったり、いじめたりしている子どもがいることから、彼にとって学校もストレスとなっていることは明らかでした。彼は特別な支援を一切受けることなく通常クラスに通っていました。彼は極めて優秀で、ちゃんと勉強に注意を向けていた間は常に比較的よい成績を保っていたのです。しかしザカリーが他と違っていることは学校中の誰の目にも明らかでした。彼がもっと幼い頃には、学校の同級生たちも彼の風変わりな行動を大して気にすることなく大目に見てくれていたのですが、時が経つにつれ、彼はからかいといじめのターゲットとなっていったのです。この種のいじめは、相手がＡＳＤで、いったい何をそんなに大騒ぎしているのか本人が理解できない場合は特にただ見ているだけでも恐ろしく、ましてやそれに耐えるとなると、よりいっそう恐ろしいものにもなりかねません。ザカリーは自分が他と異なっているということも、他の子たち、特に友だちに自分のことを印象づけたいと思っている子たちから浮いていることもほとんどわかっていませんでした。しかし彼は、自分がからかわれていることははっきりと自覚していたのです。彼は朝、おろおろした様子で学校から帰ってきてしまい、再び学校に戻るのを嫌がることがよくありました。彼の、世間ずれしていない、人間関係の理解に欠けているところが、彼を簡単にいじめのターゲットにしてしまったのです。九歳という年齢では、風変わりであるということが大きな重荷になることもあるのです。

この面談の後、私は自分が学んできたことを振り返る機会を得ました。ザカリーが死に没頭することに魅了されているわけではないことは明らかでした。これは、ジャスティンにとっての音やスティーブンにとってのハチのように、彼に喜びを与えてくれる関心事ではなかったのです。むしろ不安や苦しみのほうが大きかったのです。それが彼にとって個人的な知り合いであろうと、テレビで見た人、その他の関心の対象であろうと、人が死ぬということに対してザカリーが不安を抱いていることは明らかでした。彼は心配そうな表情を浮かべ、何度も何度も母親に質問しながら家中をうろうろ歩き回りました。眠れなくて困ってもいたのです。彼が、自発的に死をめぐる不安を口にしたことは一度もありませんでした――健常児なら、そういった不安を口にすることも予想できるかもしれません――にもかかわらず、面談全体を通じて不安感が窺えたことは確かで、それはザカリーの行動に歴然と表われていました。ＡＳＤの子どもにとって、自分の感情について話すのは容易なことではありません。結局のところ、それもこの障害の一端なのでしょう。その代わり、質問を繰り返す、眠れない、うろうろ歩き回る、もしくは指でピンと弾いたり身体を揺すったりといった反復的な行動が増すなど、特定の行動が不安の徴候として表われることがしばしばあります。と同時に、子どもが普段から興味を持っていることにますます熱狂的に没頭するようになることも多く、そのようなときに彼らの関心を何か別のものに向け直そうと（夕食に迎えに行ったり、テレビを消すなど）しようものなら、食ってかかったり癇癪を起こすことにもなりかねません。

このような不安症状がＡＳＤにどれほどよくみられ、それに対してどう対処していったらよいかということについてはほとんどわかっていません。よくみられる不安のひとつは、異常な内容の特殊な恐怖症です。第三章で紹介したように、ＡＳＤの子どもは健常児なら通常怖がったりしないようなもの――ハチや蚊、雨や雲など――に怯えることがあります。たとえばスティーブンは、自分の風船のひとつが空気が抜けて異常な音を立てると非常に取り乱したものでした。彼は割れた風船の片鱗があちこち飛び散っていると極度に怖がりました。対照的に健常児の場合は、暗闇、大きな犬、もしくはクモなどを非常に怖がるものですが、このような恐怖症ならば理解できます。ＡＳＤの青年の中には、学校の勉強、からかわれること、ガールフレンドをもつことをそれまでよりも心配するようになる者もいます――ところが、それもまた妙に歪んでいることが多いのです。ジャスティンは人に近づきすぎること、人を傷つけてしまうこと、自分の身体的機能、およびそれが他の人々に与える影響を心配することがよくありました。健常児ならむしろ親から離れることを心配し、何かよくないことが親の身に起こるんじゃないかと恐れたりします。でなければ非常に自意識過剰になり、自分の見かけ、話し方の癖、および服装を恥ずかしがったりします。ＡＳＤの子どもたちがそのような心配をすることはほとんどありませんし、たとえあったとしても恥ずかしがるということは滅多にありません。なぜならそもそもこのような感情をもつためには、他人が自分のことをどう受けとめているか、明確に理解する必要があるからです。もうひとつ重要な違いは、健常児なら、自分が不安な気持ちでいるということをもっとはっきり語れるということです。諸々の感情が、ＡＳＤの子どもの場合よりも、顔の表情や行動全体から明白なのです。

しかしながら、ＡＳＤの子どもの間で最もよくみられる不安は変化に対するものです。前章で説明したように、彼らはできるかぎり変化を避けようとするでしょう。実際「変化への抵抗」は、五十年以上前にレオ・カナーが述べた自閉症の核心的症状の中にも挙げられていました。ＡＳＤの子どもは自分の個人的な環境における物事は同じようにしておきたい――常に。それは健常児の多くもそうなのでしょうが、しかし変化に対する抵抗として奇妙なのは、ＡＳＤの子どもにとっての不安とは、生活における重大な変化（転校や引っ越しなど）にではなく、むしろ寝室が別の色に塗り変えられる、新しい車を買う、学校へ別のルートを通って行く、またはリビングルームに新しいカーテンがかけられるなど、どちらかというと取るに足らない変化に関係するのです。このような変化が突然のひどい恐怖や、元の状態に戻そうという一心不乱の試みを引き起こすこともあります。弟や妹が誕生したり、家族やペットが亡くなったりしても気づかずに過ぎてしまうことが多いですし、そうでなくともいかにも平然と落ち着いて受けとめられます。しかし、ザカリーが心配した変化は必ずしも取るに足らないものではありませんでした。彼は祖母の死を、さらにはもっと一般的な意味で死というものを気にかけていました。これは生活における些細な変化に対する抵抗ではなかったのです。これは実存的危機のようなものであり、その点でＡＳＤの他の子どもたちとは異なるものだったのです。私にはいったい何が起こっているのか理解できませんでした。

新しい症状が理解しがたいものであるときには、発達のもっと以前の時点でもその症状はすでに存在していたが、さほどひどくなかったか、表には現われていなかったことを示す手がかりを求めて、発達歴を遡るのが最善の方法と言えるでしょう。この場合、現在の不安は、ザカリーの発達歴におけるもっと一般的な不安の一端かどうかを確かめることが理にかなっていました。そこで私は彼の前歴をもう一度たどり直し、最初はおそらく明らかではなかった不安を探すことにしたのです。

◈
◈
◈

私は、このような死をめぐる不安の発端を理解しようと、ザカリーについてそれまで自分が知っていたことをすべて洗い直しました。私が実際彼のことを知ったのは、彼が六歳のときからですが、もっと幼い頃の情報についても当然手に入れていました。ザカリーの母親が最初に彼のことを心配するようになったのは、彼が生後十ヵ月の頃、声を出さなくなったときからでした。結局、話すことはできるようになりましたし、生後三十ヵ月になる頃には文を話すようになりました。その後、リンゴ・スター［訳注：英国のロックミュージシャン、もとビートルズのドラマー］のような発音が多くみられるなど、話し方におかしな点があるということを除けば、彼の発話能力は順調に発達しました。しかし、そのような幼い年齢にしてすでに、ザカリーと会話をするということは容易ではなかったのです。彼の文法と語彙がほぼ年齢相応の発達をしていたことは確かなのですが、彼は機関車トーマスとマルハナバチの話しかしたがらなかったのです。他の質問をしても応じようとせず、むしろ黙ったままでいるほうが好きでした。母親と一緒に絵本を読むことに興味を示したことは一度もありませんでしたが、電話帳にやみつきになり、テレビ番組の最後に流れる制作関係者の名前を見るのが大好きでした。彼の好きな番組は、『ビジネス・レポート』でした。なぜなら、株式市場からの文字や数字が絶えずスクリーンに現われるからでした。

ザカリーは難しい子どもとみなされ、幼稚園で少々孤立気味だったことから、最初は家庭医の診察を受けました。しかしながら、言語と運動能力が極めて優れていたので、その家庭医は治療が必要なほど彼に重大な発達上の問題があるとは感じなかったのです。その後、幼稚園に入るまで再度評価を受けることはなかったのですが、クラスでの活動に集中できないことに幼稚園の先生が気づいたことから、改めて評価が行なわれることになったのです。彼は文字や数字に没頭し、幼稚園の先生にも他の子どもたちにもほとんど話しかけることがなかったのです。

六歳のとき、彼には数人の友だちがいましたが、一緒に遊ぶというよりもむしろそばに並んで遊んでいるといったふうでした。友だちが機関車トーマスに興味がなかったり『ビジネス・レポート』を見たがらなかったりすると、ザカリーはひとりで遊んだものです。彼は驚くほど高いレベルで大人に対して話しかけることができましたから、大人たちからは愉快な子どもと思われていました。彼は特に他の大人たちに、どんな車に乗っているのか尋ねるのが好きでした。親戚の集まりでは車関連の情報を誇らしげに語り、その記憶力でその場の誰をもあっと言わせました。ザカリーは周りの人も彼の関心に集中してくれるかぎり、注目の的でいるのが好きでした。母親とは常に非常に親しい関係でした。母親に対して強い愛情を感じ、自分から母を抱き締め、何かつらいことがあると慰めを求めて寄っていったものでした。テレビを見ながら母親の傍らに座り、甘えて身体を摺り寄せました。しかし、いくらアンジェラが会話の最中に彼の目をまっすぐ彼女のほうに向けさせようとしても無理でしたし、一緒に車のおもちゃで遊ぶにしても、本当の意味で互いにやりとりしながら遊ぶことはできなかったのです。ザカリーは母親に、あれをしてこれをしてと指示する傾向がある一方で、母親が何か遊びに手を加えようとすると抵抗しました。

ＡＳＤの子どもの多くと異なり、特異な恐怖症や変化への抵抗はザカリーの初期発達においては顕著な特徴としては認められませんでした。しかしその後の症状の微かな兆候と言えそうなものがいくつか見つかりました。たとえば彼は、電気掃除機、料理のミキサーなど大きな音を立てるものは何であろうとその音を聞くとひどく狼狽しました（おそらく不安だったのではないでしょうか？）。しかしそれだけでした。夏服から冬服に変わることに問題があったという形跡は一切ありませんでしたし、食品のメーカーが変わっても問題はなく、寝室の家具をあちこち移動させても別段支障はありませんでした。

当の問題が発生する前の三年間には、ほとんどまったくと言っていいほど何の変化もなかったのです。ザカリーの言語能力はゆっくりと向上し続けました。よりいっそう洗練された文法規則を身につけ、語彙も明らかに増えました。しかし興味の対象は相変わらず同じでしたし、大きな音に対する恐怖も同様でした。彼は学校での火災避難訓練の日程をすべて記憶し、新たな避難訓練の時期が近づいてくると非常に不安になりました。興奮や落ち着きのなさは増大し、母親の求めに応じることもますます困難になりました。幼少期の経歴にすでに認められ、依然問題であり続けている不安は、唯一これしか見つけることができませんでした。しかし、この恐怖と死の間にはほとんど類似性はなさそうでした。彼が現在抱いている死に対する不安の発端は、相変わらず私にとって謎でしたが、彼に不安傾向、すなわちストレスに反応して不安になりやすい気質が窺えることは確かでした。答えを求めてさらに検討を進める必要がありました。おそらく彼の不安の内実についてより深く考えていくことが、理解の助けになるのではないかと思ったのです。

◈　◈　◈

私は、頭の中でもう一度、彼との面談を検討し直しながら、ザカリーは本当に死について不安に思っているのだろうかと疑問に思いました。彼がふたりの大叔母の死に動揺するということは本当にあり得るのでしょうか？　何のかの言っても、結局のところ彼は彼女たちのことをほとんど知らなかったからです。一方、彼の祖母は彼にとって非常に親しい存在でしたから、その祖母の病気で気が動転したというのならまだ理解できます。それでも彼は自分の祖母を「アリス」と呼ぶことで、ある意味、彼女から距離を置いていたのです。

しかし面談のメモを読み返した後、死に対する彼の強迫観念は私が予想していたものとはかなり違っていることに気がつきました。私は彼の不安を文字通りに受け取り、それを死や別れを心配する健常児が抱くものとほとんど同じと考えていたのです。実際、彼の懸念は死の後に続く無をめぐる実存主義的な不安ではありませんでしたし、子ども時代のヒーローの華々しい死に対するロマンティックな陶酔でもありませんでした。また、自分自身の死についても自分の母親の死についても、過剰に心配しているようには感じられませんでした。嘆き悲しむ感覚はまったくみられませんでしたし、死に続く悲しみを予想して不安に陥るということもなかったのです。死のもつ暗黙の意味を自覚しているということもありませんでした。死後の不透明さに直面したというわけでもなく、神に思い切って賭けたわけでもありませんでした。そもそもザカリーはパスカル［訳注：一六二三 - 六二年、フランスの哲学者、数学者。主著『パンセ』の中で、神の不在よりも実在に賭けるほうが合理的であると説いた］のことなど一度も聞いたことがなかったのですから。

家族メンバーや、彼の興味に関係する他の人々について繰り返される質問に注意深く耳を傾けていたところ、これらが必ずしも彼にとって身近な人とは限らず、どちらかというともっと物質的なもの、流れ作業から転げ落ちた小さなおもちゃのような存在であることが明らかになりました。この強迫観念は、死そのもの——不在、嘆き、喪のプロセス——にそれほど大きく関係するものではなく、変化と交替に関連するものだったのです。誰にでもその代わりになる人がいました。でもいったい誰が代わりになるのかはわからず、これはそのわからないということに関する不安だったのです。

これは、彼と個人的に結びついている、極めて単純で、極めて具体的な意味にまで還元された死でした。表面的には複雑に見えたものも、実際には文字通りまったく自己中心的な死の解釈にすぎなかったのです。母親に対するザカリーの質問の中で重要なのは、「おばあちゃんやジムおじさん、フェルディナンド・ポルシェにいったい何が起こるのか？」という部分ではなく、「誰が彼らの代わりになるのか?」という点でした。実際には他の何にもまして、ザカリーは自分の世界の秩序と一貫性が妨害されること、つまり変化を恐れていたのです。そればかりか、これは事実上、変化に対する抵抗の古典的症状であることに変わりはないのですが、ただ言語能力という点においてあまりにも高機能であったため、死と喪失についてのもっとずっと複雑な不安であるかのように受けとめられてしまったのです。私の過ちは、たびたび繰り返される質問の最初の部分にばかり注意を払いすぎてしまい、変化と交替に関する後半部分を軽く見過ごしてしまったことでした。

ザカリーは死のような抽象概念を取り上げ、それを極限まで具体的な次元に還元したのです。ザカリーの場合、その高度な言語能力ゆえ、形而上学的に語ることが可能だった一方で、その関心はASDという障害ゆえに、死がもたらす直接的で文字通りの結果と、死によって引き起こされる変化に集中的に向けられることになったのです。私は、健常児にとって死が意味するのと同じ理由でザカリーも死を心配しているのだと決めつけていました。しかし実際はそうではなかったのです。死をめぐる不安はASDというプリズム、この障害が世界についての子どもの経験に引き起こすひずみを通して解釈する必要があったのです。

思わず私は、ザカリーとの会話にすっかり引き込まれてしまいました。それは彼の母親も同様でした。私たちはふたりとも、九歳の子どもがこのような大人びたことに夢中になり、しかもそれを文字通り表現するのはおもしろいと思ったのです。彼との会話に、私はサミュエル・ベケットの小説『モロイ』の滑稽なシーンを思い出しました。モロイは身体に障害があり、母親とふたりきりで住んでいます（彼らが一般の目に触れることは決してありません）。モロイは海岸に行き、石をしゃぶるのが好きです。彼は十六個の石を集め、自分のズボンの両ポケットと素敵なコートの同じく両ポケットにそれぞれ四つずつ石を入れます。彼のポケットはもういっぱいです。彼の主な悩みは、それぞれの石をしゃぶり終わったらそれをどう始末するかということです。彼は十六個の石すべてをしゃぶってしまうまで、同じ石を二回しゃぶりたくないのです。一度しゃぶったら、その石はコートの左ポケットに入れることにしたのですが、すぐに、これでは最後には、十六個の石すべてが同じポケットに入ってしまうことになり、解決策として不充分であることに気がつきます。そこで彼が考えた答えが、コートのポケットから取り出した石をそれぞれズボンから取り出したひとつの石と入れ替え、ポケットからポケットへ順々に循環させていくというものです。彼はこのようにして、置き換え問題の完璧な解決策を目指していきます。結局、彼は十六個の石を交替でしゃぶっていくという儀式的行動をやめることはできないのです。しかし、もちろんこのジレンマに完璧な解決策などあろうはずがなく、まさにそれがポイントなのです。これは非常に愉快な逸話ですが、同時に深い意味ももっています。石を置き換えるという問題は、最初はばかばかしいのですが、反復という仕掛けを通すことで、より概念的な、若干不吉な感のある異様な意味を帯びていきます。モロイの言葉は、置き換えという問題についての独り言という形で続いていきます。ザカリーも質問を繰り返し、長々と話し続けていくことで、置き換えについての独り言を言い、変化という問題の解決に取り組んでいたのです。ただ、話が石についてではなく人についてだったというだけなのです。

ザカリーが経験した変化をめぐる不安と恐怖は、ベケットによって詳しく語られた、より概念的に洗練された経験とまったく同様にそれなりに深い意味をもっていますが、おそらくベケットのほうがザカリーよりも、正確な置き換えを成し遂げようとする不条理を正しく理解していると言えるでしょう。しかし要は、これらが誰にでも訪れ得る普遍的な経験であるということです。両者の語りはいずれも同じ衝動から生まれています。確かに死とは実に興味深いものと言えるかもしれません。しかしザカリーはそのことを知りません。彼はその文字通りの結果に集中しすぎているのです。広汎性発達障害の子どもたちが経験する変化に対する抵抗は、私たちの誰もが感じる完璧な世界への郷愁と類似する点が多いのです。アダムとイヴの原罪、すなわち人類が堕落する以前の時代、豊穣と平和一色だった時代への郷愁です。あの完璧な世界は、私たち自身の子ども時代の潔白さを表わしているのでしょう。当時の私たちには、あの世界へ通じる構造と秩序がありました——どこに何があるかわかっていた。そういう時代だったのです。しかし、あの時代と平和はもはや永遠に失われてしまいました(そもそも本当に存在していたのでしょうか?)。明らかに、郷愁というのはそれなりに見栄えよく体裁を整えた、私たち自身の変化に対する抵抗に他ならないのです。

◈　◈　◈

これで私も、ザカリーの恐怖の内実と死に対する強迫観念の意味を理解できたように思いました。なぜそれがこのような形式をとって現われたのか、そこにはそれなりの意味があったのです。反復的に質問を繰り返したのも、それがザカリーにとっての対処メカニズムだったからです。高度な言語能力をもつＡＳＤの子どもたちの場合、実際このような形のメカニズムを用いることは決して珍しいことではないのです。健常児なら、おそらくもっと別の効果的な対処メカニズムを用いることでしょう。ザカリーと同じような心配事は、子どもなら誰もが何らかの時点で経験するものです。しかし、他の子どもたちは何らかの形でそれを詳しく物語ることができます。表現すること、語ることは、それ自体、複雑な問題に言葉を与え、変化に対する抵抗を和らげる有効な手段となることが多いのです。

私たちは言語を用いることによって、自分の不安のレベルを自分自身で調整することができます。この世は整然となんてしていない、完璧じゃないんだ。郷愁なんて、しばらくすれば退屈になるに決まってるさ。心の中で自分自身に言うのです。おそらく言語は私たちに、自分を不安にさせるものを総合的な視野でとらえ、将来を覗き見、新しい秩序の到来を予期することを可能にしてくれるのでしょう。もちろん、不安はまたすぐにぶり返してくるかもしれません。しかしその大部分は、自分自身に嘘をつくことによって対処が可能なのです。

しかし、広汎性発達障害の子どもは言語能力の不足から、自分の不安をそのまま親にわかってもらう、もしくはその不安の本当の原因は何なのか突き止めてもらえるように言語によって表現することができません。ザカリーは優れた文法と語彙の知識をもっていましたが、それでもまだこの世を渡っていくために言語を対人的に用いていくことには具体的に困難な点がたくさんありました。私も、面談中にザカリーが話していることを理解するのにずいぶん苦労しました。彼はその会話の中で、ある程度私たちふたりに関係するものも関係しないものも含め、あらゆる人物や話題を、会話の中でお互いに共有する前後関係を補わずに突拍子もなく持ち出してくるのです。彼が言及する人物のほとんどは、私がそれまで一度も耳にしたことのない人々でしたが、私が文脈上の情報を必要としているかもしれないことなど、彼はほとんど理解していないようでした。ザカリーにとって、独り語りと会話はほとんど大差ないものなのです。彼が聞き手に譲歩することなどまったくありませんでした。おそらく世間を渡っていくために言語を用いることのこのような困難さと、不安を調整するために言語を用いる能力との間には何らかの関係があるのでしょう。彼の場合、自らの実行機能によって、会話の中で聞き手のニーズを自覚したり、他の対処メカニズムを考える、つまり変化に対処する別の方法を想像するために言語能力を利用することはできないということも考えられます。僕に死なんて、少なくともまだ訪れっこないんだから、そんなこと心配するのは無駄なんだと自分に言いきかせることが彼にはできません。彼はこの種の嘘を自分自身につくことができないのです。

その代わり、ザカリーは同じ質問を何度も繰り返し尋ねることで不安に対処しようとしました。これは彼の母親にとってはイライラさせられ、耐えがたいものでした。しかしザカリーが一時的にでも安心を得るためには、一連の同じ質問を何度も何度も繰り返すことが必要で、母親もまたそのために、寸分違わずにそれらの質問に答えることが必要だったのです。質問するということは、言葉を用いた儀式的行動でした。変化を寄せつけない手段だったのです。それは無秩序を受け入れまいとする彼の拒絶を象徴的に示していました。彼は、不安の上に別のタイプの完全な秩序を重ね合わせ、全面的に覆ってしまおうと思っていたに違いありません——繰り返される質問と、それを問うという儀式的行動は、それ自体、変化と死の不可避性が取り去ってしまうものを積極的に補う一種の予測可能性を意味しているのです。

面談の最中に、私はこのことをより明確に確信することができました。ザカリーには、彼が語るべきセリフが一式、存在しており、彼の母親にもまた彼女のセリフ一式があるのです。彼女はそれを一字一句、正確に語らなくてはなりませんでした。ザカリーに束の間の慰めをもたらしたのは反復でした。同じ質問を何度も何度も繰り返し尋ねるという儀式的行動それ自体が彼を快適にしたのであり、質問に対する答えではなかったのです。まるでザカリー、母親、そして私は小さな劇場にいるかのようでした。ザカリーは脚本家兼監督です。劇場に一歩足を踏み入れると、私にも語るべきセリフ、尋ねるべき質問がありました。私は役者兼観客だったのです(監督でないことは確かでした)。その劇は、変化と交替という問題を通して表現される死の不安の儀式的再演でした。

儀式と演劇との関係は何千年もの昔にまで溯ります。ザカリーや母親とのこのような会話を通し、私は古代の悲劇の多くが、死というもの、およびある種の定めとして人間が死んでいく世界におけるつながりの可能性を理解するギリシア人の試みであったことを思い出しました。観客は、これらの演劇についてはすでによく知っていました。劇がもたらす感動は、話の結末を知ることにではなく、繰り返し繰り返しそれを観るということにあったのです。繰り返しと儀式的行動は、演劇——もっとはっきり言えば、宗教——のもつ癒しの力の核心でした。ザカリーも、紛れもなくそのような伝統の流れの中にいたのです。

ＡＳＤの子どもたちの経験、つまり変化に対する抵抗をめぐる不安と、演劇との間の類似性に着目したことで、私は、死――すなわちこの場合は変化と交替――に対処する方法としての反復的質問の役割と儀式的行動の意味に対する理解を深めることができました。祖母の病を通し、ザカリーは自らの世界が崩壊する可能性、構造と秩序が消滅する可能性を自覚したのではないかと思います。しかも学校でひどくからかわれたことは、彼の疎外感と孤立にいっそう拍車をかけることになりました。反復は、死が脅かす構造と秩序を何とか補おうとするザカリーなりの方法だったのでしょう。彼はその不安に対処するために言語を用いてはいましたが、障害ゆえに、反復的な質問という形を取ったのです。このような言葉による儀式的行動を繰り返し、交替について何度も何度も確証を求めることで、事態に対処し秩序を再構築する助けを得ようとしたのです。

ところがザカリーの場合、そのような演劇の世界から抜け出せなくなるという不幸が重なりました。つまり、台本を離し、別のことを考えることができなくなってしまったのです。不安と変化に対処するために、私たちは言語だけでなく気晴らしという手段も用います。音楽を聴き、優れた本を読み、軽快な散歩やおいしい食事を楽しむなど――自分の気持ちを紛らわしてくれるものを見つけるのです。しかしザカリーは、自分の気持ちを紛らわすという才能に恵まれていません。それどころか逆に彼は、不安を生み出している根源へと何度も何度も舞い戻ってしまうのです。完璧な世界に対する彼の郷愁は飽くことを知りません。儀式的行動と反復は、かりそめの慰めにすぎません。質問をすることで、その瞬間は変化に対する恐怖も和らぎますが、その後何度もそれはぶり返してくるのです。ザカリーにとって、このような形で儀式的行動を繰り返したところで、充分な癒しにはなりませんでした。これではまだ不安から自由になることはできなかったのです。

特定の話題に熱狂的に集中できるというのは、ある意味、恵まれた才能ですが、同時に災いのもとでもあります。恵まれた才能として、ＡＳＤの子どもたちはそれを活かして自動車、点字、マルハナバチ、雷雨についての驚異的な知識を広げていくことができます。しかし、その同じ主題が不安を掻き立てるとき、この才能はむしろ災いのもとになります。ＡＳＤの子どもや青年たちは変化の危険から離れることができないだけでなく、逆に恐怖の根源へ何度も何度も戻らざるを得ないのです。

秩序の喪失を前にし、私たちはそれを否認しようとします。この否認こそが、実は強力な威力を発揮するのです。見ないようにすることができます。とりあえず今は目を瞑ってしまうこともできます。その代わり何か別のものに意識を集中するのです。これもまた、四六時中、不安と顔をつき合わせていなくてもよくするもうひとつの対処メカニズムと言えるでしょう。ところがＡＳＤの子どもたちには、このように自分の気持ちを紛らわす自由がありません。彼らには「見ない」という選択肢はないのです。一方、私たちには、彼らには見えているものを見る特権が否定されることも少なくはないのです。

変化に対する抵抗をひとつの症状として取り出してどう治療したらよいかということについては、現在のところまだほとんど明らかにされてはいません。習慣や構造がＡＳＤのほとんどの個人にとって利益をもたらしていることは確かです。おそらくこれは、日頃の生活の一部をなす変化や、場面移動に対処するうえで役立っているのでしょう。このような場面移動と変化を受け入れやすくするのによく用いられるのが、絵と文字を使って一日の活動の大きな流れを示したスケジュールを、教室の壁や自宅の冷蔵庫などに貼っておくという方法です。たとえばザカリーも、幼稚園の頃、一日の中で、ひとつの活動から別の活動へスムーズに移ることとできませんでした。私たちは、彼の障害の性質が明らかになるとすぐに、幼稚園の先生に、毎日の日課となっているさまざまな活動をザカリー自身が行なっている写真を一式、用意してもらうようお願いしました。それらをよく目につくところに貼り、いつ次の活動に移ったらよいのか、彼がわかるようにしたのです。こうすることで、ひとつの活動から別の活動へうまく移れないという問題を解消することができました。家庭でも、夕食を食べ、その後、寝る、という日課に同じ方法を役立てました。当時はこのような簡単な方法でも効果があったのです。

しかしザカリーの人生の現時点での変化に対する不安は、もっと抽象的で、ほとんど形而上学的なものと言ってよいほどでした。冷蔵庫の上に目立つようにスケジュールを貼ったところで、死によってもたらされる変化に対応する助けにはなりそうもありませんでした。むしろ何か新しい気晴らしを与えるほうが、ザカリーにとっては効果的な方法となる可能性がありました。ひとつの話題に夢中になれる彼の特異な才能は、不安を忘れる有効な手段として利用できそうでした。言語を通し、想像の中で物事に新たな秩序を与えることができないのだとしたら、死や交替という話題から引き離してくれる何か別の関心が必要だと思われたのです。ただ問題は、ザカリーの場合、自分の力では自分自身の気持ちを紛らわすことができないということでした。したがって、代わりに私たちがその役割を引き受ける必要があったのです。

この新しい気晴らしは、彼が変化をめぐる不安を忘れるきっかけとなるほど刺激的で、特別なものでなければなりません。いったん私たちの手でその矛先を変えてしまえば、うまくいけば彼の注意は即、別の関心へと飛びつき、交替をめぐる不安など見向きもされなくなるでしょう。そうなる可能性を最大限にするために私たちに必要なことは、彼が現在好んで関心を寄せていることを利用し、彼が思う存分没頭できるよう新しい刺激的な機会を彼に与えることでした。

彼らが夏の休暇を利用してミシガン州のヘンリー・フォード博物館に行くということを母親から聞きました。ザカリーはこの旅行に大喜びでした。何しろ、それによって自分の大好きなもののひとつ──車──を楽しむ機会が得られるからです。博物館を訪れることで、ザカリーは自分の関心のひとつを適切な形で楽しむことができます。これこそ、私たちが求めている機会でした。他の休暇旅行でもたいていそうでしたが、この旅行でもザカリーと母親は一日か二日、目の前の光景や車をじっくり眺め、驚きに歓声をあげながら過ごすことができるでしょう。その場にいる子どもたちの中で、この世界における交替という問題を心配しているのはきっと彼だけなんだろうなと感じつつも、この旅行が彼を無理やりでもその病的な考えから引き離すのに必要な気晴らしとなってくれることを、そして旅行から帰ってきたとき、彼の死に対する不安がいくらかでも和らいでいることを私は願いました。博物館に出かけるというのは気晴らしとしていつでも実行できるわけではありません。しかし死に没頭するということは、変化への抵抗として普通ではないのです。

◆　◆　◆

実際、あの夏、私が後にザカリーに会ったとき、彼は死や交替の問題についてかなり気持ちを楽にして受けとめられるようになっていました。もう死亡記事を求めて新聞を貪るように読むことはなくなりましたし、死について際限なく母親に尋ねたり、テレビの誰それの代わりには誰がなるのかと質問することもありませんでした。ヘンリー・フォード博物館が気晴らしとしてうまく効果を発揮したようでした。彼はよく眠れるようになり、さほど心配している様子もみられなくなりました。ひとりでもよく遊べるようになり、家の中をうろうろ歩き回ることも少なくなりました。しかも彼は、今では『タイタニック』なんてくだらない映画だと考えるようになったのです。天国について考えないということもそうでしたが、これもまた私たちの意見が一致した点でした。

まもなくザカリーは学校に戻らなければなりません。もういじめられたり、からかわれたりすることなく、学校の友だちが彼をそっとしておいてくれることを、そして彼が不安から解放されて学校に通えるようになることを私は願いました。死の恐怖から逃れることはできません。しかし、ザカリーが学校で生徒たちから侮辱的な言葉を浴びせられなければならないいわれもまったくないのです。彼も学校という世界の一員です。隣りの子どもに、そこで可能な安定と秩序に浴する権利があるのとまったく同様、彼にもその権利があるはずなのです。あの日、彼が診察室を後にするとき、私は彼のパンパンにふくれたポケットが小さなおもちゃでいっぱいなことに気づきました。おもちゃの車に興味をもつか、あるいは死に取りつかれるか、どちらか選択するとしたら、やはり車を選ぶほうが賢明で魅力的と言えるのではないでしょうか。

第5章 シャロン
〜人の心がよくわからない〜

午後、診察室に郵便物が届くと、たいてい私は何通もの通知や請求書の中に、一、二通、手紙が混じっていないかと期待しながら、すばやくそれらに目を通します。私が受け取る手紙の中にはときどき、悲しく、痛切に胸に訴えるものもあります。わが子の診断を受けるのが遅れてしまったことや、たまたま最初に受けた評価に納得がいかず、もう一度評価を求めたいということについて、手紙をもらうことがよくあるのです。他にも、治療の選択肢に関する相談や、驚くほどの可能性がズラリ勢揃いしているなかで、どのサービスを選択したらよいのかということについて尋ねる手紙もあります。

また、何か困った事態に陥っているお子さん、クラスメートにいじめられたり学校で籍を失いそうな状態のお子さんについての手紙もあります。その一方で、微力ながらも、私が出した励ましの手紙や講演が役に立ったというお礼の手紙をもらうことも時おりあります。私はこれらの手紙をすべて、特別な引き出しにしまっています。

さらに、まったく思いもよらない手紙をもらうこともあります。あるとき、自閉症かアスペルガー症候群から回復した人など本当にいるのでしょうかと疑問を感じている方から手紙を受け取ったことがありました。その彼女、シャロンの手紙は次のように始まっていました。「評価の予約をしたいと思い、このお手紙を書かせていただきました。私が自閉症であるなどということはあり得ませんし、アスペルガー症候群であるということさえ考えられません。これは明らかです。と申しますのも、私には夫も子どももいますし、職業的にもそれなりに成功してきたからです。しかし自閉症について耳にしたときから、私はそれを『自分の問題』と考えてきました。その確信は、この障害について知れば知るほど深まるばかりなのです。私は、どれほど努力しようとしても自分を変えることができません。このことを考えてみても、やはりそう確信せずにはいられないのです。専門家の診断を受ければ安心できるのでしょうけれど、しかし専門家の方にもし侮辱的なことを言われたら、それこそつらいでしょうね。だから私は資格をおもちの方に自分を晒して、自己診断を否定されるのを避けてきたのです。じゃあ、なぜ今こうしてお手紙を書いているかというと、成人の回復者の方々で構成されるサポートグループを見つけたいというのが主な理由です。どなたか一緒にいてくれる仲間を見つけたい。

切にそう願っています」

その手紙には履歴書が添えてありました。私はこの手紙の主が、博物館、個人住宅、および画廊などの設計を手がける建築家であることを知りました。このような業績をもつ人がASDなどということがあり得るのでしょうか？　私がこれまでに診察したアスペルガー症候群の成人の方々は、ほとんどが機能レベルにおいても業績の面においても、まだ深刻な障害が認められました。しかしアスペルガー症候群について明らかになるにつれ、この障害をもちながらも極めて成功した生活を送っている人がいる可能性も窺えるようになってきたのです（のちほど紹介しますが、テンプル・グランディンがその有名な例です）。シャロンもそのようなひとりなのでしょうか？　もしそうなら、彼女を通し、私はアスペルガー症候群の人々の精神生活についてもっと詳しく知ることができるかもしれませんし、診断によって強いられることになりかねない必然的な困難に、これらの人々がどのように対処するのかということについても学ぶことができるように思われました。さらにその情報から、ASDの高機能の人々が自らの困難にもっとうまく対処するための、新しい方法を編み出すことも期待できそうでした。

シャロンは対人的やりとりを理解し、それをうまくやりこなすことに重大な問題を経験していたことから、この自己診断が、自分が置かれているつらい状況を正確に反映していると思っていました。彼女自身、自分を風変わりであると考えていましたし、他の人々からも話しづらいと感じることがよくあると言われたことがありました。職業上の取り引きにおいて、自分でも思い出したくないほど、顧客に対して恐ろしい失態をしでかしたことがあるということは彼女自身気づいていますが、これもただ自分で過去を振り返り、よくよく考えてみてそう自覚したにすぎませんでした。人に対して気詰まりを感じ、ぎこちなく、不器用に感じていました。このような困難は、確かにアスペルガー症候群の人に特徴的ではありますが、このような診断に該当しない人にも考えられるものです。この種の問題がすべてＡＳＤの結果であると考えるのは誤解と言えるでしょう。恥ずかしがり屋の人もいれば、私たちが演じている社交ゲームをうまくこなせなくてつらい思いをする人もいます。しかし、そのような苦しい状況に医学的診断を与えること、すなわちそれを発達障害と呼ぶことは、ＡＳＤの概念を、その意味が無くなるほど拡大することになってしまうでしょう。

シャロンがアスペルガー症候群である可能性をめぐり、私が興味を覚えたことは、彼女が書き記している対人的な困難はもとより、彼女が建築家であるということでした。建築家であるためには、明らかに高度な知覚スキルと、微妙な違いや詳細さに視覚的に強く引かれるという傾向が必要です。手紙で彼女は、対人的なやりとりが巧みな人というのは、物理的な現実に対しては極めて盲目であると記しています。「組織は人間関係に器用な人でいっぱいなんです。でもそのような人々というのは、自閉症の人が実際の人間関係に対して盲目であるのと同じくらい、物質的な世界に対して盲目であるように感じます。物理的現実においては、事物の存在を否定することはできません。事物を理解し巧みに操作することは可能です。でもそれらが消え去ることは決してありません」

これは、魅力的な考え方でした。私は、彼女がテンプル・グランディンに非常によく似て、画像で考えるのではないかと思いました。テンプルは、家畜学の博士号を取得した自閉症の人で、屠畜場の特別な滑降斜面路を設計したことで非常に有名になりました。彼女は子ども時代の自分の経験と、自閉症であるとはどういうことかについて数冊の本を執筆しました。これらの本は、自閉症の一般的理解に極めてよい影響をもたらしたのです。私は彼女に会い、言葉ではなく画像によって物事を考える方法について話を聞きました。このような才能は彼女の自閉症の本質的な一端ですが、そのおかげで彼女は自分の障害を巧みに利用して職業的実績を築くことができたのです。したがって、それを障害と呼ぶことは、彼女の場合、疑問の余地があると言えるでしょう。人によって、障害と生まれながらの能力、もしくは才能を区別することが難しい場合もあります。この手紙の主は、まさしく物質的世界を驚くほどにありありと思い浮かべることができるからこそ、熟練した建築家になれたということでしょうか？　もしそうだとしたら、アスペルガー症候群の人々がおそらく画像的に他者とのやりとりを理解している様子、これらの問題を克服するために用いている方法について、シャロンを通して私は非常に多くのことを学ぶことができるでしょう。

通常、私は成人を臨床的に診察することはありませんが、このような手紙を書き、それを郵送するということがどれほど勇気のいることかは理解していました。シャロン自身、この手紙を投函するまで、中味は何ヵ月もコンピュータの中で眠らせていたと言っています。アスペルガー症候群であると私が診断したら、彼女はサポートグループを見つけることになるでしょうし、そうすれば孤独もいくらか軽減するかもしれません。そうでなくても、もっと適切な治療、もしくは別の支援が得られるよう導いてあげることならできるかもしれません。そこで私は、あくまで診断には疑いの目をもって臨むつもりで、彼女の予約を受けることにしました。私としては、アスペルガー症候群ではないと判断することになるだろうと思っていましたから、彼女の対人関係上の問題に対して何か別の理由を探すことになるだろうと考えていました。

たとえば、彼女がうつ状態にあるとしたら、それが原因で他者とのやりとりを否定的にとらえてしまっているのかもしれません。または不安障害の一種である可能性も考えられます。不安傾向の強い人の中には、集団環境で居心地悪く感じる人がいるからです。そのような人は、絶えず自分の対人スキルに目を光らせており、しかもそれがその目に充分満足のいくものとして映ることはあり得ないのです。また、少々堅苦しい印象を与える人もいます。そのような人は、おそらく顔の表情が乏しく、時として周囲の人から愛想が悪い、もしくはお高くとまっていると非難されることもあります。

高機能のＡＳＤを他の病態と区別することは極めて困難な場合があります。子どもの発達遅滞の有無の判断よりも難しいことがあります。最も困難なのは、極めて聡明である一方で、不安障害と、特異的な言語発達障害や視覚運動協応障害のある子どもの場合です。不安と特異的発達遅滞が重なると、恥ずかしさや対人スキルの未熟さから社会的孤立を招く可能性もあります。このような子どもは、一緒に遊ぶ友だちがひとりもいないことも考えられ、必然的に関心の範囲も、孤立してひとりで行なえるものに限定されることになります。これらの病状を区別するには、非常に早期（四歳未満）から明らかになる親や他の家族メンバーとの対人関係上の問題に着目することが最も賢明な方法でしょう。

たとえば、子どもが親と関心や感情を共有できない、もしくは親に対して共感を示さない場合、ＡＳＤの診断根拠はもっと確実になります。私も、仮に他の説明がすべて成り立たないとなれば、やはりシャロンが何らかの形のアスペルガー症候群である可能性を考慮することになるでしょう。もしかしたら、彼女にもアスペルガー症候群の症状があるのかもしれませんが、たまたま彼女は自分の障害を補うのが非常に巧みなのだとも考えられました。

シャロンなら、ＡＳＤの人の多くが表現できないことを詳しく物語ることができるでしょうから、その内容は非常に貴重な資料となることが予想されました。彼女がどのように自分の障害を補うことができたのかが明らかになれば、私たちは同じテクニックを他のＡＳＤの子どもたちにも教えてあげることができるかもしれません。これは、私にとって貴重な学習経験になりそうでした。そして、お返しに私が彼女の役に立てれば、それはますます結構なことでした。

◈　◈　◈

シャロンは予約時間よりもかなり前に診察室に到着し、私が自己紹介したときには待合室で本を読んでいました。最初、かなり不安そうだという印象を受けたのですが、そつなく優雅に挨拶をしました。背が高く、きちんとした身なりをしていましたが、宝石類は一切身につけていませんでした（後で知ったのですが、彼女は気が散り、いらいらするという理由から、柄物の洋服を着ることも決してないということでした）。こまごまとした事前手続きを済ませた後、私は必要な情報の収集に取りかかりました。彼女は四十一歳で、学校の先生と幸せな結婚をし、幼い息子さんがひとりいました。息子さんは学校の成績もよく、友だちもたくさんいました。彼がＡＳＤでないことは明らかでした。時おり、ＡＳＤの子どもの親にも、対人的な関心が欠けている、人づきあいが苦手、会話を始めたり維持していくのが困難、もしくは異常なほどの激しさと興味をもって風変わりな趣味を追い求めるなど、ＡＳＤに似た性質が認められることがあるのです。このような場合、その関連は遺伝的なもので（第八章参照）、仮にシャロンの息子さんがＡＳＤだとしたら、シャロンの問題の性質ももっと明らかになっていたかもしれません。しかしながら、それほど事態は単純なものではなかったのです！

どうしてあなたは自分がアスペルガー症候群かもしれないと思ったのですか？　私はシャロンに尋ねました。彼女は深いため息をつくと、自らの話を語り始めました。彼女はそれまで常に、自分のことを人づきあいが非常に下手で、かなり風変わりだと感じてきました。子どもの頃でさえそうだったと言います。しかもこれらの問題が、最近ますます仕事や親しい友人、顧客候補の人たちとの関係に差し支えるようになってきたと感じているということでした。建築家は、仕事が見込めそうな顧客に会い、先方の要望を理解すると共に、自分自身の考えを自信をもって正確に表現しなければなりません。しかも、相手が考えを述べ終わるか終わらないかのうちに先を見越して相手の要望を予想する必要があるのです。設計過程で顧客と会う際には、個人的な魅力を大いにアピールすることも大切です。しかしシャロンは、かなり詳しく説明してもらわないと、相手が建築構造において何を求めているのか理解できないのだそうです。彼女はとりあえずそれを書き記し、いったんその場を立ち去った後、改めて考え直さなければなりませんでした。会話の最中に、相手の人が何を言おうとしているのだろうかと何度も心の中で反芻し、相手の真意を論理的に推論し直さなければならないこともよくあったといいます。逆に、自分が何を伝えたいのか、絶えず神経を尖らせ、それは不適切ではないか確認しなければなりませんでした。他者の気持ちが直観的にわかるということはほとんどなく、常に自己観察のアンテナを張り巡らせ、人とのやりとりを調整していかなければならなかったのです。その一方で彼女は、顧客が望みつつも自分では明確に言葉で表現できないことを、視覚的なイメージへと解釈し、図面に描き表わすことにかけては抜群の才能をもっていました。彼女が建築家としてこれほど成功できたのも、まさにこの才能のおかげだったのでしょう。

できるだけ流暢に、自然に対人的やりとりをするのに他の人は自分ほど苦労はしていないことをシャロンは自覚していました。そんなある日、彼女は新聞で自閉症についての記事を読み、即座にひらめいたのだそうです。そしてさらに詳しく知ろうと、テンプル・グランディン、グニラ・ガーランド、およびドナ・ウィリアムズなど、自閉症の人自身が直接語った話を読み始めました。これらの本との出会いは、彼女に意外な新事実を明らかにすることになりました。最初彼女は、問題は自分の性格における個人的な欠点、もしくは欠陥と考えていました。ところが今では、それが名前をもち、自分と同じような経験をしてきた他の人々から、もっと理解や支援を得られるかもしれないという期待さえもてるものであることがわかったのです。

これらの困難に対して彼女がどのように対処してきたのか、いくつか具体例を挙げてくれるよう、私は求めました。彼女は何年も前から、自分の行動の手引きとなるルールを頭の中で思い浮かべられるようにしているのだそうです。そうすることで、直観的に理解できない分を補えるようにしたのです。たいてい夜、特に学校や大学で不面目な思いをした日などに行ないました。対人関係で何か大きな失敗をすると、そのひとつひとつについて厳密に分析し、分類したのです。ルールはそれぞれの状況ごとに書き記し、リストに加えるか、もしくはもっと一般的なルールのもとに分類しました。たとえば、人に話しかけるときは相手を見る、握手をするために相手に手を差し出す、冗談を言って相手が微笑んだらこちらも微笑む、といったようにです。このような方法は概して効果がありましたが、ルールはたちまち膨大な数に膨れ上がり、手に負えなくなり始めました。ルールがあまりにも多すぎて、起こり得る状況すべてを網羅することはできなくなったのです。経験は実に多岐にわたっており、このような方法で目録を作ることは不可能でした。それは別にしても、そもそものルールとて、実際、突然誰かに出会った際など、必ずしも行動を管理するのに役立つとは限りませんでした。シャロンはとんだ失態をしでかさないようにと、バタバタと人とやりとりするなか、とっさにルールを思い出せないこともよくあったのです。後で振り返り、よくよく考えてみてはじめて、その日の失敗が強烈なインパクトをもって蘇ってきました。そして、あのとき特定のルールに従っていさえすれば、こんなことはすべて避けることができたのにと痛感することになるのです。彼女の対人的行動を管理する整理方法は、実際のところ万能ではありませんでした。彼女の期待を裏切ることも、ままあったのです。

人生の大半を、シャロンは人が何かを言ったときに、相手が本当は何を言わんとしているのか直観的に理解することができないと感じて過ごしてきました。人が言ったことをすべて字義通りに受けとり、必ずしもその前後の脈絡を理解しているとは限らなかったのです。しかも自分自身の行動が社交的に洗練されていないことにすぐさま気づくこともできませんでした。相手の気分を害しかねないことに気づかず、人の白髪混じりの髪について口にしてしまうこともよくありましたし、誰もおもしろいと思っていない冗談を何度も何度も繰り返してしまうこともないとは言えませんでした。相手が退屈した表情をしているのに、それを当惑していると誤って解釈してしまったこともありました。彼女が口にしていることと、言わんとしていることがほとんど一致していないことがあまりにも多くありました。「私が何か話すと、別の意味がいきなり飛び込んできて、私の言葉に付着してしまうんです。何か、時間がずれているような感じです。何か起こっても、その時点では何の意味も感じられないんです。後になってはじめてその意味に思い当たるんです。そして記憶の中で、何が起こったのかをやっと理解することがよくありました。現実の世界の中でではなく、霧の中で途方に暮れていました。何かあったその時に状況を理解するということは一度もありませんでした。まず何かが起こり、その後何時間か経って、ようやくそれを実感するんです」

彼女が語っている間、私は当惑しながらも興味津々で、注意深く耳を傾けていました。これらのコメントは、正確にはアスペルガー症候群の青年や若年成人が自分自身の経験をじっくり振り返り、語ってくれた際に聞いたことがある類のものでした。シャロンが語っていることは、断片的には他の人たちからも聞いたことがありましたが、ひとりの人の口から、しかもこれほど明確に語られるのを耳にしたのははじめてでした。まさに傾聴に値するものでした。私は彼女に、友人はいますかと尋ねました。ごくわずかしかいないものの、その人たちとは非常に親しく、長いつきあいになるということでした。彼女にとって、知り合いになれそうな人たちと社交的に軽く冗談を交わしていくことは非常に難しいことだったのです。彼女は、他の人と一緒にいることは本当に楽しいのだが、非常に神経質になってしまい、その不安が対人的なスキルの妨げとなっているような気がすると言いました。彼女は話の切り出し方がぎこちなく、適切でないことを自覚しているため、人とのやりとりを自分から始めることはあまり多くありませんでした。また、他の人の考えや感情を感じとるのを難しく思うとともに、自分の身の回りで起こっている出来事から切り離されているように感じることもしばしばありました。たとえば悲しい映画を観に行っても、なぜ周りの人が泣いているのか理解するのにしばらく時間がかかりました。彼女は、自分の友人の感情を理解することはもちろん、彼らの感情に応じた自分自身の感情を理解することにも四苦八苦していると言いました。彼女は他者の心の内を窺うことができませんでした。相手の顔の表情、瞳、微笑みは見えるのですが——彼らの心は見えなかったのです。

この困難さを克服するために、シャロンは自分自身の感情を目に浮かべてみました。たとえば、怒りはぐるぐると波立つ渦巻きです。彼女はそれを鋼鉄の箱の中に入れ、その上に一本の木を植えました。彼女には感情がないというわけではありませんでした。ただ、それらの感情を即座に、しかも効果的に言葉に置き換えることがとても難しかったのです。テンプル・グランディンとまったく同じで、彼女も感情を画像で考えれば、比較的容易に理解することができました。

シャロンはしばし間を置き、両手に視線を落としました。彼女にとってこれは明らかにただならぬ問題でした。私はペンを置き、窓の外に目をやりました。病院の敷地に、もはや花の盛りとは言えないライラックの木が見えたことを今でもはっきり憶えています。花びらが芝生の上に、つらい思い出のように散らばっていました。私の中の懐疑的な気持ちはゆっくりと姿を潜め、それに取って代わり、驚きと賞賛の感覚が高まってきました。他者の心を推し量ることができないということ、すなわち、ケンブリッジ大学の心理学者で、この分野で多くの研究を手がけてきたサイモン・バロン‐コーエンが言うところの「精神盲」、シャロンが語っているのはその現実生活の経験であるように思われました。

何らかの形の自閉症スペクトラムを抱える人々が「精神盲」であるという考えは、自閉症の人々が経験する類の対人関係上の問題を説明するために提唱された、最も説得力のある理論のひとつです。彼らにとって、他の人の考え、動機、信念、願望、および感情を正確に理解するのは非常に困難です。それは直観的理解における障害であり、他者の立場に立って考え、対人関係の視点から彼らの世界をとらえることができないということです。私たちが他者の心を理解することができるのは、意識的な経験のすぐ下で暗黙のうちに了解しているからこそなのです。こうしたことを私たちはほとんど直観的に理解することができます。自動的な思考法のようなものと言っていいでしょう。こんにちはと挨拶されて、はて何と返事をしたらいいのだろうと考える必要などありません。考えなくても自然に出てくるからです。しかもこういったことは、親からあらたまって教えられたものではありません。子どもが言葉を使えるようになっていくのとよく似て、私たちはこういったことを習得すべく予め方向づけられているように思われます。自分の行動と他者の行動は、その裏にある動機、願望、および感情に関わる精神状態を推測し、それに照らし合わせて解釈されます。たとえば私の妻が目を見開いたとしましょう。私はそれを見て、妻が驚いていることを察します。みなさんも、お兄さん（弟さん）が口をへの字に曲げていたら、悲しいんだなと考えることでしょう。私たちは、動機、願望、知覚、および感情を、相手に関する経験の一部として把握しています。そのうち、今のこの対人的状況でどれが作用しているのかを理解するために、自分の中にある一連の心理学的概念を直観的に利用するのです。

概して、これは即座に、何ら苦労しなくても――自動的に――可能なことです。対人関係の手がかりを読み取るためには、健常児や健常青年も実際、苦労しています。これについては疑う余地はないでしょう。ただ彼らの場合、ＡＳＤの子どもと違ってこのようなことは時おりあるにすぎず、常に四苦八苦しているわけではありません。しかもそれは、主にいろいろな解釈が考えられるような曖昧な状況においてなのです。この場合は未熟さに由来するものであり、その人に本質的に備わっているものではありません。ＡＳＤの人の場合、健常の子どもや青年ならはっきりわかる状況でも困難なのです。曖昧な状況でのみ起こるのではなく、常時なのです。しかもＡＳＤの人は、自分が対人的やりとりのルールを理解できずに困っていることを自覚すらしていないことが多いのです。健常の青年は、親や権威ある大人に明確に過ちを指摘されても素直には認めないかもしれません。しかし大概、自分自身の中でそれを痛切に自覚しています。ＡＳＤの人々は、根本的な認知障害から対人関係の手がかりを理解できません。一方、健常の青年の妨げとなっているのは、感情、動機、もしくは経験の不足なのです。

幼児は一般的に、他者の心理状態に関する基本的理解を生後十九ヵ月から二十四ヵ月の間に発達させていきます。この時期、特定の対象をそれとは別のものに見立てる能力を獲得するのです。たとえば、このバナナはもう果物じゃない、電話なんだと考えるのです。このように象徴を作り出し、それを利用する能力は、その後まもなく人形や弟妹を相手にお母さん役やお父さん役を演じるなどの社会的な遊びの活動へと発展していきます。四、五歳までに、子どもは心理メカニズムについて優れた感覚をもつようになり、友だち、兄弟姉妹、親、および自分自身にはさまざまな心理状態があると考えることにより、行動を解釈したり予測したりすることができるようになります。

ただ、これらのスキルがそれぞれ異なる年齢でどのような形態をとり、どのようにして獲得されていくかということについては明らかではありません。子どもたちは、ちょうど文法や言葉の意味を習得していくのと同じように、心理概念を獲得していくと考える人もいます。つまり、これらは脳内に予め組み込まれた認知スキル、いわゆるハードウェアであり、成長および経験と共に開花していくという考えです。同じく、たとえ心の理論［訳注：他者の心を推測する能力］がハードウェアとして脳内に備わっていたとしても、それを完全に理解する経験が子どもに必要なことも確かです（ちょうど子どもが自らの言語ハードウェアを利用するためには、言葉に晒されることが必要であるのと同じです)。その他、心の理論は想像力を駆使して自分を別の状況へ投影する能力を通して子どもの中に生まれるとする考えもあります。この説明によると、子どもたちは他者の心を推し量る「理論をもつ」ことによってではなく、想像的にその「ふりをする」ことによって、自分以外の人の心の中で起こっていることを理解するということになります。母親がどのように感じているかをその場の状況で、特定の顔の表情を手がかりにして直観的に想像することによって、母親は悲しいんだと子どもは考えるのかもしれません。こうして、母親にこの感情が投影され、他者の願望や動機についても同じように理解していくのかもしれません。

一九八〇年代から、自閉症とアスペルガー症候群の子どもたちにおけるこのような心の理論(TOM)能力を検査するために、数々の実験が考案されてきました。古典的な実験では、自閉症の子どもにふたつの人形、もしくは人物と一緒に次のような筋書きを示します。サリーはビー玉をひとつ自分のバスケットに入れて、それは置いたまま部屋から出て行きます。アンはそのビー玉を取り、それを自分の箱の中に入れます。その後サリーは部屋に戻ってきました。さて、サリーはビー玉を探そうと思うのですが、どこを見たらいいでしょうか? バスケットの中? それとも箱の中? どちらだと思うかな? 子どもはそう尋ねられます。アンがビー玉をバスケットから取り出して箱の中に入れたことをサリーは知らないから、バスケットの中を見る。適切な心の理論をもつ子どもならそう答えることでしょう。一方、自閉症の子どもの場合、サリーは箱の中を見ると言うでしょう。なぜなら、自分が入れておいたバスケットの中にまだビー玉があるとサリーは思っているということを理解していないからです。自閉症の子どもにはサリーの心を読み取ることができないのです。その後まもなく、心の理論を評価するためにどのテストを使用したかにかかわらず、ASDの子どもたちのほとんどが、実際この分野で深刻な欠陥を抱えていることが明らかになりました。非常に興味深いことですが、理解力の障害は対人的状況に限られているのです。つまりこの子どもたちは、目に見えない部分を補って簡単な視覚的全体像をとらえるということをしないのです。自閉症の子どもたちは、山の背後やサイコロの裏側は何かを説明することはできました。彼らは対象となっている人物が何を見ているかは説明できます。しかしその人物が何を感じているか、もしくは何を信じているかを述べることはできなかったのです。他者の観点の理解ができないのは、感情の理解以上に深刻でした。この問題は、他者の衝動や願望、さらにはその内面的な精神状態全般へと広がっていました。ASDの人々は、子どもも大人も共に、他者の心について自然で直観的な推測をすることができないようです。自分自身の心理構造を理解する能力にも制約があるように思われました。

　しかし、ダウン症候群など、他のタイプの発達問題がある子どもも、ASDの子どもよりも通常その程度はかなり軽いとはいえ、心の理論に問題があることが明らかになりました。また、心の理論の検査で明らかになるのは、実際にはそのような概念それ自体ではなく、概念の説明に用いる言葉の理解における、より基本的な問題なのではないかという懸念もありました。この子どもたちは必ずしも人形の心ではなく、この話の内容、すなわち何が起こったのかを理解することができなかったということも考えられるのです。結局、多くの歳月をかけ明らかになったことは、自閉症の子どもたちは言語の理解と表現にかなりの困難があるということでした。しかし、バロン - コーエンによる最近の研究から、目の写真に基づく検査を用いることで、言葉による概念の説明を理解する必要がなくても、ASDの成人は、目の写真から正確な精神状態を推論することが困難であることが明らかになりました。この検査では、他者の目の写真を見せ、その人物が経験した感情、もしくは動機を明らかにするよう求めます。いかに聡明であろうと、ASDの人はこの検査で問題が認められるのです。

ASDの人たちに明らかに認められるコミュニケーション・スキルの未熟さは、心の理論の未熟さを根拠として説明することもできます。結局のところ、他者との会話を成立させるためには、相手が会話の背景や前後の文脈の中で何を期待しているかを理解することが必要です。会話の中で聞き手が期待している情報を提供する必要があるのです。面談の最中に、シャロンが自分の経験を伝えるにあたって言語を用いることに関して何ら問題がないことは、私にもよくわかりました。しかし、ご主人、友人、および顧客との会話においてはどうかと彼女に尋ねました。会話ではなく、他者に対して独白をしているように思うと彼女は言いました。つまり、その会話は相互の対話を通して成り立っているのではなかったのです。彼女は相手に対して話しかけてはいるけれども、一緒に話しているのではないと感じていました。他の人が言うことを自分自身の声に翻訳しないことには、相手が何を話しているのか耳に聞こえてこなかったのです。そればかりか彼女は、会話の中における自分自身の声しか思い出すことができませんでした。「会話の残りの半分については、自分の反応を思い出して、そこから推論できることもありました。結局私は、相手が何を言おうと関係ないんですよ。相手が話している間に、その言葉はまるでお粥のように全部一緒にくっついてしまうかのようなんです。だから私はそれらを理解しようとしても、その塊をバラバラに解きほぐすことができません。その代わり私は、何がなんだかわかったものではありませんが、自分の誤った仮定に基づいて、とにかく喋るんです」。シャロンは相手の人から、もっとよくわかるように説明してほしいと求められることがよくあることから、他の人々も彼女の会話を理解するのに苦労していると言いました。後で振り返ってみてはじめて、彼女は事実が抜け落ちてしまっていたり、逆に必要もないのにつまらない詳細をくどくどと話しすぎてしまったことに気づくのです。また、突然話を脱線させてしまい、充分伝えなくてはと努力していたことからいつのまにか離れてしまっていたということもときどきありました。

人との対話におけるこのような困難はすべて、シャロンが対人的なやりとりを望むこととは切り離しておかなければなりませんでした。彼女には、一匹狼でありたいという気持ちも世捨て人になろうなどという願望もさらさらありませんでした。彼女は愛情と関心とを強く渇望していたのです。ご主人を愛し、彼とは温かな関係を育んでいました。お子さんのことも愛していましたし、数少ない親友と一緒の時間も楽しんでいました。確かに人と知り合いになることに苦労はありましたが、相手の人が根気よくつきあってくれ、彼女の対人的な失態も大目に見てくれさえすれば、彼女は深く辛抱強い愛情で応えました。彼女は幼い頃からずっと人間的な交わりを強く求めてきましたが、十四歳にしてはじめて友人ができ、そしてまた彼女の深い自己をきちんと評価してくれる人々との間でもそのような交わりを見出すことができました。彼女にとってはじめての友人となった人との友情は、今でも続いています。

以上のことは、私がそれまでにアスペルガー症候群や高機能自閉症の成人について実際に見たり、読んだりした類の対人的困難にぴったり当てはまることは確かです。結局このような人は特に幼い子どもの場合、外面的にはそうは見えなくても、その内面では対人的なやりとりや友人関係を望んでいるのです。そして、注目や愛情を求める願望は成熟と共に大きくなっていきます。シャロンが語ってくれた人間関係に関して求めていることと、他の人々が見たこと、経験したこととの間の大きな溝は、私も何度も目の当たりにしてきました。それは自己経験の中を走る断層線のようなものだったのです。

私にとって印象的だったのは、シャロンが語っていた困難が、まさしくＡＳＤの人々に顕著にみられるような心の理論（ＴＯＭ）に関する問題だったということです。しかし、ＡＳＤの人々と彼女との違いは、彼女には自分自身の困難を見据える、このような鋭い洞察力があるということでした。自閉症やアスペルガー症候群の人々は、他者についてはもちろんのこと、自分自身についての心の理論も欠けています。しかしシャロンは自分に理解力が欠けていることを痛切に自覚しています。この点についてはＡＳＤの人々に一般的にみられる経験と一致しません。どうしてみんな私のことを奇妙な目で見るのか、ときどき自分の行動にパパやママ、兄弟姉妹たちがいらいらするのはどうしてなのか、自分は周りにどうすれば受け止めてもらえるのか、ＡＳＤの子どもたちや青年たちの多くは自覚していません。しかも、そのとき自分はどのように感じていたか、どうしてあのような行動をとったのか、あの状況でなぜあのような感情を抱いたのか、彼らにはそれを言葉で表現することにも困難があるのです。一方、シャロンは自分の精神生活を鋭く見つめることができます。しかし彼女の洞察力は、おそらく回想においてのみ正しかったのではないかと思います。理論の助けを借り、後に振り返ってみてはじめて彼女は対人的な言葉を理解することができたのです。言葉が交わされたまさにその瞬間においてではありませんでした。理性と回想によって心の理論の不足分を補うことはできたかもしれません。しかし、直観的で、意識しない自動的なレベルでそれを行なうことはできなかったのです。本来、心の理論は現実世界ではそのレベルでこそ機能を発揮すべきものです。ひょっとしたらシャロンは、心の理論に純然たる、しかも非常に特異な欠陥をもっているのかもしれない。私はそう思い始めていました。しかし洞察力を維持し論理の力を存分に駆使することで、それをかなりの程度まで補うことができたのでしょう。彼女が青年期に自分のために対人ルールを定めたのも、おそらくそれが理由だったのではないでしょうか。

面談の間、彼女が私の目には特に風変わりには見えなかったことも確かです。彼女の会話は論理的で筋が通っていました。言わんとしていることも明確でした。確かに、彼女は必ずしも常に私の目を見て話していたわけではありません。身振り手振りを用いて力説したり、自分の言葉を強調しようとする姿勢も感じられませんでした。しかし彼女の様子には奇妙な感じも、いかにもＡＳＤらしい様子も認められませんでした。この点も、おそらく児童期や青年期のアスペルガー症候群とは一致しないと思います。しかしこれまでにも私は、私たちの研究グループが行なった調査において、シャロンと同じ特徴を示していた人たちを見たことがあります。彼らは子どもの頃や青年期の頃から私が知っている（または当時の記録を見たことがある）若い成人で、アスペルガー症候群ばかりか、なかには自閉症の人たちさえいました（第七章参照）。面談中の彼女の様子を観察したかぎりでは、シャロンがアスペルガー症候群かどうか判断することはほとんど不可能でした。

確かに、心の理論が欠ける理由は他にも多数あります。シャロンは明らかに非常に知的な女性です。見た目にもすぐにわかります。言葉による表現にも何ら支障はありませんでした。うつ状態にあるようには見えませんでしたが、対人的やりとりについて、何らかの不安を抱いていることは考えられました。心の理論におけるこれらの困難は非常に幼い頃から存在していたのでしょうか。それとも成長の段階でのちに生じたのでしょうか。結局のところ、それを確かめるしか判断する術はなかったのです。仮に彼女が軽症のＡＳＤだとすると、少なくとも四歳までには明らかになっていたはずでした。逆にこれがもっと最近になって発生した問題だったとすると、別の説明、たとえば不安障害などを検討する必要が出てくるでしょう。また第三章でジャスティンについて紹介した際に触れましたが、自閉症の三主徴のうちの三番目の特徴である、反復的で決まりきった関心、活動、行動を好む傾向を裏づける証拠を探すことも重要です。このような傾向も、幼少の頃から存在していたとしたら、ＡＳＤである可能性はよりいっそう高まるでしょう。これらの情報を得るためには、本来シャロンの親に話を聞くべきでしょうが、この場合、状況的にそれは適切とは思われませんでした。シャロンは今さらそのようなことをしても母親を苦しめるだけだと感じていたからです。そこで、彼女自身の視点から幼少期の歴史を紐解いていくことにしました。この情報を詳細に探っていくために、それから数週間の間にさらに三回ほど面談を行なうことにしました。

◆　◆　◆

シャロンは、子ども時代に彼女にとって重要だったはずの人々の顔をほとんど憶えていません。母親の存在にしても、絨毯上のテーブルの向こうに見えた母親の両足の記憶を通してしか自覚していません。祖母の顔も思い出すことはできません。園芸用の小屋で植物を植えていた手、パイ生地を作っていた手、縫い物や編物をしていた手、彼女にあるのは祖母の両手の記憶だけです。彼女は母親の顔も祖母の顔も思い浮かべることができません。手や身体ばかりなのです。母親や祖母の写真の顔しか思い出せないのです。対照的に典型的な赤ん坊は、生後数日以内に人間の顔に特に関心を払います。ASDの子どもたちにはアイ・コンタクトが乏しいことがかなり一般的に認められます。シャロンはそのことについての内的経験を語っていたでしょうか？

彼女は、幼稚園入園以前に近所にひとりかふたり友だちがいたことを憶えていますが、その後は十代までひとりもいませんでした。幼い頃、シャロンは身体的な愛情表現をひどく嫌悪し、抱き寄せる親や祖父母の腕から何とかして逃れようともがいたものでした。彼女は他の子どもたちとの違いを寂しく、痛いほどに自覚していましたし、なぜ誰も自分のことを好いてくれないのかわからず困惑していました。ある時期、彼女は人に好かれようと必死になるあまり、自分で自分を馬鹿にしようとしていることに気づきました。おもしろい話をしようとしたこともあったのですが、いつも誰かに邪魔されてしまいました。その後、何度も何度も繰り返し邪魔されるようになったのです。このようなことがしばらく続きました――彼女は、誰も彼女の話を聞きたがっていないことに気づかないまま、十回、十一回と同じ話をしようとしていたのでしょう。他の女の子たちはただ彼女をけしかけるばかりでした。しかし彼女は夜、ベッドに横たわり、その日の対人的な大失敗をじっくりと思い返してみてはじめてそれに気づいたのです。そういうとき彼女は屈辱感を覚えたのではないでしょうか。彼女にとって対人的やりとりを始めることは大変なことでした。しかし、それにもまして大変だったのは、いったん自分が始めた行動を修正することだったのです。彼女はひとつの行動の仕方を憶えると、それにはまってしまい、もっと適切なものにするために、同級生の友だちからの反応を活かしていくことができませんでした。社交上の駆け引きのルールは年を追うごとにますます複雑になっていきましたが、彼女はそれも身につけることができなかったのです。

これらの対人的な困難が確かに長年にわたり続いていたこと、しかも幼少時から存在していたことがわかりました。シャロンの問題は明らかに認知的な性質のものであり、気分によって左右されるものではありませんでした。彼女はうつ状態ではありませんでしたし、対人的なやりとりを正確に評価する彼女の能力を鈍らせるような気分障害は何ひとつ認められませんでした。確かに、対人的状況で不安を感じてはいましたが、問題はそれよりももっと深いところにあったのです。彼女の話を聞いていると、それは複雑な認知的問題のように思われました。本来自然に発生する仲間同士のやりとりの原型に深く埋め込まれた問題である気がしたのです。彼女は、意識して考えれば自分が何をしたらいいのかわかりました。シャロンが友だち作りで苦労していたのは、対人的な直観のレベル、つまり意識しないレベルにおいてだったのです。単なる論理的な事柄なら、彼女も何ら困りはしなかったでしょう。しかし、彼女の論理の力も、校庭では当てになりませんでした。人と人とのやりとりはあまりにも速すぎて、のんびり考えていることなどできなかったのです。からかわれたり拒絶されるなど、何かあっても彼女は罪悪感や屈辱、恥ずかしさなど、校庭で複雑な感情を感じることはありませんでした。夜ベッドに入り、論理という強烈な顕微鏡を通してはじめて、これらの感情を実感しました。このときようやく、自分が最も印象づけたいと思っている、まさにその人たちの面前でなぜからかわれたのか、目も眩むほど明晰に自覚したのです。

他にも、彼女が子ども時代の経験について語ったなかには、ASDの子どもたちの経験に類似し、自閉症三主徴の三番目の要素と一致した話がいくつかありました。非常に感覚的、もしくは物質的な面をもつ、反復的で決まりきった活動を好む傾向です。シャロンの最も幼い頃の記憶で最も鮮明なのは、いずれも物についての記憶です。母親のスカートのペイズリー模様、祖母の家のリノリウムの床に注ぐ太陽の光など、強烈なまでに詳細な視覚的刺激に魅せられた記憶でした。彼女は台所で母親と一緒にキャンドルを作ったことを鮮明に憶えています。しかし思い出すのは、ポトポトとキャンドルに滴る色とりどりのロウだけです。シャロンは常々、絵を描くことが大好きでした。非常に幼くして遠近感のある、想像力豊かな光景を描く並外れた才能がありました。また、子ども時代を通じて、さまざまな対象や活動に夢中になりました。憶えているかぎりでは、石に魅了されたのが最初でした。毎朝、学校へ行く途中、小さな砂利地に興味をそそられるようになりました。しばらくじっと石を見つめ、そのすばらしさに目を見張っていたといいます。学校に遅刻しそうになり、それはまずいと自分でもわかっていました。それでも惹かれずにはいられなかったのです。彼女の心をとらえたのは石の様子でした。目の前にずらりと並んだまばゆいばかりの様式美だったのです。彼女はそれらの石を自宅に持ち帰りました。自分の棚の上に置き始めたのですが、それがますます彼女を石の魅力に没頭させることになったのです。まもなくそれらの石は、抗えないほどの魅力を放つようになりました――学校へ行く途中、彼女は石に引き寄せられていく自分を感じたといいます。もはや自分で自分の関心をコントロールできないほど、それらの石は彼女の注意を惹きつけたようでした。結局、その砂利地が一切目に入らないよう別のルートを通って学校へ行かなければならなくなったのです。

石の後、今度は小説――より正確には空想科学小説――を読むことに強い関心を抱くようになりました。他の子どもたちが好むような恋愛、アクション、冒険などの通常の話ではなく、これらの物語が彼女の関心をとらえたのです。学校へ行く途中や自分の部屋でひとりでいるときに、空想科学小説の筋を考え出し、一、二行を何度も何度も果てしなく練り直し、尾ひれをつけていくのですが、基本的な話の筋を変えることは決してありませんでした。この空想は、砂利地の際とまったく同様、またたく間に彼女の心を奪い、異星人が地球に着陸し、それまで彼女に意地悪をしてきた子どもたちに復讐をするという空想を思い描く衝動に駆られるほどになりました。その他、年齢的にそれにふさわしい時期はとうに過ぎていたのですが、ぬいぐるみのとりこになった期間もありました。といっても、彼女はそれと一緒に遊ぶということは一度もなく、彼女の寝る隙間がまったくなくなってしまうほどに、ベッドの上にただぬいぐるみを並べていったのです。また、どうにも抑えがたい身体的衝動に駆られることもありました。たとえば、繰り返し身体を揺り動かすなどがそうで、注意する人がその場に誰もいないときは特にそうでした。現在でも彼女は、デザイン――線、長方形、および正方形――で頭の中がいっぱいになってしまったように感じることがあります。考えないようにしようと思ってもできないのです。特に、彼女が誰かに話しかけようとしていると、ちょうど同じときにこれらの図案は騒々しく侵入してくるのです。そのため彼女は、会話をすることも、同時に図案を考えることも難しくなってしまうのです。

シャロンのこれらの経験は、心の理論の問題だけでは説明することができません。これらは第三章で説明したような、自閉症の子どもたちが実行機能に抱える問題や物理的世界に注意を奪われ離れられなくなるといった問題を強く思い起こさせます。この障害の大きな特徴として、おそらく求心的統合の弱さ、つまりいったん関心が向くとその対象から注意を逸らすことができなくなるために、行動は反復常同的になり、関心の幅は狭くなることがありますが、彼女の経験もその一パターンでしょう。シャロンは他にもいくつか注意をめぐる失敗談を話してくれましたが、その大半は対人的な状況におけるものでした。「私は他の人がその場にいると、自分の言葉の使い方を意識的にコントロールしていくことができなくなってしまいます。話を続けていくにしろ、何にしろ」。彼女は物には常に鋭敏に注意を集中していられます。しかしこのような自覚も、いざそこに他者が関わってくるとどこかへ遠のいてしまうのです。相当苦心しないかぎり、他者に対して注意を維持することはできませんでした。たとえできたとしても、せいぜいほんの一瞬でした。霧の中にいるような感じだったといいます。自分も現実の対人的世界の一部であるという気がしなかったのです。彼女の注意をとらえたものは、石、ぬいぐるみ、空想科学小説、より最近ではデザインの問題でした。「感覚によって世界をとらえようと決めたんです。今というこの瞬間に集中するために、意識的に注意を維持していきたいと強く思いました」。霧の中にいるという彼女の隠喩は、実に的を射ていると思います。他の人々が非常に明確に大げさに反応してくれさえすれば、彼女も何となく霧から抜け出すことができます。ぼんやりとですが、霧の晴れ間から対人的なやりとりの大筋をつかむことができました。しかし、しょせんそれも束の間にすぎませんでした。その後すぐに霧は深く深く立ち込めてきてしまうのです。このようなとき、彼女は論理の力を振り絞って他の人々の心を理解するしかなかったのです。

◆　◆　◆

四回の面談のうち、三回目が終わりました。この頃にはシャロンについて多くの情報が明らかになっていましたが、それでもまだ決定的な結論には至っていませんでした。アスペルガー症候群の診断は、成人の場合、ときとして難しいことがあるのですが、子ども時代の初期の発達について裏づけとなる情報がまったく得られないときは特にそうです。彼女の場合も、診断を下すためには発達歴と現在の困難な状況しか頼る術はありませんでした——ＡＳＤの診断は、子どもについてもみな同じことが言えます。ＡＳＤかどうかが明らかになるような血液検査や脳スキャンなどの手立ては一切ありません。実際、シャロンの話には、ＡＳＤの診断をよりいっそう困難なものにしかねない特異な性質がほぼすべてと言っていいほど窺えたのです。

シャロンを評価するにあたって行き詰まった点のひとつは、私がそれまでに診察してきた自閉症やアスペルガー症候群の成人たちが、ほとんどシャロンよりもずっと重症の人たちだったということです。彼らは成人後、まったくと言っていいほど友人がおらず、たとえいたとしてもごくわずかでした。高校や大学を修了するにも一苦労で、仕事を見つけ、しかもそれを維持していくとなると、よりいっそうの困難を強いられました。ところがシャロンの場合、確かにアスペルガー症候群の症状（symptom）はたくさんありましたが、障害（impairment）はほとんどなかったのです。高校を修了し、大学へ進学したうえ、建築学の学位まで取って卒業しました。仕事でも成功してきました。幸せな結婚生活を送り、何ら問題のない正常で幸せな男の子にも恵まれているのです。彼女には友だちもいます。家族関係も非常に順調です（少なくとも一般の人々と同じくらい良好ということです）。シャロンには確かに症状はありました。しかし障害はなかったのです。そのように、一方はあるけれどももう一方はないということが実際あり得るのでしょうか？　ＡＳＤの診断はつかないが、心の理論には明らかに障害があるということが考えられるのでしょうか？　彼女は他者の心理状態を推察することに問題を抱えていることを鋭く見極める洞察力をもっていました。この洞察力のおかげで、彼女は自分の困難を克服するための補償メカニズムを生み出すことができたのでしょうか？　さらに、これらの補償メカニズムゆえに、アスペルガー症候群の症状はありながらも障害はないという状態に至ったのでしょうか？

これらの可能性を考えると、実際ふたつの重要な点が浮かび上がってきます。まず第一の点は、症状と障害とは違うということです。両者は共に密接な関係にある場合が多いのですが、時おりこれらの間に明確な一線が引かれることがあります。つまり、ＡＳＤの人で障害の度合いは極めて重いにもかかわらず、ほとんど症状が認められない人もいるのです。このような人では、発症年齢が比較的遅く、発達遅滞が重いか、年齢が低いか、さもなければ一部の人からは本当の非定型自閉症と考えられている状態であるかのいずれかの理由から、反復常同的な行動がさほど多くみられないことがあります。非定型自閉症の人では、高機能で一時的な言語の遅れがあるものの、反復的で決まりきった行動はほとんどみられない人もいます。しかし、言語的な問題のせいで、これらの人々も他者とのコミュニケーションや学校での勉強に、多くの困難を抱えていることに変わりはありません。その一方で、多くの症状を抱えながらも実社会で極めてうまく機能し、活躍している人もいます。この後者のグループは、自分の風変わりな関心については口外しないようにしているか、さもなければ同じ関心をもつ友人にのみ打ち明ける傾向があります。彼らは私生活と社会生活の違いを理解し、自分の風変わりさを外に知られないようにしています。放課後は自分の部屋に引きこもり、小さなプラスチックチューブを指で弾いたり、壁に映る幻灯機の映像をじっと見つめていたり（マルセル・プルースト

『失われた時を求めて』の中の子どもの語り手マルセルとよく似ています）、もしくは学校で耳にした会話をおうむ返しに繰り返したりして、何時間も過ごすこともあるでしょう。シャロン同様、彼らも自分が人と異なることを自覚し、実生活上の機能に自分の症状が及ぼす影響を減らすよう対策を講じているのです。おそらくこのような人々の場合、その症状はある程度コントロールできるという意味で、さほど深刻ではないのでしょう。自閉症もしくはアスペルガー症候群の成人で非常に成功している人の多くは、症状を消すことは無理でも、極めてうまく機能できているのです。実のところ私自身は、治療によってＡＳＤの症状――身振り手振りや顔の表情が乏しい、普通では考えられないような物事に関心があるなど――を完全に除去することが可能とは思えません。しかし、ＡＳＤの人々が対人スキルやコミュニケーション・スキルを向上させ、学校へ行ったり仕事を維持することができるよう手助けすることなら、私たちにも可能です。ＡＳＤの人々は、長い道程を経て、その障害のレベルを軽くすることはできます。しかし、その症状を完全に消すことはできないのかもしれません。

一方、第二の重要な点として、シャロンが心の理論における自らの問題を補うために用いたスキルは、その他の高機能ＡＳＤの青年や成人が用いても同様な効果が期待できるのではないかということです。実際、心の理論に特に的を絞って自閉症の子どもたちに教えたところ、他者の心理状態を正確に評価する能力が向上したという研究があります。彼らが教わったスキルは、シャロンが自ら編み出した補償メカニズムと非常によく似たものでした。彼女は、論理と理性の力を駆使して、自分の対人スキルを観察し、対人的やりとりのためのルールを設定しました。そしてそれぞれの環境下で不適切なものを綿密に探っていきました。世間をうまく渡っていくために、自らの洞察力、記憶力、理性、そして物事を慎重に検討する能力を用いたのです。しかしながら前述の研究では、このような新たに獲得されたスキルは日常生活の中で思いがけず遭遇した困難や危険に対して、般化されないことも明らかになったのです。これらのスキルを研究室の中から実社会へ適応させていくための対策が必要だということです。そしてそのためには、これらのスキルをさまざまな状況で繰り返し学んでいかなくてはならないでしょう。シャロンの場合、このようなスキルを般化させるために、他にもいくつか補償メカニズムを編み出しました。彼女は物事を視覚的にとらえることを得意とする自らの長所を活かして、自分の感情を概念化し、毎日の生活を構造化していきました。キャロル・グレイは、ASDの子どもたちのために有効な方策を開発した教師ですが、彼女もシャロンと同様、視覚的形式で示したソーシャル・ストーリーが自閉症の子どもたちに対人スキルを教えるための有効な方法であることを報告しています。シャロンは、秩序を維持し不安を軽減するために、あくまでルーティンと構造を守ることに徹しました。他の人々が彼女の関心を奇怪に感じることは自覚していましたから、自分にはどのような症状があるのか内密にしておこうとしたのです。会話の真意と前後関係を理解するために、他者の会話を心の中で繰り返しました。本質的に、彼女は自分の困難を補うために自分自身の長所を利用したと言えるでしょう。つまり自分が難しいと感じたことをあえて練習したわけではないということです。なぜならそのようなことをしたところで、ほとんど何も変わらなかったからです。最も重要なことは、彼女には対人スキルを改善させたいという意欲があったということです。実際、これこそが彼女の発達の重要な鍵となる要因だったのです。これらの対処スキルを発達させるためには、大変な努力が必要です。そのため自閉症およびアスペルガー症候群の本人にも、それなりに学ぼうという意欲がなくてはいけません。しかしながら残念なことに、ＡＳＤの人の中にはこのような意欲がない、またはそのような努力は大変すぎると感じている人が多いのです。臨床経験から言えることは、治療介入のタイミングが絶対的に重要だということです。当人が自分の困難を痛切に自覚した瞬間、自分と仲間との間のギャップを少しでも縮めたいと望んだ瞬間が、絶好のタイミングと言えるでしょう。また、対人スキルを、それを構成する各部分に分解し、それぞれを順番に練習していくのも有効な方法です。そうすれば課題は負担になりません。たとえば行動療法では、複雑な行動をもっと細かく、もっと扱いやすい部分的な行動へと分解していきます。だからこそこの方法が非常に効果を発揮するのでしょう。

◆　◆　◆

ただしこのような対人的介入を応用できると考えられるのは、ある程度の自己認識をもち、対人スキルを改善したいという意欲をもつ高機能ＡＳＤの人々に限られます。発達的にそれほど成熟していない幼少の子どもたちには、別のテクニックが必要でしょう。自閉症スペクトラムの子どもたちの対人的やりとりを改善するために、これまで多種多様なプログラムが開発されてきました。これらはその根拠となる理論的方針や、目標達成のために用いるテクニックがそれぞれ異なります。これらの介入も広く考えれば、行動理論や発達理論に基づく介入法と言うことができます。

行動的アプローチでは試行錯誤を通し、うまく目的のスキルを達成できれば報酬を与えるというかたちで、系統的に大人が自閉症の子どもに簡単な対人スキルを教えていきます。目を合わせる、名前を呼ばれた方向へ関心を向ける、セラピストの近くへ行って座る、順番に行なうなどのスキルを学んでいきます。まずはこのような簡単なスキルを身につけることで、それを基盤にしてもっと複雑な対人スキルについても同様に学んでいくことができるという考えです。とはいえ、最終的には他の大人や同年代の健常児の仲間たちとのやりとりも教えていくことが必要となります。

一方、発達的アプローチでは、まず子どもの現時点における対人スキルを注意深く正確に評価することから始めます。そして現時点でのレベルを発達的に位置づけ、そのすぐ次のレベルのスキルを身につけられるような状況を設定するのです。このアプローチでは多くの場合、子どもが率先して対人的やりとりを行なうようにし、セラピストは次のレベルの発達ややりとりへと促していきます。そのためさほど系統的ではありません。むしろ、より自然な方法と言えるでしょう。ときには健常児に自閉症の子どものセラピスト役として参加してもらうこともあります。統合的な場面で適切な対人的やりとりが行なえるよう、促してもらうようにするのです。これらのアプローチの効果はいずれも証明されています。しかしまだ一度も両者が直接比較されたことはありません。そのため、どちらがより効果的かは明らかではありません。おそらく、子どもの特性によっても治療効果に影響が及ぶことは確かだと思います。発達が遅れている子どもたちには、最初はまず行動的アプローチから始めていったほうが効果的かもしれません。一方、高機能の子どもたちなら直接発達的アプローチへ進んでいくことも可能だと思います。これらのアプローチは、専門的な助けさえあれば、地域社会でも多くの場合実施できます。どの治療アプローチを用いるにせよ、非常に大切になってくるのは、子どもの現在の対人コミュニケーション・スキルに基づく適切なレベルの期待、構造、ルーティンです。コミュニケーションを改善するためには、系統的に試みることが大切です。対人スキルだけを分離してみても、さほどの効果は期待できないでしょう。自閉症三主徴のすべての構成要素にあまねく時間をかけていくことが必要なのです。

◈　◈　◈

結局、私はシャロンにアスペルガー症候群の診断を下すことはできませんでした。アスペルガー症候群の診断に踏み切るためには、実質的な障害が存在する必要があります。シャロンは自分の苦しい状況を見据える、すばらしい洞察力をもっていますし、しかも驚異的なまでの成果を成し遂げています。しかし、他にもうふたつ考慮すべき点がありました。ひとつは、ＡＳＤの遺伝的研究から、自閉症の子どもたちの身内で、診断には至らないもののＡＳＤに似た性質をもっている人たちがいるということです。時おり親から、親自身、もしくはもっと遠い親戚の人の中に、人づきあいが下手で、友人関係を築き維持していくことが苦手な人がいるという話を聞きます。他者に共感し、親しくすることができないで困っている人がいると報告を受けることもあります。また、天文学、国勢調査データ、選挙結果などの難しい話題、もしくはコンピュータ、数学の問題などの趣味に没頭し、熱狂的に関心を向けるあまり、それ以外の家族活動が眼に入らない身内がいる場合もあります。シャロンから聞いた話は、確かにＡＳＤの人々の経験に似ていました。しかしこれらの性質は、一般の人々の中でもおそらく五パーセントから十パーセントの確率で存在することがわかっています。自閉症の原因となる遺伝子は、一般の人々においてもさほど稀なものではないということかもしれません。おそらくＡＳＤの全症状は連続体を構成していて、一般の人々の中にも亜臨床的（サブクリニカル）ケース――機能的に実質的な障害はない人々――が存在するのでしょう。これらのＡＳＤ様の性質がより深刻になり、洞察力が低下して、特定の分野に支障が出るまでになったとき、そのときにＡＳＤの診断が下されることになるのです。

もうひとつの可能性として、シャロンは、子どもの頃はアスペルガー症候群だったものの、現在ではいくつか残っている症状はあるとしても、アスペルガー症候群に関連する障害が一切なくなるほど回復したということが考えられます。確かにこのようなことは稀です。しかし実際、アスペルガー症候群と自閉症の人々の中に、注目に値するほどの回復をする人々がいるのです（第七章参照）。私はアスペルガー症候群の子どもたちをこれまで何人か、幼少時代から青年期、成人期に至るまで見続けてきました。当時、彼らがＡＳＤであることは明らかでした。アスペルガー症候群の子どもたちの中には、私生活では依然として反復的で常同的な行動をとっていても、対人スキルとコミュニケーション・スキルに関しては標準域に達している子どもがいるのです（約二十パーセント）。おそらくシャロンもこのようなめざましい「回復」を遂げたアスペルガー症候群のひとりだったのではないでしょうか。

一般の人々の中にもASDに似た性質をもつ人々がいることを考えると、ひょっとしたらASDというのは全か無かの現象ではない可能性も出てきます。おそらく、誰でもASDに似た性質をいくらかはもっているのでしょう。これは屈辱的な考えかもしれませんが、他者に共感し、他者の心について推測する貴重な機会と、それに伴う責任について、正しい認識を促してくれるものです。対人的能力に優れているということには、社会でそれなりの働きをしなければならないという責任も伴います。この能力は、いったん獲得したらそれでよしというものではありません。人と会話を交わすなかで、その能力を果敢に発揮し、持続的に練習を重ねていくことが必要なスキルなのです。自分がしようとしていることと実際に行なうこと——つい興奮して口から出てしまったことと、後から振り返ってこう言えばよかったのにと思うこと——とがずれてしまうという断層線を、誰でも時おり経験することがあるのはないでしょうか。しかし、ASDの人々と異なるのは、私たちは選択できるということです。そしてそれに伴い、多くの小さな親切を行なっていく責任も担っているということです。

◈　◈　◈

私はシャロンとの最後の面談を設定し、以上の考えを伝えました。実際、彼女は自分の困難について、これらのふたつの説明が考えられることを納得してくれたようでした。自分の苦しみに名前があることを知り、ほっとしたのではないかと思います。どちらの可能性が正しいかにかかわらず、これは「本当」の意味で障害ではありません（たとえ子どもの頃はそのような障害をもっていたかもしれないにしても）。複雑な人間の問題の中には、いったん名前が明らかになるとその負担が大幅に縮小するものがあります。私は彼女に、自分の苦しみを語るための言葉を教えたと言えるのかもしれません。その一方で、彼女はそれよりももっと重要なものを私に教えてくれました。自閉症とアスペルガー症候群の人々の精神世界を理解するための言葉です。確かにこれは不公平な取り引きで、彼女には借りができてしまったかもしれません。しかし、あの手紙を送ってくれたときの彼女の最初の勇気ある行動は無駄ではなかったと思います。「さようなら」、そう言ったとき、私の目は偶然、診察室の窓の外にあるライラックの木をとらえました。また別の贈り物が届いてないかな。私は期待に胸を膨らませながら、午後の郵便物を確かめに行きました。

第6章 ウィリアム～隠喩のない世界～

ウィリアムはとても背が高く、痩せています。青いトレーナーに青いジーンズ、そして白いタートルネックのセーターを着ています。トレーナーには漫画のキャラクター、セーラームーンのロゴが書かれています。ウィリアムは十四歳です。今日、私のもとを訪れたのは、彼がうつ状態に陥っているのではないかと両親が心配したからです。両親の報告によると、彼は多くの時間を自分の部屋で過ごし、一連の質問を何度も何度も繰り返すうえに、普段と比べ、概して内向的な様子だということでした。指先にかけて微妙に細くなっていく彼の長い指と、血の気なく、ほとんど青みがかったその指の爪に、私の目が留まります。彼は骨董磁器の花瓶のように繊細です。ウィリアムはカーペットに目を落とし、その姿勢が彼の長い睫毛をいっそう引き立てています。しかしその瞳は、会話の間も私に向けられることは滅多にありません。

私はウィリアムがうつ状態にあるのかどうか明らかにしようとするのですが、問題は、彼の気持ちが他の話題に向いてしまうということです。「どう、調子は?」。私は静かに尋ねます。

「八時五十分の東行きの円ドア車を見ました」。彼は答えます。

「悪いけど、もう一回言ってくれないかな。よく聞き取れなかったんだ。どの円ドア車だって?」。私は聞き返します。

「地下鉄」。彼が教えてくれ、ようやく私も合点がいきます。ウィリアムは前からずっと、地下鉄がお気に入りでした。トロントの地下鉄路線図はすでに記憶ずみで、駅名や色はおろか、駅から駅へ、どの方向へ電車が向かうか、ちゃんと頭に入っています。地下鉄の路線には実に五十以上の駅がありますから、これは並外れた才能と言えるでしょう。彼と父親は長年にわたり、毎週土曜日になると楽しみとして地下鉄に乗っていました。ウィリアムはよく窓際に座り、各駅独特の装飾や列車の方向転換に目を見張りながら、通過する駅や乗り降りする人々を見つめていたのです。現在、ウィリアムはひとりで地下鉄に乗り、同じ楽しみと喜びを満喫しています。

「そういえば、そうだったね。君は地下鉄が好きだったんだよね。どうしてなのかな。話してくれないか?」

「列車は格好いいから、好きなんです。ドアが開いたり閉まったりするのもいいし、それに、動くところも好きです。僕が好きなのは、ロイヤル・ヨーク駅です。どうしてかっていうと、この駅では特別な車両に乗れるんです。ヤング大学線の新しい地下鉄が走っているんです」。彼はすべて話してくれます。まるで私も彼と負けず劣らずこの話に興味があるかのようです。彼はこの新しい路線の話となると、俄然生き生きし、早口になります。うつ状態について彼に話を聞くことはどうしても無理なようです。そこで私は、もっと入りやすい方向から話をすることにし、学校について尋ねてみます。

「昨日は学校で何をしたんだい?」

「数学です」

「他には?」。私はさらに詳しい話を聞こうとします。

彼は少し間をおき、それからまた話し始めます。「先週、ダビスヴィルからブルーアへ、地下鉄に乗りました。ロイヤル・ヨーク駅から東行きのブルーア線の地下鉄に乗って、ブルーアとローレンスに行こうと思ってたんです。そしたらその列車が来たんです。その後、僕たちは、パメルの家へ歩いていきました。それからジョンはTシャツを買おうとしてたんだけど、僕は東行きの円ドア車を見るまではどうしてもそこを離れたくなかったんです。だって、円ドア車が東から来たとき見たいなって思ったんです。そのとき、三時三十五分の西行きを見たんです」。彼の話には波があります——昨日のことを話しているときには、重く、張り詰めた口調です。しかし話が地下鉄におよぶと、軽妙で活気づいてくるのです。彼の話には私の知らない人々も登場しますし、いったい何のことを言っているのか、出所が曖昧な言及もここかしこにみられます。予想もしていなかった言葉が突拍子もなく飛び出してくることもしばしばです。

ウィリアムが私のほうを見て、私が彼の話を理解しているかどうか確かめることは一度もありません。彼の長くほっそりとした弱々しい指は、何かを包み込んでいるかのように軽く握られ、膝の上にそっと置かれています。頬はほんのり紅潮しています。私はその面談中、何度か会話をうつの話題へと戻そうとしたのですが、うまくいきませんでした。かといって彼が精神的に苦しんでいるとか、不快な話題を避けようとしているというわけではありません。天気、学校、スポーツといった、よくも悪くもない、これといって差し障りのない話題についてさえ、ウィリアムに語らせることはできなかったのです。それでもうつの問題に最も近づけたのは、音楽の話題に触れたときでした。ウィリアムが、ジョージ・ハミルトンの、特に頭痛や孤独をうたった曲を好んでいることを彼の母親から聞いたのです。

「君がジョージ・ハミルトンを好きだってことはわかったんだけど、でもどうしてなんだい?」。私は疑いを抱いているような口ぶりにならないよう気をつけながら尋ねます。これらの曲を聞くと気分がよくなるから。ウィリアムはそう短く答えたものの、すぐにまたロイヤル・ヨーク駅の列車の話に戻ってしまいます。しかし私には、ウィリアムがいったい何のことを話しているのか理解できず、四方八方へ向かう列車にたちまち混乱してしまうのです。その会話はまさしく、色、形、そして時間の渦です。しかし、ウィリアムにも、その渦から私を救い出すことはできません。第一、私がこれほど混乱していることを彼がわかっているとも思えないのです。会話の維持がこれほど困難であるにもかかわらず、文法と語彙に関しては実に優秀であるということは、まさに注目に値すると言ってもいいでしょう。過去時制の用い方も適切ですし、文の構造も完璧です。実際、彼の言語は形式的な面においては誤りがみられないのです。にもかかわらず、私にはやはり彼がいったい何のことを話しているのか、手がかりがつかめません。言葉とコミュニケーションの間にずれがあるのです。言語の意味とは、それが生じる「言語ゲーム」の機能、すなわち社会的対話におけるコミュニケーションの文脈の機能であると著したのは、ヴィトゲンシュタイン［訳注：一八八九‐一九五一年、オーストリア生まれの哲学者］でした。単語は使用されてはじめて意味をもつということでしょう。私とウィリアムは言語ゲームをしている。私にもそれはわかっています。ただし、私たちのゲームのルールはウィリアムが独自に開発したものであり、彼にはそれを私と共有する意志も、その能力もないのです。

◈　◈　◈

私がウィリアムにはじめて会ったのは、今から十年ほど前の彼が四歳のときでした。両親から、診断についてセカンドオピニオンを得たいという要請があったのです。両親はカルテに併せ、彼が幼かったときにつけていた日記を持参しました。親として経験した喜びと嬉しさがページから飛び出してきそうでした。何か新しくできるようになるたびに、それが嬉しさと誇らしい気持ちで記録されているのです。「ウィリアムは今日お座りをした」「ウィリアムは今日はじめて一歩あるいた」「ウィリアムは私の帽子を目まで引下げ、笑った」。生後十八ヵ月の記録では、家族でドライブ旅行をしていたとき、ガソリンを入れるのに新しいガソリンスタンドのほうが遥かに便利だったにもかかわらず、いつものスタンドへ行くとウィリアムが頑固に言い張ったことに触れられていました。その資料を読みながら、私はASDの初期の症候について何か兆しや手がかりとなるものがないか探しましたが、その前兆と思われるものは見当たりませんでした。自分の関心があるものを親に指さしたり見せたりするような身振り手振りやごっこ遊びについての言及は一切ありませんでした。単語をはじめて口にしたのは生後十八ヵ月のときで、二語文が発せられたのは二歳のときでした。一緒に遊ぶ子どもたちを求めたという記載もまったくありません。彼の独り遊びの傾向について、ウィリアムが三歳のときに託児所の職員に言われてはじめて親は気づいたのです。職員はできるだけ早く評価を受けるよう勧めました。小児科医による最初の診断は自閉症でした。しかしこの診断は、自閉症の子どもというものについての親の認識にそぐわなかったことから、セカンドオピニオンを求めることにしたのです。

私が彼に会ったのは、それから少し後でした。当時、彼は実際流暢に話をすることができたのですが、そうする気はほとんど窺えませんでした。彼は、親が言うことはすべて理解しているようでしたし、指さしも何ら問題なくよくしたのですが、まだコミュニケーションのために身振り手振りを使うことはありませんでした。対人的なやりとりにも、いくつか具体的な欠陥が認められました。彼は親に対してはよく微笑みましたし、抱き締めたくなるほどかわいく、何かつらいことがあれば慰めを求めてきて、母親がそばにいないとおろおろしたりもしました。しかし他の大人に対しては微笑みかけるということはなく、じっと見つめられるのを避けようとしました。その一方で、流し目で人を見たり、場違いに他の子どもたちに抱きついたりすることもよくありました。他の子どもたちと対人的なやりとりをするといっても、実際のところ自分の列車のセットで遊び、友だちには隣りに座らせてあげるというだけでした。彼を他の遊びに社交的に加わらせることは、遥かに難しいことでした。

四歳になっても想像的な遊びを示した形跡はまったくみられませんでした。ウィリアムはおもちゃの列車に非常に興味を示し、何時間でもそれで遊んでいられましたが、その遊びも、物語を語ったり、小さな人形を列車に乗り降りさせたりすることはせず、たいていただ車両を繰り返し前後に動かしているだけでした。彼は食器洗い機の中の水を見るのが大好きでした。四歳にしてすでに列車での旅をこよなく愛し、車両の色について言及することもしばしばでした。その後、保育所時代にはエレベーターに強い関心を示すようになり、特に地下鉄の駅のエスカレーターには興味津々でした。家中のドアというドアはすべて開け放っておかなければならず、さらに、おそらく地下鉄の車両に乗っている感覚を真似てのことでしょうが、学校の廊下を後ろ向きで歩いたりすることもよくありました。認知検査が多くの機会に行なわれましたが、その結果は一貫して、彼が非常に聡明ですばらしい非音声言語性の記憶力と運動スキルをもち、語の区別と単語理解のスキルも優れているものの、複雑な言語理解や課題解決問題については多くの困難がみられるというものでした。つまり、絵を見て物語を創造する、パズルを解くなどの問題に対して、彼は適切に回答できなかったのです。

このような発達歴は、アスペルガー症候群の子どもたちの間ではかなり一般的にみられます。この症候群はＡＳＤの一タイプですが、多くの点で自閉症とは異なります。発症年齢は自閉症よりも幾分遅いことが多く、自閉症の子どもたちとよく似た対人関係障害が認められるものの、より軽症で、通常、親に対してよりも同年代の仲間とのやりとりにおいて障害が顕著に現われます。アスペルガー症候群の子どもたちは流暢に話をすることができますし、たいてい年齢相応の文法と語彙力をもっていますが、言語能力をもつ自閉症の子どもたちとよく似て、彼らも対人的に言語を用いることに重大な困難があります。自閉症の子どもたちにも対人コミュニケーションに同様の問題が認められますが、彼らの場合は、語彙と文法にも遅れが認められます。最後にもうひとつの違いとして、アスペルガー症候群の子どもたちは自閉症の子どもたちよりも、幾分、複雑で込み入った、しかもしばしば風変わりな事柄に強烈な関心をもち、夢中になることがよくあります。

アスペルガーはウィーンの小児科医で、レオ・カナーの古典的論文が発表された翌年の一九四四年に、「自閉性精神病質（autistic psychopathy）」に関する論文を記しました。両者とも、「自閉症」という用語をオイゲン・ブロイラーから借用しました。ブロイラーは彼らより数年ほど前に統合失調症について非常に影響力の大きい書を著したスイスの精神科医です。彼は、「自閉症」を現実からの持続的な引きこもりと定義し、統合失調症の主要な症状であると論じました。カナーとアスペルガーは、自分たちが説明している子どもたちに認められる対人的やりとりにおける障害を、統合失調症にみられる「自閉症」とよく似たものと確信していました。しかしアスペルガーは、この障害が統合失調症のような病態ではなく、子どもの人格的特徴であると主張するために、「精神病質」という用語を用いました。また彼は、自分の論文においてカナーの存在には触れていないことから、両者は独立して同じ結論に達したことが窺えます。アスペルガーが報告した子どもたちは全員、言語を用いることができたのに対し、カナーが報告した子どもたちのうち、流暢に言語を話すことができたのは十一人中五人だけでした。しかもこれらの言葉を流暢に操る子どもたちは、アスペルガーの論文に登場した子どもたちに非常によく似ていたのです。アスペルガー症候群と自閉症というふたつの用語が大きく重なり、混乱を呈するようになったのはこのときからで、しかもこの混乱は現在でも続いているのです。

アスペルガー症候群と自閉症が果たして別々の障害であるのかどうかをめぐっては、実際、学会でもこれまでかなり熱い論争が繰り広げられてきました。しかしある程度、これは甲斐のない論争と言えるかもしれません。もっと重要なのは、これらふたつのタイプのＡＳＤを区別することが果たして有用かどうかということです。それとも、これらの子どもたちを全員「高機能自閉症」もしくは「自閉症スペクトラム」という名称で呼ぶべきなのでしょうか？　自閉症とアスペルガー症候群が「本当に」異なっているのかどうかを見極めるためには、現在の知識基盤を遥かに越える根本原因についての理解が必要です。

『精神障害の診断と分類の手引　第四版』（ＤＳＭ-Ⅳ）によれば、自閉症とアスペルガー症候群を区別する主な特徴は、アスペルガー症候群の子どもたちには「認知と言語において臨床的に大きな遅滞がみられない」ということです。アスペルガー症候群の子どもたちの言語能力はほぼ年齢相応に発達します。単語は一歳頃に自然かつ有効に使われるようになりますし、三歳までには動詞を用いた自然な二語文も話すようになります。ここで強調されることは、彼らの言語が自然で実用的であり、反響言語、すなわち他の人が話したことやテレビで耳にしたと思われることをおうむのように繰り返しているだけの言語ではないということです。自閉症の子どもたちが早期に話し始めることもありますが、その言語はたいてい反響様で、自然ではありません。これらの障害についてのひとつの考え方として、自閉症を、言語に障害が加わったアスペルガー症候群とみる見方があります。臨床症状とその結果という点からみた自閉症とアスペルガー症候群の違いは、おそらく言語能力におけるこのような基本的な違いに由来するのではないかと思います。またアスペルガー症候群の子どもたちは自閉症の子どもたちと比べ、自閉症の症状が少なく、地域生活における機能も比較的良好であるという証拠も若干あります。しかしながら、自閉症の子どもの中には、定義に照らせば、アスペルガー症候群の子どもたちよりも遅く、四歳から六、七歳の年齢においてではありますが、流暢な発話言語を発達させる子どもたちもいます。これらの子どもたちはいったん言語を有効に使えるようになると、アスペルガー症候群の子どもたちとますます似て、最終的には彼らに追いつくこともあります。その一方で、アスペルガー症候群と自閉症は共に、一連の共通する遺伝的メカニズムから生じていることも明らかなようです。アスペルガー症候群の子どもで自閉症の兄弟姉妹がいることもありますし、逆に自閉症の子どもでアスペルガー症候群の兄弟姉妹（親さえも）がいる場合もあるのです。しかも、アスペルガー症候群の子どもたちはすでに話すことが可能であるのに対し、自閉症の子どもたちには言語療法が必要であるという違いはあるにしても、治療のニーズに何らかの違いがあることを裏づける証拠はひとつ

郵便はがき

料金受取人払

杉並南局承認

504

差出有効期間
平成18年4月
1日まで

（切手をお貼りになる必要はございません）

168-8790

（受取人）
東京都杉並区
上高井戸1—2—5

星和書店
愛読者カード係行

書名　**虹の架け橋**

★本書についてのご意見・ご感想

★今後どのような出版物を期待されますか

書名　**虹の架け橋**

★本書を何でお知りになりましたか。

1. 新聞記事・新聞広告（　　　　　　　　　　　　　　　　　）新聞
2. 雑誌記事・雑誌広告（雑誌名:　　　　　　　　　　　　　　）
3. 小社ホームページ
4. その他インターネット上（サイト名:　　　　　　　　　　　）
5. 書店で見て（　　　　　　）市・区・県（　　　　　　　　）書店
6. 人（　　　　　　　　）にすすめられて
7. 小社からのご案内物・DM
8. 小社出版物の巻末広告・刊行案内
9. その他（　　　　　　　　　　　　　　　　　　　　　　　）

(フリガナ)

お名前　　　　　　　　　　　　　　　　　　　　　　（　　）歳

ご住所（ a.ご勤務先　b.ご自宅 ）
〒

電話　　（　　　）

e-mail:

電子メールでお知らせ・ご案内をお送りしてもよろしいでしょうか　（ a. 良い　b. 良くない ）

ご専門

所属学会

Book Club PSYCHE会員番号（　　　　　　　　　　　　）

ご購入先（書店名・インターネットサイト名など）

図書目録をお送りしてもよろしいでしょうか　（ a. 良い　b. 良くない ）

もありません。しかしアスペルガー症候群の子どもたちの場合は、言語の対人的使用に治療の焦点を置くことが必要となってきますから、やはりアスペルガー症候群と自閉症を区別することは、子どもの今後の成り行きを予測することにおいてだけではなく、治療の焦点を定めるうえでも有効であると言えるでしょう。

◆　◆　◆

「そして、西行きの円ドア車の窓から東行きの円ドア車を見たんです。それに、東行きの円ドア車の三両目の灰色の客車で、窓から西行きの円ドア車も見ました。それからその後、東行きの円ドア車に乗ったんです」

「誰と一緒だったの？」

「ジョーとクレア」

「それは誰？」。私はパメラについては聞いたことがありましたが、このふたりについて聞くのははじめてでした。

「僕のいとこです。三歳のいとこなんです」

「どっちの子が三歳？」。私はさらに詳しい説明を期待して尋ねます。

「それから僕たちは四時十五分に町の中心街に着いたんです」。やれやれです。どうやら私は黙って聞いているしかなさそうです。結局、彼の言うさまざまな色、形が果たして何のことやらわけもわからないながらも、この会話という列車に一緒に乗せてもらえるだけで満足しなければならないのかもしれません。この列車は恐ろしいほどのスピードで進んでいますが、私には敢えてブレーキを引いて速度を緩める勇気はありません。もはや、うつについて尋ねることなどとうの昔に諦めてしまっていました。

私はウィリアムの話を聞きながら、自分がこの会話の一部になっていないことに気がつきます。実際、これを会話と呼ぶこと自体、おそらく正確とは言えないでしょう。私は話しかけられてはいますが、話し合っているわけではないのです。ウィリアムと私は、共通の意味を生み出すための共通の枠組み、一定のルールを共有してはいません。聞き手としての私は、語られていること、これは完全に理解できますが、意味されていること、これにはいまだ何の手がかりも得られないでいます。両者の間にある深いずれを実感します。語られていないことは、私の耳に聞こえてくることと同じくらい会話の意味にとって重要なはずなのですが、私には果たしてそれが何なのか理解できません。これには何か意味がある、そんな予感はするのですが、かといってそれが何なのか判然としないのです。私は、語られていないことを何とか想像しようと、激流のごとく流れる言語にありとあらゆる種類の意味を当てはめようとしてみるのですが、私の推測はどれひとつとしてしっくりいきそうにありません。私は、言葉が私に投げかけられている間、事実上、聞き手に甘んじているしかないのでしょう。このタイプのやりとりがウィリアムの学校の先生たちにとってどれほど対処しがたいものであり、どれほど彼がクラスメートたちにからかわれやすいのか、私には実によく想像できます。

ウィリアムの話には、私たちが会話を築くために用いる多くの言語的な工夫が欠けています。私が詳しく説明を求めても、彼が応えようとしないことはしばしばです。会話が成り立たなくなっているような場合でも、それを修復する気はありません。きっと彼は会話がすでに崩壊してしまっていることにも、私が会話の意味についていくのに助けを必要としていることにもほとんど気づいていないのです。さまざまな事柄、さまざまな人に当てはまりそうな曖昧な言い方をするにもかかわらず、その前後の脈絡をはっきりさせません。いったい彼は何の色について話をしているのだろうか？　何の形なんだろうか？　いったい誰が三歳なんだろう？　話題も一般的に想像されるようなものではありません。健常児の会話は、昨日誰に会ったの？　その人はそこで何をしていたの？　など、多くが人について触れたものです。通常の会話では、話し手と聞き手の言語空間を共有する他者について触れられます。ところがウィリアムが言及するのは物理的世界（形と色）であり、人については束の間触れるにすぎません。彼はあくまで列車の話題から離れようとはしません。何度も何度もその色、形、そして列車の到着時刻や方向に話を戻します。まるで私がその話の前後の脈絡よりもこの種の情報を求めているかのようにです。実際、私にはこのようなこまごまとした詳細は必要ありません。私が求めているのは、全体的にいったい何を言いたいかということなのです。

ＡＳＤの子ども、もしくは大人との会話に加わろうとするとき、このようなことは実際非常に多いのですが、私にはその意味がまったくつかめないことがあります。詳細の波間にどっぷりつかり、感覚の渦の中を泳いでいるのです。よく知っているはずの言葉が妙によそよそしく聞こえます。そしてたちまち個々の言葉の意味が滑るように過ぎ去り始めます。いったい何の話をしているのか、すぐには飲み込めず、私はますます言葉の響きやリズムに耳を傾けるのです。そうして飽くことなく繰り返されるのを聞いているうちに、違和感を否めなかった言葉もそれなりに耳に馴染んでくるのです。

何とか彼の言葉を理解しようと悪戦苦闘しているうちに私は、もしかしたらウィリアムも他の人々が話すのを聞いているとき、今の私と同じように感じているのではないだろうかと思わずにはいられなくなります。言語が社交的に用いられるなか、彼はその意味をつかむことができず、会話から締め出された気持ちでいるんじゃないだろうか？　私が理解していないことなど何ら気にすることもなく、私が困っていることにほとんど気づいてさえいない彼を見ると、私はそんな疑問に駆られるのです。シャロンは自分の洞察力を駆使することで他の人々と会話しました。しかしウィリアムにそのような力がないことは明らかです。それでもウィリアムがコミュニケーションを求めていることは確かですし、ある程度それを楽しんでいることも間違いないでしょう。そうでなければ、私に地下鉄の駅についてあらんかぎりを語ろうなどとはしないのではないでしょうか？　自閉症の子どもたちが言葉を発するのは、ほとんどが自分の望みをかなえようとするためです。たとえば、食べ物やお気に入りのビデオ、もしくは自分がいま興味をもっていること、夢中になっていることに関わることなどを要求するときです。それでも時おり、自分の興味のあることを長々と話すことがあります。それはおそらく、自分の関心を他の人々と共有したいという思いからでしょう。このような共有を求める話こそが治療の鍵となるのですが（後で説明します）、実際、子どもが関心をもっていることや夢中になっていることを超えて話を一般化していくことは非常に難しいのが現状です。このように、ASDの子どもたちの中には、話をしたい気持ちはあるのだけれど、ほとんどの環境でそうしようとしない子ども（第一章のギャビンの話を参照）もいれば、充分に意欲があるにもかかわらず話すことができず、絵カード・ボードや音声出力装置などの拡大コミュニケーション形式に頼らざるを得ない子どももいるのです。

もうひとつ私が印象深く思うことは、ウィリアムが会話の中で隠喩を使わないということです。物事がそのものずばりであり、別のものに喩えられないということです。隠喩は普通、会話の至るところに登場し、意味を伝える重要な手段です。私たちが用いる概念や表現の多くには隠喩的な言外の意味が含まれています。「時間の無駄だ！」「今日は落ち込んだ気分なんだ」「将来をよく考えてみたら、バラ色の明日が見えてくるよ」などなど。言語の驚くべきところは、どこまでもどこまでも限りなく新しい意味を伝えることができるということです。しかも逆説的に、これは限られた数の単語と文法規則を用いた、限られた組み合わせ方法によって達成されるのです。隠喩を作り出し理解することは、重要な言語スキルであり、脳内のハードウェアの働きであるように思われます。子どもたちはわずか三歳にして隠喩を認識しだし、わずか五歳にして文字通りの意味と隠喩的な意味との違いを理解できるようになります。こうして幼い頃から、隠喩は私たちの誰もが経験する無数の感覚に一貫性を与えるのです。確かに、自閉症やアスペルガー症候群の子どもたちも隠喩のように聞こえる言い回しを使うことはあるかもしれません。たとえばジャスティン（第三章）は、常套句、つまり実際には「死語」となった隠喩をたびたび使いました。「そんなことじゃ僕はもうつむじを曲げないよ」。これは彼の口癖でした。この状況で、彼は「つむじ」という言葉を気分を表わす隠喩として使っていました。しかし、それはここでいま私が説明している意味での隠喩ではありません。なぜならジャスティンは新しい意味を作り出そうとして、自分でこれを考えついたのではないからです。彼はただよくある言い回しからこれを持ち出して、古いメッセージを繰り返しているだけなのです。これはもはや本当の意味での隠喩ではなく、文字通りの意味で言葉を使っているにすぎません。このほか勝手にでっち上げた新語、すなわち私的で個人特有の意味から成るものも正しい隠喩とは言えません。聞き手はこれらを隠喩として解釈することもあるかもしれませんが、自閉症やアスペルガー症候群の人にとってはそのような機能は果たしていません。たとえば、ＡＳＤの子どもたちの中には、家族ぐるみの友人を、当人が運転する車や住んでいる通りの名前で呼ぶ子どもがいます。「こんにちは、シェビーバン」。自分の車、シェビーバンに乗って訪ねてきた家族の友人に、到着早々そう言って挨拶した少年がいました。また別の子どもで、「四十二はいつ夕食に来るの？」と尋ねた自閉症の少年もいます。この状況で、「四十二」というのは、たまたまその人物が住んでいる通りの番号にすぎません。新語においては、その人物に関連のある何らかの面や細かな一部分が、その人物そのものを表わすようになります。まるで、その人物がそのような一面そのもの、それがすべてであるかのようです。ある一部分によってその人物全体がかき消されてしまうのです。少なくとも呼ばれた当人はそう感じてしまいます。つまりそのような一部分や小さな一面は、その人を隠喩のように象徴的に表わしているわけではないのです。

私は、ウィリアムがかつて自宅に訪れる男性すべてを「パイプさん」と呼んでいた時期があったことを憶えています。母親の話では、あるとき彼は気管と肺を強調して描いた人間の解剖図を見たのだそうです。ところが彼は、その絵を見て以来、すべての男性を「パイプさん」と呼ぶようになったのです。

「おいおい、ウィリアム」。私は言いました。「それじゃあ、その人たちはみんなその絵のようにパイプでできているみたいじゃないか」

「できてるんじゃないです。彼らはパイプさんなんです」。彼はそう答えました。言い換えると、彼はその絵が隠喩であるということ——その絵を見ると、人は体内にパイプをもっているかのように見えるかもしれないけれど、これらはあくまで肺を表現するために描かれたものであるということ——をまったく理解していないのです。ウィリアムにとって、人間はパイプをもっている、人間は純然たるパイプ、パイプそのものだったのです。

◆　◆　◆

隠喩によって、私たちはあるものを別のものにとらえ直して経験し、理解することができます。隠喩はそうして新しい意味を生み出していくのです。ひとつひとつはいつも使い慣れている単語です。それらをいつもとは違う組み合わせで用いることで、新しい意味が生まれるのです。その結果、隠喩も言語、思想、感情、および行動を形作り、私たちが世界を理解するうえで基本的な役割を果たすようになります。しかも複雑でとらえがたい、微妙なニュアンスの理解をも可能にするのです。しかし、自閉症とアスペルガー症候群の子どもたちの生活には、言語のみならず、世界の解釈においても隠喩は存在しません。比喩の存在しない世界、それはＡＳＤの子どもと大人たちの症状や行動を説明するために検討され続けてきた数々の認知モデル——心の理論、実行機能障害、および求心的統合の弱さ——に共通して流れるテーマです（とはいえおそらくこれは、視覚的対象に注意が釘付けになりがちであるとする考え方とは異なります）。隠喩のない生活とは、文字通りの世界と比喩的な世界との間に区別がないということ、つまりすべてが文字通りの意味だということです。ふたつの意味を同時に、しかも当を得て把握するなどということは、彼らにとって考えられないことなのでしょう。ある物事を別の物事を通して理解するということはありません。それはそれ、そういうものである以外の何ものでもないのです。顔の表情が感情を示唆することはありません。図から地を窺い知ることもありません。ある解決策がうまくいかないからといって、それが別の策を探す必要性を示唆しているということにはならないのです。

比喩を介さなくても、生活の多くの事柄——学校へ行く、テレビをつける、もしくは買い物に行くなど、日常生活を営むうえでは何ら不足はないかもしれません。しかし、もっと複雑なことを学び、曖昧な対人的やりとりをうまく行なっていくためには、それでは充分ではありません。それだけでは自己を振り返り、新たな問題解決策を編み出していくことはできないのです。これらの重要な活動のそれぞれで、隠喩は決定的な役割を果たします。学校の先生方は、授業において常にモデルを用いて物事を説明します。おそらく、だからでしょう。かつて、ある自閉症の子どもが私に、太陽系というのは互いに針金で結びついたモビールなんだよと説明したことがありました。しかし実際は、そのような単純なものではありません。同様に私たちは、対人的なやりとりについて考える際にも、隠喩を用います。ところが、あるアスペルガー症候群の子どもは、母親があるとき誰々さんは「今朝ベッドの間違った側から起きちゃったんですって！」〔訳注：ベッドの左側から起き出すと一日中縁起が悪いとされたことから、『朝から一日中、機嫌が悪い』ことを意味する〕と言ったとき、その人は怪我をしてしまったの？と尋ねたのです。私たちは創造的に問題を解決するためにもしばしば隠喩を用います。しかし、アスペルガー症候群の十代の子どもに、毎晩少しずつ勉強して学校のテストの準備をさせようと、「一インチずつなら簡単だけど、一ヤードも差があると大変だよ」〔訳注：『少しずつなら容易でも、いっぺんにたくさんやろうとするのは困難である』ということ〕という言い回しを使ったのですが、まったく役に立ちませんでした。けれどもこれらの隠喩に頼らないことには、経験を総合し、統合し、意味のあるものとすることは不可能です。あくまで個々バラバラな経験にとどまってしまうのです。

隠喩のない世界を生きるということは、個々の物事の中で生活していくということです。経験を統合して、新しい問題に対する解決策を予想する能力、隠されたこと（感情、前後の脈絡、もしくは一般的で抽象的なルール）が実際の存在に意味を与え、知覚の流れを理解できるものにするということに気づく能力、隠喩を介せず生活するということは、そのような能力をもたずに生きていくということなのです。ＡＳＤの人々の場合は、もっと一般的な意味で隠喩を用いる能力がないため、白黒はっきりしたルールに頼って行動を管理し、決まりや、あくまで同じことにこだわることで自らの世界を構築していきます。個々の物事の中で生きていくということには、確かにそれなりの見返りもあることでしょう。しかし、それは実際ある種の犠牲を払ったうえでのことなのです。

詩人のウォレス・スティーブンスは、「現実とは陳腐な常套句の世界であり、われわれは隠喩によってそれから逃れているのである」と書いています。おそらくこれは、隠喩が余分な意味、つまり文字通りの意味と比喩的な意味の両方をもたらすからでしょう。比喩的な意味は、話し手と聞き手の両方が暗黙の了解で前後の文脈を理解することによって生じます。健常児にとって意味とは、話し手と聞き手の両方を取り囲む社会に対する、お互いの、ほとんど暗黙の無意識な理解から生まれてくるものです。ところがＡＳＤの場合はというと、文字通りの意味は単独で存在し、しかも文脈から分離していることが非常に多く、部外者にはまったく無意味にすら思えることになります。たとえば、子どもがボブおじさんを「パイプさん」と呼んだとしたら、これは当の子どもに代わって聞き手が前後の脈絡を推測できないかぎり、何のことかはまったく理解できません。この場合、その比喩的な意味は、その子どもが興味をもっていることや夢中になっていること（つまり配管工事）を背景としてはじめて生まれてくるからです。しかしそのような特別な関心について知らなかったとしたら、ＡＳＤの子どもによって発せられた語句はしばしば意味のないものとなるのです。

ＡＳＤの子どもたちを助ける鍵は、聞き手として私たちがその前後の文脈を推測することにあります。つまり、語られていないことを私たちが語る必要があるということ、子どもに代わってその余分な意味を私たちが補わなくてはならないということです。隠れた意味を日の光のもとへ引っ張り出さなくてはなりません。これを成し遂げるためには、まずは私たちが子どもの立場に立ち、彼らの視点から世界をとらえる必要があります。子どもが何に興味をもち、何を心配し、そして最近どのような経験をしたのか、知っている必要があるのです。これらを踏まえることで、彼らの行動やコミュニケーションは遥かに理解しやすいものとなるでしょうし、逆にこのような知識がないと誤解をする危険性も高まりますし、引いては子どもとぶつかることになり、子どもが対応困難な行動、攻撃的行動をとり、適応し得ない意固地な反応から「抜け出せなくなる」ことにもなりかねません。

この典型的なパターンは、単純ながらもよくある例をもって説明することができます。子どもが母親の手を取って冷蔵庫へ引っ張っていきますが、自分は何が欲しいのか言うこともなければ、冷蔵庫を指さすこともしません。このとき、母親が子どもの動機（何か飲み物か食べ物が欲しいということ）を推測しなければ、子どもは混乱し、泣き出したり、母親や自分を叩き始めることさえあるかもしれません。いったん冷蔵庫を開けたら、次に母親は子どもの心を「読み取って」、さらに子どもが何を欲しがっているのかを推測しなければならなくなります。しかし当の子どもは母親とコミュニケーションを図ることができない、もしくは図らないのですから、あくまでそれは推測でしかありません。この子の好きな食べ物は何だろう？　彼が何か飲み物を口にしてから、しばらく時間が経ったかしら？　ひょっとしておなかが空いてるんじゃなくて、喉が渇いているのかもしれないわ。ここでもまた母親は、自分自身では意思を伝えることができない子どもに代わって、その願いを推測しなければなりません。母親の推測が間違っていようものなら、癇癪を起こし、攻撃的な態度や欲求不満が続くことになるでしょう。

この単純な例を拡大することで、家庭、学校、もしくは地域社会など、他の状況全体を含めて考えることができます。最も困難なのは、子どもが言語に極めて堪能で、少なくとも表面的にはかなり上手にコミュニケーションを図ることが可能であるという場合です。ウィリアムと車両のケースがまさにそうでしたが、言葉で語られることがしばしば当の子どもが本当に意味しようとしていることではないということを、親や他の人たちはついつい忘れがちだからです。たとえば、私が憶えているなかにこんな子どもがいました。彼は強烈に腹を立てると、父親に向かって、お父さんなんか切り刻んでやるんだ、内臓をえぐり出してやる、鳥の餌食にしてやるんだなどと、とんでもなく恐ろしいことを口走るのです。当然のことながら両親は震え上がり、彼の年齢が増し、身体が大きくなるとなおさらでした。両親は息子が凶暴になり、この言葉通りの行動をとるのではないかと心配していました。しかし、彼らは息子がただ怒っているだけであり、そのように欲求不満を表現する以外、他にもっと適切な方法を知らないだけだということに気づく必要があったのです。彼の感情にはいわゆる妥協点というものが存在しませんでした。彼の言葉を聞いていると、「暴力的」であるか物静かに落ち着いているか、どちらかしかないような感じでした。中間が存在しないのです。両親が腹を立てたり、逆に不安げな反応を示そうものなら、それは彼をますます欲求不満に追い込み、よりいっそう暴力的な脅しへと走らせるだけでした。彼の内心は彼が口にしていることとは一致していないということを理解すること、落ち着いて対応し、脅し文句の裏にある本当のメッセージに応えること、そしてもっと適切に欲求不満を表現する方法があるということを彼に教えるよう試みること、それこそが鍵でした。両親は冷静になり、そのような脅しなど無視して、「おまえはきっと気が動転してしまっているんじゃないかな。混乱しているのかい？　混乱しているんだと言ってごらん。さあ、そのわけを話してごらん」などと言ってみるようになりました。そして彼らは、自分たちの不安は息子の欲求不満をますます募らせるだけだったということ、しかもそれがますます事態を悪化させてしまっていたことに気づいたのです。

同じことは学校でも、先生が親同様に子どものことをよく理解していない場合に起こる可能性があります。子どもの表に現われた行動やコミュニケーションに先生が一喜一憂するあまり、その背後にある脈絡や最近の経過に注意深く目を向けず、子どもを理解しようとしないことが実に多いのです。学校においては、何よりもまず積極的にＡＳＤの子どもの「心を読む」ようにし、口から出た言葉をそのまま当人の伝えたいこととして鵜呑みにしないよう心がけることが最も有効な行動管理形態となるでしょう。先生は子どもの行動を「管理」しようとする前に、それが実際何を意味しているのかを理解することが不可欠です。先生が子どものことをよく理解していないようならば、多くの場合、必要な情報を迅速かつ効果的に親から提供して差し支えないと思います。親と先生が協力し、一緒に取り組んでいくことが非常に重要な理由もここにあります。ところが、先生と親がテーブルを挟んで互いに疑いの目で相手の顔色を窺い、子どものコミュニケーションに必要な脈絡を提供し合うためにパートナー関係を築くことができない場合があまりにも多いのです。親は先生に、わが子の心の読み方を伝える必要があります。そうすることで理解が可能となり、学校へ通うのもずっと容易になるのです。

◈　◈　◈

あの日、私はウィリアムに適切な脈絡を見つけようと試行錯誤の連続でした。万華鏡のごとく千変万化する色と形の世界を理解するために、私はさまざまな脈絡を当てはめようとしてみたのですが、結局無駄でした。もっと容易に理解できる日もあったのですが、それは私が困っていることにウィリアムが気づき、私の質問に答えることで会話を軌道修正できるよう手を貸してくれたからでした。ウィリアムの場合、いったん前後の脈絡を私たちふたりの間ではっきりさせれば、意見の不一致は少なくなり、重要な矛盾が浮かび上がってくるように思われました。そうして、パイプさんというのは、ボブおじさんという「週末に手伝ってくれる何でも屋さん」を実に見事に言い当てた呼び方だと思えるようになったのです。ところが、あの日に限って私があれほどウィリアムの話を理解するのに苦労したのは、私たちが共有している話の背景が切り落とされたまま、どんどん話が進んでいってしまったからです。つまり、脈絡や聞き手のニーズとは無関係に、彼の関心だけに限定される形で意味が流れていったからです。私は話の背景となっていると思われる彼の関心、心配、および最近の生活経験についてかなりよく把握してはいたのですが、あの日に限って、会話の背後で作用している特定の脈絡を私が理解できるよう彼がいつものように助けてくれなかったのは、おそらく彼の気分が邪魔をし、それをできなくさせていたからではないかと思います。

◈　◈　◈

「北行きの茶色がかった車両がブルーア駅に入って行って、それから南行きの黄色がかった車両もブルーア駅に入ってきたんです。それから僕は、その南行きの黄色っぽい車両の窓を通してその茶色の車両が北へ行くのを見ました。そして僕は南行きの黄色の車両は見送ることにしたんです」

「ということは、別の車両が通過していったってこと？」

「そして、それはトンネルの中へ入っていきました。その後、何があったかわかりますか？」

「いいや」

「あの南行きの黄色の車両がまたしても入ってきたんですよ！」

「話を聞いていると、君はかなり家に着くのが遅くなってしまいそうに思えるんだけど」

「そしたらそのとき、あの北行きの茶色の車両がまた入ってきました。だから僕は、南行きの黄色い車両の窓を通してその北行きの茶色の車両を見たんです。南行きの黄色い車両が向こう側に停まっていて、北行きの茶色い車両は外側へ出て行きました。それから、南行きの新しい地下鉄がダヴィスビルに入ってきました。この車両は、前面からトリップ・アームが突き出していました。それに車両内のドアは、他よりもずっとずっと大きいんです」

「それはいいことなのかい？」

「それに窓があって、そこには車椅子の標示が貼られています。だから他よりもドアが大きいんです」

「車椅子が入れるようにするため？」

「いいえ。それから何があったかわかりますか？」

「いや」

「その車両が止まったんです。でも僕は茶色の車両に乗りたかったから、それは見送ることにしました。で、それは出発しました。南行きの新しい地下鉄はダヴィスビル駅を出発したんです。そして南行きの新しい地下鉄は外へ出て行ったんです。その後、別の南行きの黄色い地下鉄がまたダヴィスビル駅に入ってきたんです」


そういうことだったんだ！　私は、これでやっとその状況を頭の中で思い浮かべることができます。ウィリアムは今、地下鉄のプラットフォームに立っているのです。その彼の目がとらえた光景をイメージすべきだったのです。彼は、ある特定の列車が入ってくるのを待っています。彼には目当ての列車があるわけですから、他の列車は通過させることになります。そしてその「お目当ての」列車の方向、窓の形、および車内装飾の色などが独自の組み合わせになっているということです。駅にはさまざまな列車が入ってきます。四角の窓をしているものもあれば、円い窓のものもあります。車内装飾が黄色のものもあれば、茶色のものもあります。北へ行くもの、南へ行くもの、彼の前では列車が互いに行き交っているのです。そして彼は北行きの列車の四角い窓を通して、南行きの別の列車の円い窓を見ているのです。まさしく南北へ行き交う形と色が織り成す万華鏡の世界です。ウィリアムの視点からすれば、この会話は理にかなっていたのです。私の視点を無理やり彼の会話に押し付けたところで、しょせん何の意味もありません。まさしく彼が見ているように状況をとらえる必要があります。そうしてはじめて彼との会話が可能となるのです。しかし、私のほうがそのような想像の飛躍を図らなければ、何も理解することはできません。ウィリアムが世界を見ているように私も見る必要があります。彼が私に向かって想像の飛躍を図ることは不可能です。私が自分の心の中に彼の世界を象徴するイメージを築き上げ、彼の言葉を解釈する必要があります。このようにしてはじめて、私たちは同じテーブルで言語ゲームをすることができるのです。私たちを隔てている溝に橋を架けるために、私は拡大版の心の理論をもたなければなりません。話の脈絡をとらえるためには、私もプラットフォームに立ち、地下鉄が到着するのを待ちながら、ウィリアムが経験したように世界を見つめ、想像する必要があるのです。

◆　◆　◆

会話を始め、維持していくうえでのこのような困難は果たして改善できるのかどうか、これまで何度かウィリアムの親は私に尋ねたことがあります。私はかなり気が重かったのですが、この問題についてはまだほんのわずかしか研究が行なわれていないことを親に話しました。言語療法は非常に幼いＡＳＤの子どもにとって効果的な治療形式であることは確かですし、言葉を用いようとしない子どもや、自分が必要としていることや欲求をようやく口にし、伝え始めたばかりの子どもたちにとっては特に有効と言えるでしょう。しかしいったん言葉が発達してしまうと、もはや会話における対人的な言語使用を改善できるような標準的な治療は何もないのが現状です。それでもウィリアムと会話をしていると、ひょっとしたら有効な対策が何かあるように感じられることも確かです。これらの対策の基盤となるのは、ＡＳＤの人々が会話において困難さを抱える原因が、心の理論における問題、会話を開始し維持していくために典型的に用いられる言語上の工夫を使えないこと、およびＡＳＤの子どもたちにとても特徴的な実行機能の障害や求心的統合の弱さにあるとする考えです（第四章および第五章参照）。ＡＳＤの子どもたちに隠喩の使用を教えようとしても無駄ですし、彼らができないことを無理やり練習させても何の効果もないでしょう。その代わり、他者との会話の中で彼らが何とかこなしていかなければならない特定のルールを教えることなら、私たちにも可能です。子どもの対人スキルが向上していくにつれて、他者とまとまりのある会話を維持していく能力もゆっくりと時間をかけて向上していきます。通常これは十代でみられます。したがって、その時期までこれらの方策についてはしばしば実行を見合わせるのが賢明ではないかと思います。

介入は、たいてい青年期の若者たちとの会話を通し、会話の脈絡を確実に共通理解していくと共に、社交的な対話を統制するルールを練習することから成ります。このなかには、会話をまとまりのあるものにする言語上の簡単な工夫を用いるよう子どもたちに促していくことも含まれます。介入の焦点は、文法、語彙、個々の言葉の意味ではなく、会話を始め、維持していくことに置かれます。目標は、子どもたちが会話の中で聞き手のニーズをはっきりと自覚するよう助け、会話を維持していくための言語上の工夫を教えていくことです。

最初にまず会話の範囲を限定しておくことが大切です。練習は、あくまで普段の日常生活の一部であり、「治療」の時間とみなされることがないようにする必要があります。また会話は、子どもがそれを通して対人的やりとりに携わる価値を見出せるよう、楽しいものでなくてはなりませんし、強制的ではなく、毎日の自然な流れの中に納まるものであるべきです。会話は、このゲームの新しいルール、つまりこの言語ゲームは最初は相手、すなわちＡＳＤの子どものルールで行なう必要があるということを、きちんと理解できる親や学校の先生もしくは兄姉たちと行なうのが理想的でしょう。私とウィリアムの会話からもわかるように、ＡＳＤの子どもとの会話においては常に話の脈絡を最優先に考えることが絶対に必要です。よくある出来事について尋ね、健常児たちが日常的に交わすような会話を練習すると共に、その子どもの特別な関心についても話題にしていくことで、会話の脈絡を設定するためのスキルを確立していくことができます。そうすることで、話し手と聞き手が興味を共有できる共通の脈絡を確実に築くことができるのです。学校で何があったのか、人がどのように感じていたか、他の人の行動がどのようだったかが明らかになるような日常的な出来事を話題にすると、特に効果的でしょう。また、会話を実用的なものにすることも有効です。社会で生きていく、店で買い物をするために小銭を使う、道を尋ねるなど、そのためにどのような会話の能力が必要でしょうか？　実際に店へ行ったり、バスを利用したりする練習をすることは、これらのスキルを教え、特定の決まりを学ぶための絶好の機会となるはずです。視覚的な助けを使うことも役立ちます——本、写真、もしくはテレビなどは、コミュニケーションを促し、会話を始めるための有効な手段となるに違いありません。
また、子どもの好きな話題から会話を始めていくのも非常に効果的です。これならば話の脈絡は極めて明確になりますから、最大限に話を聞き出すことができるでしょうし、対人スキルについても最も適切なものをうまく誘い出すことができるでしょう。私の場合、まずしばらくの間は子どもの好きなように会話を進めるようにしますが、その後、学校で起こったこと、兄弟姉妹のことで最も困っていることは何かなど、より適切な話題へと話を向けていくようにします。このような方向転換はきっと難しいに違いありませんし、そのような方針を打ち立てたとしても、しょせんずっと無視されるだけだと感じることさえあります。しかし、あくまで粘り強く諦めない。そうすればきっといつかは報われます。

共通の脈絡を築く鍵は、ＡＳＤの子どもが口にした言葉が、必ずしもそのまま彼らが意図しているものとは限らないことを自覚することです。これは、ＡＳＤの子どもの会話が拠ってたつ基盤、会話が確実に理解されるためにしばしば必要な脈絡へと想像の飛躍を図るということです。私はいつも「私たちは今ここで地下鉄の話をしているのかな。それともパメラとジョンが見たものについて話しているのかな?」のように尋ねることで、曖昧な脈絡を子どもと一緒に明確にし、共通の枠組みで話していることを確かめるようにしています。子どもが反復的に質問を繰り返すことは、会話においてはよくみられる問題ですし、自分の話の拠点となっている脈絡に子どもが言及できないでいることを示すよい例です。自閉症やアスペルガー症候群の子どもは、たとえ適切な答えを得た後でさえ、何度も何度も同じ質問を繰り返すことがよくあります。つまり、子どもが求めているのはその答えではないということです。もうひとつ別の疑問があり、子どもはその答えを求めているのですが、その一方で最初の話題から離れられないでいるのです。子どもの質問を生み出している本当の脈絡は隠れています。にもかかわらず、親や学校の先生は表に現われた脈絡から答えてしまうことが多いのです。

私の知っている子どもの中に、学校で何か困ったことがあったらどうなるのかと繰り返し尋ねる男の子がいました。「困ることなんて、そんなたびたびあることじゃないんだよ」と幾度となく親は彼を安心させるのですが、そのたびに彼はすぐにまた同じ質問を繰り返すのです。これがありとあらゆる問題を招くことになり、ときには子どもと親の両方に攻撃的な態度や欲求不満をもたらすことさえありました。それでも子どもが依然、同じように何度も何度も尋ねたのは、本当に尋ねたかったのはそのことではなかったからです。彼が本当に尋ねようとしているのはどんなことなんだろう。私は多大な時間をかけて明らかにしようとしました。そして結局わかったのですが、彼は学校で自分をからかう他の子どもたちのことをひどく気にしていて、彼らはなぜあのような態度をとりながら叱られないのか不審に思っていたのです。いったんこの件について彼と話をしたところ、その後、彼の反復的な質問は徐々に姿を消していきました。

もうひとつの例では、七月の半ばであろうと、「もうクリスマスツリーを出す時期じゃないの？」と何度も何度も繰り返し尋ねた小さな男の子がいました。「まだまだ早すぎるよ」と、彼の親は幾度となく答えました。しかし実際のところ、この少年は質問をしていたわけでなく、たとえ一年のいつの時期であろうと、とにかく今ツリーを出してほしいと求めていたのです。私たちはこれに気づくとすぐ、彼に質問という形ではなく、直接要求するよう教えました。そしてご褒美として、毎月二十五日に小さなパーティを開き、ツリーを出すようにしたのです。ちょっと余計な手間がかかることにはなりましたが、これによって彼は反復的な質問をさほどしなくなったことから、別の形で報われたと言えるでしょう。

対人スキルを教えることも、会話の能力に直接的な影響を及ぼします。たとえば、自閉症やアスペルガー症候群の子どもたちに心の理論を教える、彼らの興味の範囲を広げる、状況の詳細な点にこだわらずにいられるようにすると、効果が期待できるかもしれません。自閉症の子どもたちは、自分の行動が他の人々に否定的な印象を与える恐れがあることを直観的に自覚するということがありませんから、これを理解するために積極的なフィードバックを与えることが必要です。「君の列車の話についていけなくて困ってるんだ、ちょっと退屈なんだけど、何か別のことについて話をしたほうがいいんじゃないかな」のように私は彼らによく言います。会話の中で子どもたちが何か新しい反応をしたり話題を変えたりできるよう、視覚的に、もしくは言葉で何かきっかけとなるものを彼らに与えることもあります。それによって子どもたちは、がんじがらめに彼らを縛っていた鎖を断ち切り、こだわりから「自由に」なることができるのです。

会話の中で子どもが使っている、もしくは使えないでいる言語的手段についてよく知ることも非常に大切です。他の人々にとって受け入れられない厄介なもの、制限する必要があるものなど、子どもはどのような会話手段を用いているでしょうか？　言語上の手法で子どもが見落としており、フィードバックやもっとわかりやすい説明を求めるなどして、使えるようにすべきものは何でしょうか？　私は、曖昧な言及を避けるために多くの質問を行なうようにしています。ちょっと早口だったかな、と思ったときにはペースを落とし、ゆっくり話すようにします。簡潔に言ってしまい、長く間が空いてしまったときには、逆に会話のテンポを速めることもあります。子どもが細かい点にいつまでもこだわっていないで早く本題に入るよう促すために、たびたび口を挟んだりもします。子どもが言及するよう現実的な脈絡を取り上げ、その脈絡に登場する人々について質問することもよくあります。このようなフィードバックを繰り返すことで、十代の子どもたちに、一貫した会話を行なうために必要なスキルや言語上の工夫への自覚を高めるよう教えていくことができます。

◈　◈　◈

会話の実用的な用法を教えるといっても、実際には優しく説得するということです。子どもの会話を敢えて問題にし、その是非を問いつつ、同時に子どもの発達レベルを尊重していくということです。この過程ではあまり多くを求めすぎてもいけませんが、疑問を唱え、今以上に多くのことを期待することを恐れてもいけません。想像の飛躍を図ることで、子どもの目を通して世界をとらえつつも、同時に、心の中では私たち自身の世界をも保ち続け、子どもが一方の世界からもう一方の世界へ移行できるよう優しく促していく、これはそういう過程なのです。言語ゲームがより一般性を増し、私的な面が減って共通の脈絡へと開かれてきたら、そのときこそ人間関係を育む能力が向上します。実際、これは自閉症やアスペルガー症候群の子どもたちを私たちの世界へ招き入れ、この世界がどれほど楽しいかを見せるということです。そして彼らがこちらの世界に入ったら、後ろでそっと扉を閉めます。彼らがもう地下鉄があっちへ行ったりこっちへ来たりと東西南北に行き交う世界へ戻らなくてもいいようにする、ということです。このように穏やかに試みていくことで、感覚の世界と存在の世界、どちらがいいか子どもたちに自分で選ばせてあげることができますし、両世界を自由に行ったり来たりさせてあげることもできます。隠喩のない世界を生きるというのは、個々の事柄の中で生きるということ、詳細が織り成す世界に住まうということです。それは、複雑に入り組んだ魅惑的な色模様のタペストリーではありますが、経験を一般化し分類することができないという点で、限界のある世界です。分類しないままにしておくことが最善な経験があることも確かです。まず無数の詳細に着目し、それから分類するということを自由に選べることは、きっと世界を特権的な立場で経験することに違いありません。しかし、その才能は私たち誰もがもっているのではないでしょうか。

第7章 テディ
〜不釣り合いな時間、不釣り合いな発達〜

その日、最後の予約を終えた後、診察室はいつにもましてひどい散らかりようでした。私の書類は床に落ち、本は棚から引き出されています。クレヨンは折られ、新しいおもちゃは壁に投げつけられ、私のコーヒーカップも粉々です――私はその光景を見回しました。本当は一日の仕事全体を通してこうなったんだが、それにしてもこれはちょっとひどかったよなあ。私はちょうどいま出て行かれた両親に申し訳なく思いました。きっと最後の一時間かそこらに、自分たちの息子である四歳のテディがこのような惨憺たるありさまを引き起こし、心を痛めているに違いありません。

テディは非常に多動で、しかも言語理解力、特に「ダメ」という言葉の理解にかなりの限界があるため、コントロールが難しい子どもでした。彼がそのような行動をするのは、注意を引きたいためでも腹を立てているからでもないことはすでに明らかでした。しかし、彼にはまだ遊びのスキルが一切発達していなかったため、空中を物が飛んでいくのを眺めて楽しむか、床や壁を叩いて音を立てることしかできなかったのです。彼は極めて衝動的でした。ふと何かを思いつくと、結果がどうなるかを考えることなく即行動に出てしまいます。自宅でもまったく同じで——ソファに飛び乗ったりテーブルや本棚によじ登ったり、台所の食器棚からポットやフライパンを引っ張り出したりするという話でした。毎日午後四時から六時にかけて、彼は台所、居間、および食堂の間を、耳が真っ赤になり息が切れるまで走るのです。彼の両親、シーンとメロディには、他にテディの妹にあたる娘と兄にあたる息子もいました。シーンは非常に出張が多い外交員でした。メロディはイギリスからこの国［訳注：カナダ］へ移住してきたため、近くに家族はひとりもいませんでしたから、自閉症と多動を両方抱える子どもがときどき引き起こすとんでもない混乱に対処するために、ほとんど助けを得ることができませんでした。

その日はフィードバックの面談をする予定でした。つまり自閉症という障害について、およびそれが将来どのようなことを意味することになるのかについて、親から質問を受けるための予約だったのです。このような面談中に何度も浮かび上がってくるのが次の三つの質問です。いったいこの障害の原因は何なのか？　将来どのようなことが予想されるのか？　そして私たちには何ができるのか？

しかし、その日、私たちはテディが走り回るなか、真剣に話し合う機会がほとんどなかったことから、日を改めもう一度会い、今度は子どもたちを交えずに、彼らが今最も気になっていることについて話し合うことを提案したのです。

彼らが数週間後にもう一度やって来たとき、私は彼らのことを気の毒に思いました。彼らが診察室に入って来たとき、強い不安に駆られていることに気づきました。後で知ったのですが、メロディは大学在学中に心理学の講座を受講し、今では時代遅れとなった教科書で自閉症について学んだ経験がありました。一方、シーンは、テレビで見た映画ではじめて自閉症について知ったということでした。いずれにしてもこの障害についての彼らの知識はかなり気の滅入るものだったのです。

「大学で、私が教科書で読んだのは、自閉症の人は施設への入所が一般的であるということ、自閉症の子どもは大人になると人と交わろうとしない孤独な人間になるということ、そして彼らは親なしでは生活できないため常に誰かの監督が必要で、決して正常になることはないということでした」。メロディは目に涙を浮かべ、震えながら、彼らふたりをこれほどひどく怯えさせた情報について打ち明けてくれたのです。シーンは自分の妻が話している間、禁欲的なまでに感情を抑え、険しい顔で窓の外に目をやっていました。その後、私のほうを向いて言いました。「私が知っているのはテレビで見たことだけです。自閉症の人は一日中、部屋の隅に座り、前後に身体を揺らしているということ、誰にも話しかけず、怒り狂うと自分で自分の身体を傷つけることもあるということでした。レイン・マンのようにです。それは本当なのでしょうか？　それがこの先私たちを待ち受けている現実なのでしょうか？」

シーンは手を伸ばし、妻の手をしっかりと握りました。そして彼の口から、堰を切ったように次々と質問が噴き出したのです。「息子が正常になる可能性は本当にないのでしょうか？」「先生はどなたか自閉症の成人の方をご存知ありませんか？」「その方たちは結局どうなられたのでしょうか？」。子どもたちを全員寝かしつけた後、台所で静かに話し合っている彼らの姿がまさに目に浮かぶようでした。互いに慰めようと切に願いながらも、そうすることの難しさに気づき、将来自分たちを覆い尽くしてしまうかもしれない暗闇に心を痛める彼らの姿です。

私は実際、大人になった自閉症の方を何人か知っていましたので、彼らにウッドビュー・メイナー（Woodview Manor）について話をすることにしました。これは、自閉症とアスペルガー症候群の高機能の若者たちの自立生活を支援するプログラムです。

◆　◆　◆

ウッドビュー・メイナーでは、その住人に地域社会で自立した生活を営むのに必要なスキルが提供されます。運営はリック・ラドキンという児童ケアワーカーによって行なわれています。かつてリックは法に触れた経歴をもつ青年たちに取り組んでいましたが、たまたま取り組んでいたあるＡＳＤの成人が不当に告発されたことがきっかけで、自閉症に興味をもつようになったのです。その人は非常に取り組みがいのある人であったため、結果的にリックはＡＳＤの成人を支援する全体的なプログラムを開発することになったのです。ウッドビューは十人ほどのＡＳＤの成人が入所できる施設で、住人は全員、高機能です。自分で調理をする、予算を組む、食料を購入する、洗濯をする、総じて自分で自分の面倒を見ることを学んでいきます。就職訓練も行ない、スタッフは住人が仕事を見つけられるよう支援します。ウッドビューでの毎年恒例のクリスマスパーティは私の楽しみにしている年中行事となっています。毎年、ホームではお決まりのクリスマスの飾り付けがされ、立食式の食事のために、全員が自分の好きな料理を持ち寄ります。私はたいていカレーを持参します。ややエキゾチックな魅力を感じながらも滅多に食べたことがない人が多いからです。ホームの住人はジャケットにネクタイを締め、ピシッとアイロンのかかったズボンを履いて素敵にドレスアップします。私よりも見事に決めていることは確かですし、ここのスタッフは彼らとさほど年齢が変わらないのですが、そのスタッフの多くよりも彼らのほうが決まっていると言ってもいいかもしれません。これは、私が取り組んでいる人たちに私の家族を会わせるいい機会なので、私は自分の妻と子どもを連れて行くようにしています。

ここの住人の中には私が長年知っている人も何人かいて、なかには知り合って十五年になる人もいます。私は、彼らが成長し、成人になっていく様子をずっと見守ってきたのです。その変化は実に目を見張るほどなのですが、それでもここにいる人たちのうち、対人スキルを充分に身につけていると言える人はひとりもいませんし、普通の水準から考えて、彼らは正常であるとは言いがたいのです。私に礼儀正しく挨拶し、私の家族にも一通りの標準的な質問をします。その後会話を続けるかどうかは私次第です。多少、堅苦しく形式ばった感じを受けることは否めませんが、それでも彼らがこれほどまでになるのにどれほどの決意と強い意志が必要だったかは、よくわかります。人には挨拶をしなくてはいけない、それが「適切な」行動なのだと何度も何度も、それこそ耳にたこができるほど彼らは言われ続けてきたのです。彼らは本質的に、引きこもってしまいがちです。挨拶することをどうしても敬遠してしまうのです。彼らに重くのしかかり、苦しめているに違いない、ある種の対人的無気力と彼らは戦っています。対人的なやりとりを始めること、対人的なしきたりに関わること、彼らにとってそれは簡単なことではありませんから、彼らがいま極めて居心地の悪い思いをしていることは明らかです。それでもやはり、たとえもう私は担当医ではないにしても、彼らがそれほどの努力をし、今でも私を彼らの人生の一部として受けとめてくれていることを嬉しく思います。

私は毎年、彼らの父母に会っています。挨拶を交わした後、私は昨年と比べて今年のクリスマスはいかがですかと丁寧に尋ねます。時が経つにつれ、私は自分が医者のようでもなく、かといって完全に彼ら家族の友だちというわけでもないような気持ちになってきました。私は多くの患者さんの危機に立ち会ってきました。ある患者さんが学校で停学になったときも、また別の患者さんが自殺未遂を起こしたときも、私はその場にいたのです。しかしその一方で、彼らが高校を卒業し、はじめてのデートに出かけたといった、ひとりひとりのすばらしい栄光をもずっと見てきたのです。彼らの家庭生活の全貌を釣り合いの取れた目でとらえようにも臨床的には限界がありますから、多くを知りすぎず、かといって少なすぎもせず、私は難しい一線を歩いていかなければなりません。健常児には、彼らのことをよく理解し、子どもの人格や気質について気軽な情報を親に話してくれる個人的な指導者、学校の先生、またはボーイスカウト、ガールスカウトのリーダーがいます。しかし、このようなことを言うのは悲しいのですが、ＡＳＤの青年たちに関心を持ってくれる高校の先生は本当にわずかです。だからこそ、ウッドビュー・メイナーの住人たちは、私などで間に合わせなければならないのです。

多くのクリスマスパーティ同様、ここでもサンタクロースが登場し、プレゼントを配ります。住人たちの興奮といったら、それこそ信じがたいほどです。大喜びで歓声をあげる人が多いなか、飛び上がって前へ後ろへ身体を揺らす人もいます。正装していた若い男女は、突如として幼い子どものようになってしまいます。固く張り詰めていたガードが解かれ、慎重に身を固めていた社会的鎧も影を潜めます。なかには、長らく秘密のベールに閉ざされていた自閉症の奇妙な癖が再びぶり返してくる人もいます。ある二十四歳の若者は、鏡の前で前後に身体を揺らしながら、「サンタクロース、サンタクロース」と何度も繰り返し始めます。普段の環境の中では彼のそのような姿を目にすることは決してないでしょう。「正常」に見えるために求められていた努力が、サンタクロース自身からプレゼントをもらった興奮で一気に押し流されてしまったのです。はたして彼らは、サンタが実際にはウッドビューの常務理事のゲイリー・スチュワートであり、毎年彼がこの役をしていることを知っているのでしょうか？　たとえ知っていたとしても、彼らの熱狂にいささかも水を注すことにはならないでしょう。

私の子どもたちも大喜びです。彼らもサンタクロースからプレゼントをもらえるだけでなく、サンタさんのお手伝いさんのふりをすることができるからです。小さな妖精の帽子をかぶり、サンタが袋からプレゼントを取り出すときに手伝うのです。各自の名前が大きな声で呼ばれると、一人一人サンタのもとへ行き、膝の上に座ります。そしてちょっとした他愛のない質問に答えた後、サンタからプレゼントをもらうのです。そして最後にとんでもなく野次られはやしたてられるなか、私の名前も呼ばれます。

「あなたは今年、よい子でしたか?」。サンタが私に尋ねます。

私は顔を赤らめ口ごもりながらも、やはり他愛のない返事をします。私たちは全員、承知のうえで、このプレゼント贈呈の儀式に参加していますから、毎年定番のジョークに誰もが大笑いです。心地よい馴染のよさと言っていいでしょう。しかし住人の中には、これがゲームだという意識がない人もいるようです。そのような人は、サンタの膝に座り、彼からプレゼントをもらうことに純粋に興奮しているのです。彼らとて、このサンタが本物ではなくパーティのおまけでしかないことは、ある程度承知しているはずです。しかし彼らの行動を見ていると、彼らの心のうちについて、それ以上のことが伝わってくる気がするのです――毎年クリスマスには心底熱狂し、喜びを発散させよう、そんな彼らの声が聞こえてくるのです。彼らからクリスマスの商業主義に関してうんざりしたコメントが聞かれることは一切ありません。一方、私たちは幻想と現実の違いに気づいています――あくまでこれはゲーム、もちろん不快に思うこともあるだろうけれど、それでもいいじゃないか、やっぱりやろうよ、そうして私たちはこのゲームに参加するのです。ここの住人たちもこれがゲームであることは知っていますが、それでも何ら変わりなく楽しみ、興奮しています。彼らの対人的な無邪気さが、私たちがたびたび抱く醒めた分別から彼らを守っているのかもしれません。

全体を通して最も驚くのは、住人が自分たち自身の間でプレゼントを交換する様子を目にするときでしょう。これはたいていサンタクロースが自分のプレゼントを渡し終わった後の静かな時間に行なわれます。交換というこの単純な行為には、純粋な喜びがあります。ある住人は、別の住人にローレルとハーディ〔訳注：米国のコメディアン。コンビを組んでコメディ映画の一時代をつくった〕のテープのセットをあげました。なぜなら受け取る相手がそのコメディアンが大好きで、連続ドラマの録画フィルムをすべて、場面から場面へとよく演じるからです。また、友人に、ここ十年間の写真を満載した『ライフ』という雑誌の特別号をあげる人もいます。このプレゼントはかなり高価ですが、その友人は雑誌や古い写真が大好きでしたから、これ以上の贈り物はあり得ないでしょう。しかし驚くべきは、このような贈り物を選ぶという行為に及んだ彼らの考えです。こんなものを贈ったら他人から奇妙に思われるんじゃないか、異常な好みの反映だととられるんじゃないかと恥ずかしく思う気持ちなど、彼らには微塵もみられません。贈り物に何を選ぶかで、相手が関心をもっていることを本当によく理解しているかどうかがわかります。私は贈り物を買うとき、注意していないと、ついつい自分が無性に欲しいと思っているものを買ってしまいそうになります。人にプレゼントを買うことで、まるで自分自身に買っているような気分を味わえるのです。心の理論（第五章参照）が充分に発達していない人々であることを考えると、ここの住人たちがこのように相手が本当に感謝し喜ぶプレゼントを買うことができるということは、実に印象的に思われます。仮にＡＳＤの人々は他人に共感することが困難であるとしたら、贈り物をするというのは、ここの住人たちにとって大きな達成と言えるでしょう。障害という観点から見ると、これらはすばらしい成果なのですが、よく理解していない一般の人々の目には、おそらく些細な、取るに足らないことに映るかもしれません。実際、これは私たちが他の人、愛する人へのプレゼントを考えようとするときに感じる共感と同じ類のものなのでしょうか？　これについては、その贈り物の適切さ、つまり受け取る側の人を喜ばせ、幸せにすることができるかを検証してみれば明らかです。さらには、その贈り物には何の裏工作もないこと、すなわち隠れたメッセージを伝えようとする意図が確かにないということもよい贈り物には必要な条件です。ＡＳＤの人々からの贈り物は純粋な贈り物であり、それ以上でもそれ以下でもありません。だからこそ、贈り物をするという単純な行為が、本当の人間らしさを裏づける確かな証明のひとつとなるです。

サンタの膝の上に座っているときの彼らの子どものような態度と、一点の曇りもない和やかな雰囲気の中で友とプレゼントを交換する際の成熟した大人の態度との対照は、目を見張るばかりです。シーンとメロディから寄せられたような質問を考えるとき、当然のことながら、このような一見したところ大人らしい行動の性質について、他にも数々の疑問が浮かび上がってきます。これは本当の純粋な親密さなのでしょうか？　こんなことを自問自答したところで無駄だ、私はそう決めています。これは、私が自分の妻や子どもたちに対して感じる親しみほど本物ではない、つまり純粋ではないなどと言えるのでしょうか？　第一、量的にしろ質的にしろ、親密さをめぐる経験を比較することは可能なのでしょうか？　私には、このようなプレゼントを選び、贈るに及んだ彼らの親しみや思いやりは健常の人たちと何ら変わりなく、それどころか彼らの贈り物には普通の家族や対人関係においては往々にしてみられがちな隠れたメッセージが一切込められていないことを考えると、ひょっとしたら、それはより意義深いものかもしれないとしか言えません。彼らの贈り物には何のからくりも裏工作もありません。真の贈り物なのです。そもそも彼らには、からくりをして裏で糸を引くような才能はないのですから。

私は三人の住人についてはよく知っています。ジャスティン（第三章に登場）、ジェレミー、そしてトムの三人です。三人は二十代後半、もしくは三十代前半です。ジェレミーとトムはアスペルガー症候群、ジャスティンは自閉症です。三人は全員、子どもの頃、学校の先生たちが掲げる学習目標や、他の子どもたちからの侮辱的な言葉を前にかなりつらい思いをしてきました。それでも最近はこれほど成長し、自宅から離れて生活できるまでになったことを全員誇りに思っています。

ジャスティンは音楽を聴くのが大好きです。トムは熱心な読書家です。そしてジェレミーが好きなのは町中を歩き回ることです。彼らは親友同士です。時間を共にし、共通の関心について語り合い、経験を共有するのが大好きなことは、他の誰ともまったく同じです。しかしながら、彼らの生活は他人と一緒にいることだけがすべてではありません。たったひとりで自分自身の関心を深めていく、これもまた彼らがこよなく愛する時間なのです。トムはジェレミーから町へ出かけようと毎週金曜日の晩に電話がかかってこなくても、別に悪くは取りません。

そもそも彼らには、嘘をついたり人を騙したりする才能はありませんから、お互いに対し、裏で画策することはないですし、攻撃的になることも決してありません。互いにつらく当たったりすることもありませんし、相手が風変わりでも、弱点があっても、それをからかったりすることもありません。このような行為はむしろ健常の人たちにこそ典型的にみられるもので、洗練された心の理論と優れた実行機能スキルを必要とします。先の章でも説明したように、このような理論やスキルはＡＳＤの人々には欠けているのです。相手を欺くためにはそれなりの能力が必要です。相手は僕のことをまんまと騙せると思い込んでいるに違いない、どのような行動に出たらいいのか慎重に対策を練らなくては、相手の反応は見せかけかもしれないぞ。人の目を欺くためには、こちらもそれを見抜き、先を見越すだけの才覚が必要なのです。ジャスティン、トム、そしてジェレミーは、確かに少々ものぐさです。仕事をしたり、家の煩わしい雑用なんかをしてるより、思う存分自分の好きなことに没頭しているほうが好き、これは疑いようがありません。しかし、それさえ除けば、多くの罪については潔白です。健常であるというのは、嘘をつくことができるということ、人を騙し、互いにつらく当たり、そして自分の仲間を辱めることができるということ、健常であるとはそのような能力があるということだとしたら、確かに彼らは「健常」とは言えないでしょう。世間という保護のない環境の中へ彼らを放り込んでしまったら、それこそその無邪気な潔白さを叩きのめしてしまうことになるということは、彼らの親もホームのスタッフも承知しています。しかし彼らはもう大人ですし、たとえ人間関係の主流から外れて生き、大方の目から見て「非社交的」と言われるとしても、それでも地域社会の紛れもないー員であることに変わりはないのです。「健常である」ということ、「非社交的である」ということ、この場面においてそれはいったい何を意味するのでしょうか？　私は毎年クリスマスになるたびに自問自答するのです。

このように、能力、外見、および人間らしさの釣り合いが取れていないために、その姿はとてもちぐはぐです。これらの成人の身体には、子どものような性質が隠れていますが、それは単なる発達の遅れと一言で片づけられるものではありません。なぜなら、たとえ小さな子どもでも嘘をつきますし、お互いに意地悪もします。それに、自閉症の成人は大人になるのを拒み、代わりに子どものゲームを楽しんでいるのが大好きな現代のピーターパンではないからです。これは極めて強烈な、発達の不釣り合いと言っていいでしょう。

ウッドビューの住人たちには健常の大人と言っていい面もある一方で、非常に無邪気で子どもじみた面もあります。さらに極めてユニークで注目に値する面ももっています。彼らを見ていると、時間という概念が崩れていくのを感じます。私たちが皆、いかにそれぞれ自分自身の予定に則り、自分なりのペースで流れていく異なる時間の中で成長しているか、改めて気づかされるのです。私たちの多くは、自分自身を構成するさまざまな部分が同時に発達していきます。さながら美しい一曲の音楽と言っていいでしょう。私たちの能力と関心は、互いに歩調を合わせて進んでいきます。私たちの知性は外見に遅れることなく発達していくのです。しかしＡＳＤの人々の場合、それぞれの発達が多かれ少なかれ孤立し、それぞれの異なる部分が比較的独立して発達していきます。しかも、ＡＳＤの人々の中でも、人それぞれ異なった発達の仕方をすることから、ＡＳＤの子どもたちは時を越え、実にさまざまな軌道、道のりをたどって成熟し、変化していくと言えます。その音色は、ブラームスのように美しいハーモニーを奏でる場合もあれば、現代的な無調音楽のように、不協和で耳障りな場合もあります。たいていはフィリップ・グラスのように反復的で、ジョン・ケージのような静寂さはどこにもみられません。しかも各自が自分自身のリズムとテンポ、ボリューム、ピッチをもち、独自の構造をしているのです。

私は自分の子どもたちと一緒に『スター・ウォーズ』の再公開を観に行った際、このような強烈な不調和、時間の断絶、非共時性を経験したことを憶えています。私たちの後ろの列に、身なりもきちんとし、落ち着いて気品のある紳士が数人座っていました。ほとんどが白髪で、少々髪が薄い方もいましたが、ゴルフシャツにきちんとアイロンがけされたズボンというカジュアルないでたちでした。彼らは私たち他の者のようにポップコーンを頬張るわけでもなく、静かに互いに話をしていました。どうみても五十代、六十代の男性グループが子ども向けの映画を楽しもうと出かけてきたといった感じでした。でなければ、彼らはトレッキーズのような、『スター・ウォーズ』ファンクラブの大人たちだったかもしれません。または映画を観て、その後カプチーノでも飲みながら、『スター・ウォーズ』が暗に示す文化的意味や西洋文明の原型的神話を起源とする、その派生の過程について議論を交わすのを楽しみにしているアマチュア映画評論家かもしれませんでした。

そして映画が始まりました。すると、先ほどの彼らが私たち他の者同様に、喚声を上げたり叫んだり始めたのです。突然私は、ひょっとしたら彼らは発達障害のある成人のためのグループホームで生活している人々ではないかと思いました。大好きな映画を観に町へ繰り出し、充分知り尽くしている登場人物たちを前に、ほとんど歓声を抑えきれなくなってしまったのでしょう。奇妙な宇宙人に大笑いし、ダース・ベーダーに向かって野次を飛ばして追い払おうとします。ルーク・スカイウォーカーが今にも破壊ミサイルを発射しようものなら、彼らも息を呑み、緊張に身を堅くするのです。そして映画が終わると、若い女性の誘導で、その年配の紳士たちはまるで従順な子どもたちのように劇場を後にしました。ここでも時間が断絶していました。時がばらばらに向きを変え、それぞれの方向へ流れ出そうとしているのです。私たちの生活に潜在するこのような不調和は、表向きの顔と内面生活が際立った対照を成すなかで浮き彫りになります。時計によって刻まれる年代上の時間もあれば、主観的経験によって測られる個人的な時間、人が生き、生活していく時間もあります。その一方で、もうひとつの時間、発達上の時間が流れています。これはある意味、生物学的弱者ともいうべき個人にみられる非共時態を考えればすぐに気がつく時間です。発達の足並みが揃っていない状態、自閉症やアスペルガー症候群の成人に非常に顕著に認められる状態です。時間表面のこのような断絶は、どこかに支障が出てはじめてその存在に気づくことになりますが、時間というのは常に重要な問題なのです。

◆　◆　◆

「テディは大人になったらどうなるんでしょうか?」。メロディとシーンが期待を込めた目で私を見つめます。時間の断絶――発達をめぐる個人的悲劇と勝利――について、彼らに何と言って説明したらいいのでしょうか？　嘘をつくことはできませんが、かといって彼らを希望も何もないまま突き放すこともできません。メロディが大学で読んだ恐ろしい話と、インターネットや新聞上で目にする確実な治癒を謳う過剰に楽観的な見解、両者の間のどこかに真実があるはずです。数年前には誰にも予想ができなかったほど、抜群の能力を発揮する子どもたちがいます――これは本当です。しかし、かといって彼らを健常と呼ぶことができるでしょうか？　このような見解を裏づける証拠は何もありません。いずれにしても、いったいどうしたらそれを判断できるのでしょうか？　実際、健常といっても、評判ほどのものではないのです。ジャスティン、ジェレミー、それにトムにも健常の大人にはない面がいくつもあります。優しく、親切で、ときどき傷つきやすいこともありますが、実に無邪気です。単純だけれど、とびきりすばらしい人生の経験をたくさん楽しんでいます。私は私の子どもたちにも、成長し、いつか大人になったら、そのような面をもつようになってほしいと願っています。歩道の蟻、樹から垂れ下がっている蔓、もしくは天井から吊るされている玉すだれ、それが何であろうと、自然のパターンや構造、線の連なりを、隠喩を介せずに見つめることができる目をもってほしいと思います。ロバート・ライマンの作品に描かれる無限なまでに多種多様な白、ジャスティンが感じる、やはり無限の変化に富む雷鳴（第三章参照）、私の子どもたちにもそれを感じることができるようになってほしいと望みます。天真爛漫に行動できること、圧倒せんばかりの環境を前にしながらも何食わぬ顔で進んでいけること、そのような能力こそが、ときとして知恵であり、勇気であることもあります。他人の行動や動機を理解できず四苦八苦している子どもや大人が秘める知恵や勇気は、事情をよく心得た人にしかわかりません。光のような速さで交わされる対人的やりとりでざわめくこの世界で、ＡＳＤの人々がどれほど見事に適応し生き延びているか、人はただ目を見張るしかないのです。

◈　◈　◈

自閉症の子どもたちの転帰に関する文献（特に比較的古い文献）が、とんでもない絶望的見解の元凶となっていることは、シーンとメロディもよく自覚しています。かつて親たちはこのような悲観的な転帰を耳にしがちでした。残念ながら現在でも、そうでないとは言いきれません。たとえば一九七〇年代に発表されたある調査は、五〇年代から結局六〇年代後半にかけて、自閉症の成人の七十パーセントが施設に入所していたと報告しています。幸いにもこのような状況は変化し、現在では自閉症成人のほとんどが自宅もしくはある程度管理された環境で生活するようになっています。高機能の人なら環境次第でひとりで生活し、自活することも可能です。実際、自閉症の転帰に関する最近の文献は、早期介入が可能になってきたことや、比較的軽症の子どもたちの場合、障害の重い子どもたちと比べて転帰はさほど悪くないことが多いことを加味し、現在ではずいぶんと楽観的になっています。

しかし残念ながら、まだ多くの専門家がこのような新しい情報を知らないまま、依然として古い、人を落胆させるような情報に頼っています。そしてこのことが、ありがちなふたつのパターンを招く結果となっているのです。たとえば、ジャスティンが子どもの頃、親に連れて行かれたある精神科医は、「息子さんは自閉症です。彼が大人になったら彼を施設に入所させるための手配をすることになるでしょう」と言いました。それがどれほど筆舌に尽くしがたい破滅的なことであるかは、そう宣告された親もよく承知しています。臨床家はしばしば、親にはきちんと現実に向き合うようにさせ、むやみに現実を否定してそれから目を背けさせるのはよくないといって、このような告知を正当化します。しかしそのような臨床家が忘れていることは、否認によって希望を抱くことができるということです。未来を否認し、今は未来を考えないという選択をすることは、癒しのプロセス、すなわちさずかったわが子が、望み、夢を見、じっと待った子ではなかったという事実を受け入れる喪の作業には欠かせないのです。介入（早期と児童期の両方）の有効性に関する新しい資料を見るかぎり、将来をそれほど悲観する理由はまったくありませんし、アスペルガー症候群など高機能のグループに関しては特にそうです。トムの親が相談した精神科医は、第二の、現在ではより一般的な次のような方法をとりました。トムの臨床像が「古典的な」ものではなかったことから、診断を下すことをできるかぎり先に伸ばすことにしたのです。この医師は、「古典的な」自閉症などというものがもはやどこにも存在してないことを知らなかったのです。最近二十年間にわたるＡＳＤの科学でおそらく最も重要な発展は、自閉症の臨床症状が実に多種多様であること、時と共に臨床像が変化するという事実、およびいくつか自閉症と共通する特徴をもつものの、同じには見えない別の形態のＡＳＤが存在することが明らかになったことではないかと思います。

わが子の発達に何か完全には正しいと言えない点があることは、ほとんどの親が生後二年以内に気がつきます。しかしながら、子どもが五歳ないし六歳になるまで診断を受けないことが多いのです。早期に診断を下すことは困難ですが、この障害の非常に早期の徴候については、私たち診断者側の知識もますます深まりつつあります。この新しい情報が研究者から最前線の臨床医にまで徐々に広まっていくにつれ、そのような診断の遅れもなくしていけるに違いないことを今は願うしかありません。おそらく最も重要な発見は、初期診断が幼児の対人コミュニケーション・スキルの評価に大きくかかっているということが明らかになったことでしょう。よちよち歩きのＡＳＤの幼児は、より年長の子どもたちほどは反復的で決まりきった行動（身体を揺らす、変化を拒む、車輪を回すなど）をとりません。八歳または九歳になってはじめてアスペルガー症候群の診断が明らかになったということがあまりにも多すぎます。幼児やよちよち歩きの子どもの対人コミュニケーションについて親が最初に不安を抱いたときに、家庭医はこのような新しい情報を知らないままに、心配のしすぎです、はじめてのお子さんだからでしょう、でなければ子どもの発達についてまったくご存知ないからですよ、などと言って彼らを安心させようとするのです。しかし、このように早期の診断を避けようとした結果、子どもは早期介入プログラムを受けるのがひどく遅れてしまうことになるのです。五歳ないし六歳になってようやくこれらのプログラムに乗り出した子どもたちの中には、もっとずっと早くから治療を受けていればさらに多くの改善が見込まれただろうに、と思える子どももいます。親にとっても、わが子が言葉を発しないことについて、最初は心配しすぎと言われたにもかかわらず、その後二年も経ってから、お子さんは自閉症です、しかし今は治療待ちの人が多すぎて、都合よく時期を見計らって治療を受けることは無理ですなどと言われることほどつらい経験はないのではないでしょうか。

実際にはこれまでにも何十年間にわたり、自閉症の子どもたちの中にはよい転帰となる子どももいるという報告があったにもかかわらず、臨床家はその事実を見逃す傾向にありました。カナーは、彼の最後の論文に『自閉症児の社会適応はどれほど可能か？』(How Far Can Autistic Children Go in Social Adaptation?) という論題をつけました。この一九七二年の論文でカナーは、彼のクリニックで診察を受けた自閉症の子どものうち、最初の九十六人の中での「最良の結果」について報告しています。彼は、「社会で有給の職についている」と考えられる十一人（九十六人中）を特定したのです。実際、この研究事例は、著しい改善ぶりを証明しつつも、その一方で親密な大人の人間関係には依然困難があることを具体的に示してもいます。ＡＳＤの成人としての発達という点でおそらく何よりも顕著なのは、その転帰の途方もない多様さです。非常によく機能し、対人コミュニケーション・スキルの評価でも「平均」域の成績を示しているうえに、自閉症の症状についても、たとえあったとしてもわずかに認められるにすぎない人たちもいます（私たちの資料からは、このような人たちはアスペルガー症候群の人々の約二十パーセント、自閉症の人々の約十パーセントにあたることが窺えます）。おそらくこの他にも、さらに十五パーセントから二十パーセントの人々も、若干のサポートがあれば充分自活できるのではないかと思われます。しかしながら、早期介入を受けた新世代の子どもたちは、なにぶんまだ成人期に達していませんから、この推定でさえ今後さらに高く見積る必要が出てくるかもしれません。

実際、自閉症とアスペルガー症候群の子どもたちの大半で、症状が改善することは確かです。年々成長していくにつれ、その前の年よりも改善し、苦しみも減っていく傾向があります。最も大変なのは幼少時、診断を最初に受け、早期介入に全力を費やさなければならない数年間です。しかし、その後しばらくすれば状態も落ち着いてきます。子どもたちは自分なりのスケジュールに従って成長していくでしょう。ときには後戻りすることもあるでしょうし、一足飛びに二段階も駆け上がり、大きな安心をもたらしてくれることもあるでしょう。一見、後退に見えることでも、実際には新しい挑戦を前に、子どもがまだ完全にはそれに向き合うだけの心の準備が整っていないためにそのように反応してしまっただけで、ちょっと手を貸してやればそのうち克服できるということもあります。

子どもが自分なりに発達し、結局その道のりのどこまで行き着けるかは不明です。最終的な結果を予言することは誰にもできません。ASDの子どもたちの成果ががっかりさせるようなものに思われたとしても、それは傍目にそう映るだけ、万人向けの物差しで計ったときにそう見えるだけです。「お宅の息子さんは私たちの期待を満たしていないと思われますが…」。ジャスティンの親はかつて学校の先生にそう言われ、彼の進歩にたちまち落胆してしまいました。しかし、子どもの世界からとらえることのほうがずっと大切なのです。彼はこれまでどのような障害を乗り越えなければならなかったのでしょうか？　私たちには想像することしかできませんが、彼はどのような難題と向き合ってきたのでしょう？　絶えずからかわれ、いじめられながらも、頑張って学校に通い続ける、食堂で他の子どもと思い切って会話を始めてみる、はじめてお兄ちゃんと一緒にコンピュータをして過ごすなど、Ａ

SDの子どもが成し遂げた勝利はしばしば個人的なものです。これらの勝利の多くは親しか知りません。しかしだからといって、それが本物であること、真の勝利であることに何ら変わりはありません。健常児の家庭ではこのようなことができたといっても、多くの場合、当たり前とみなされてしまうでしょう。しかしASDの子どもの親にとって、当たり前のことなど何もありません。「健常の発達」に向けて近づいていく一歩一歩が勝利であり、それは日々人生の出来事が流れていくなかで篝火のように燦然と光り輝いているのです。彼らの成功は、他の子どもたちの成功を物差しとするのではなく、昨年もしくは一昨年の彼ら自身の状態と比べるべきでしょう。

二十年前に私がこの分野に取り組み始めたときに衝撃を受けずにいられなかったことのひとつは、自閉症の転帰に関する文献が高機能の人に当てはまらないように感じられたことでした。発表されている研究は極めて古く、自閉症は未熟な子育てが原因であると思われていた時代に行なわれたものだったのです。当時、親はソーシャルワーカーを交えた長期の心理療法を受けさせられることが多く、子どもには長年にわたる遊戯療法が行なわれました。そのような研究は、行動理論に基づいた、より効果的な早期介入が登場する以前に行なわれたものであったため、当時でさえもはや妥当なものではありませんでした。かといって、転帰についての新しい資料もまだ一般に届くまでには至っていませんでした。それればかりか、アスペルガー症候群など他の形態のASDについては、その転帰に関する資料などまったくない状態だったのです。この診断を受けている子どもたちがずっと多くなりつつあったことを考えると、当時、非常に大きなギャップがあったことは明らかだったと言わざるを得ないでしょう。はたして私はそのギャップを埋めることができたのでしょうか？

私が研究に携わったのは、トロントのウェスト・エンド保育所と共同で一九八七年に行なった追跡研究が最初でした。当時、この保育所は自閉症の子どもたちの治療にあたるセンターとして知られていました。担当医は、ミラダ・ハヴェルコヴァ博士という、戦後カナダに移住してきたチェコ人の麻酔専門医でした。彼女が仕事を得ることができた唯一の場所がこの保育所で、彼女は臨床を基本としてここを任されることになったのです。

私は、ハヴェルコヴァ博士によって子どもの頃に高機能自閉症という診断を受けた成人に連絡を取りました。彼女は自分の取り組みが継続されるかもしれない可能性に、非常に快く、また熱心に協力してくれました。私は古い患者ファイルを幼少時からすべて丹念に見直しながら、保育所の地下室で、ひどく雪の降っているクリスマスイブを過ごしたことを憶えています。古い建物の地下にある、かつては洗濯室として使われていた部屋に私は座っていました。旧式の脱水洗濯機が今でも残っており、箱や棚の中には至るところに古いファイルが入っていました。それらは汚れて、湿り気を帯び、冷たくなっていました。熟読しなければならないファイルは、少なく見積もっても五百はあったに違いありません。古い用語（小児精神病、脳損傷、共生精神病）で記された古いカルテを読み、当時のトロントの様子や、いったいどれほど特別な必要性があって、子どもたちが治療を受けたのかを垣間見ることは極めて示唆に富んでいました。私はまさしくこの町で成長していながら、私の家から数マイルも離れていないところに、このような劇的で、しかもしばしば絶望的な悲劇を生きていた家族が他にいたことを思い、戸惑いを覚えました。

私は、子どもの頃に高機能と言われ、今でもこの町に住んでいる五十人のうち、この保育所で治療を受けた自閉症の成人二十人と連絡を取ることができました。私は彼らの自宅に出かけ、彼らとその親に話をうかがいました。私が驚いたことは、ほんの一部の人たちではありますが、非常によく機能していたということでした。二十人中四人は顕著なまでにすばらしい状態でした。自活し、立派な職業(図書館司書、外交員、家庭教師、大学生)に就き、デートを楽しみ、友だちもいました。結婚している人もひとりいました。しかもこれは効果的な治療が一切受けられなかった時代のことなのです! 私が最初に学んだことは、高機能自閉症の場合、たとえ介入を受けなくても、自然と目覚しい進展がみられることもあるということです。

これから紹介するフレッドの話は、私が出会った最もすばらしい転帰のひとつの具体例です。私はある晩、彼のアパートの外で彼と会う約束をしました。私は、自閉症の人々の多くが決まりに対して極めて厳格であることを痛烈に自覚していましたから、このようなことは私には珍しいことなのですが、時間ぴったりに到着しました。フレッドには特定のスケジュールがあり、万一私が遅れようものなら彼はひどく気が動転してしまうだろうということは、私もわかっていました。にもかかわらず、何とそこには誰もいなかったのです。彼はいったいどこにいるんだろう。私は不思議に思いながら、待って待って待ち続けました。私がもう帰ろうとしたちょうどそのとき、スーツにネクタイ姿で、実に上品な装いの若い男性が息も切れ切れに現われ、遅れて来たことを詫びました。これがフレッドなんだろうか、私が会うことになっている自閉症の人とはこの人なのだろうか？　確かにそうでした。彼は高校生に地理学を教える家庭教師をしていて、予想よりも時間がかかってしまったことを説明しました。食事はお済みですか、彼は丁寧に尋ねました。私が、いえ、まだです、と答えると、彼は、では一緒に夕食に出かけましょうと誘いました。私は完全に面食らってしまいました。彼は非常に礼儀正しく、私が空腹かどうか、心配すらしてくれたのです。彼が子どもの頃のあのひどい症状を思い起こすと、まさかこの若い青年が「自閉症」だとは、まったく想像もつきませんでした。彼のカルテには、癇癪、厳格な態度、大人や他の子どもとの対人的なやりとりの欠如、および変化に対する激しい抵抗が記されていました。これが本当に同じ人物なのでしょうか？

私たちは私の車でレストランへ向かいました。そこは手作りのパスタを食べさせてくれる近所の小さなイタリアン・レストランでした。私たちは彼の子ども時代、現在の状況、および将来の彼の抱負について長い時間、話し合いました。彼は自閉症だった頃のことをまったくと言っていいほど憶えていませんでした。それどころか、実際には五歳以前のことを何ひとつ思い出せなかったのです。彼は、自閉症の他の子どもたちと一緒のクラスに入っていたのですが、結局、それがあまり楽しい経験にはならなかったのです。彼は常に地図に関心を抱いてきました。実際、子ども時代にはそれが彼の強迫観念にさえなっていたのです。現在、彼が地理学を仕事とし、自らの「強迫観念」を利用することでそれを有益な天職にまでしたことは、注目に値しました。彼は家庭教師として収入を得ていましたが、同じ教職の中でももっと前途有望な職業を望んでいました。テーブルでパスタを食べている私たちの姿を見かけた人なら、誰もが大方、私たちが女の子やスポーツ、もしくは職場での最近の噂話のことでも話しているのだろうと想像したのではないでしょうか。でも実際、私たちが話していたのは、自閉症であるということについてでした。それが内側からはどのようなものと感じられ、この障害の何が彼の人格の一部として残っているのかということでした。機能障害としては、今ではもう対人場面で不安を経験する程度だ、というのが彼の実感でした。女性とのデートも経験しました、いつかは結婚もするつもりなのですが、集団場面ではまだ少々不安を感じます、ということでした。彼は活発で、愉快な青年です。自分をネタに冗談を言ったりもしますし、身振り手振りもふんだんに使います。確かに多少堅苦しく、形式ばった感じを受けますが、同年代の多くの人たちとほとんど変わりはありません。では、フレッドは正常なのでしょうか？　健常児として育った他の何百万の人たちと、彼はどう違うのでしょうか？　彼の成長は確かに勝利だと言っていいでしょう。このタイプの転帰が極めて稀であることは誰もが認めるところですが、あり得ないことではありません。私の調査でも、極めて聡明な自閉症の人に限られはしますが、実際、ありました。ただ、フレッドのケースで非常に際立っていたのは、彼が子どもの頃に受けた介入が実にひどいものだったということでした。だから私は、そのような状況でいったい何がこのような成果をもたらしたのか、まったく想像できなかったのです。ただし、次のハーシェルの話から、ひとつの手がかりを得ることができました。

ハーシェルの転帰は、ひょっとしたらフレッドのものほど華々しくはないかもしれませんが、それでもそれなりに目を見張るものがありました。彼は郊外で母親と一緒に暮らしながら、地元の大学に通っていました。彼は歴史といくつか一般教養科目を取っていましたが、かろうじて合格するかどうかの瀬戸際だったことから、特別に個人教授を受けていました。私は、静かな通りにある、彼の自宅を訪ねました。それはよく繁った木々に囲まれた、こじんまりとしたバンガロー風の家でした。非常に敬虔な家庭であることに、私はすぐに気がつきました。ハーシェルはとても物静かな青年で、ヤムルカ［訳注：ユダヤ人男性用の縁なし帽］を被っていました。彼はほとんど話をしませんでしたが、私の質問には丁寧に、しかし簡潔に答えてくれました。彼は孤立した生活をしていましたが、ユダヤ協会の集会には定期的に出席していました。友だちも何人かいましたが、彼らとはユダヤ協会の集会を通じて会うだけでした。趣味も、外に関心を寄せることもほとんどありませんでした。将来についてはまだ定かではありませんでしたが、大学の成績をひどく心配していました。おそらく彼は、大学の卒業を心配するあまり、他のものは一切目に入らなくなってしまったのでしょう。大学の学位を、目標へ至る手段ではなく、それ自体が目標であるかのようにとらえていたのです。

それでも私は、ここ数年間にわたって、彼が非常によくやってきたことに驚かずにはいられませんでした。早期の診断が誤りだったという可能性はまったくありません。これについては後でカルテを再検討したときに私自身の目で確認しました。ハーシェルには、子どもの頃、多くの自閉症の症状が認められ、かなり重度の学習障害もあったと報告されていました。だからこそ、彼が学問的にこれほどの成果をあげたことは、それだけいっそう目を引いたのです。

しかしながら彼を訪ねたことに関し、私が最も鮮明に憶えているのは、ハーシェルの母親のことでした。彼女は身長は高くないのですが、力にあふれた女性でした。「故国」の子どもたちや親戚の家族写真に囲まれ、私たちはダイニングテーブルに着きました。彼女はその当時のこと、そのときのつらさ、不安、および将来について抱いていた心配についてまざまざと話してくれました。彼女は、ハーシェルにはどこか完全に正常とは言いがたい点があることにはじめて気がついたとき、彼を大きな教育実習病院［訳注：医学生が実習を行なう病院］へ連れて行きました。専門医は、この少年が自閉症であり、母親には彼に他の子どもたちとは離して教育を受けさせ、ゆくゆくは施設に入所させるための計画を立てたほうがよい、と勧めました。ハーシェルの母親は冷静な面持ちでこの一部始終を聞き、助言に対して医師にお礼を述べると、その後、即、彼が言った一切合切を頭の中から追い出したのです。彼女は、厳しい目で私を見つめ、言いました。「私はあの診察室を出たとき誓ったんです。これが私の最後の仕事なら、いいわ、私がこの子を立派な人間にしてみせるって」

あの衝撃的な告知を受けた後、ハーシェルの母親は息子を近所の学校の通常の幼稚部に入学させ、宗教的な家庭で育つ少年にふさわしい活動のすべてに参加の手続きをとりました。教育委員会の専門家、子どものためのレクリエーション・プログラムの最悪な事務員、自分のほうがよく知っていると信じ込んでいる医者たち、彼女はすべてを敵に回して闘ったことを憶えています。しかし、誰も息子を助けたいという彼女の決意を変えさせることはできませんでした。ハーシェルは仲間はずれにされたこともあったでしょう。からかわれたこともあったかもしれません。しかし結局、母親である彼女が息子のために雄々しく、勇敢に闘かってやらなかったら、彼がどうなっていたかということなど、いったい誰にわかるでしょう？　彼女は、ほとんど誰にも撤回、反抗できない不屈の意志をもっていました。彼女が行なったことは、あの時代のトロントの流行ではありませんでした。現在でもそうですが、自閉症の子どもを普通学級に編入させることは、養護学校を用意し、同年代の子どもたちから隔離するよりも、たいていは有益であるということを裏づける証拠は何もなかったのです。彼女はのめり込みすぎだ、自分の息子の障害を否定しているんだよ、自宅には平均二・五人の自分の子をもつ当時の専門家たちは、症例会議の席でわかったような顔で互いに頷き合い、そう言っていたに違いありません。しかし、母親のこのような支持こそが、ハーシェルの人生を違ったものにしたのだということを、これらの専門家たち、おそらくほとんどが気づいていなかったのです。

次に紹介するスーザンの人生は、かなり変わっています。それでも彼女とその父親の悲惨な貧乏生活にもかかわらず、独自の大勝利を物語っています。彼女はトロントの中心に位置する、かなりさびれた地区に住んでいました。私は、呼び鈴を鳴らしながら、彼女の家の玄関に立っていたことを憶えています。その家は荒廃が激しく、ペンキは剥げかかり、網戸が窓から外れかかっていました。やっとスーザンが玄関に現われました。彼女は私を不審そうに見つめた後、私と約束していたことを思い出したのでしょう。私を中へ入れてくれました。私は二階にいたの、暦の計算をしていたのよ。彼女はそう言いました。彼女は私を小さな居間へ案内しました。壁にはさまざまな年のカレンダーがでたらめにぶら下がり、すべて同じ月を示していました。老齢の、明らかに衰弱した紳士が、大きなボリュームでテレビのゲーム番組を見ながら、ぐったりと椅子にもたれて座っていました。私は丁寧に自己紹介をしましたが、すぐに彼が何らかの聴覚障害を患っていることに気づきました。現在では、彼女が父親の世話をしていたのです。彼らのもとへはときどきソーシャルワーカーが訪れ、若干の手伝いをしてくれましたが、買い物も料理も家の掃除も、大部分、スーザンが日常的にこなしていました。彼女は昼間は一切仕事をしていませんでしたし、授産施設にもまったく出かけることはなく、自分の部屋でカレンダーや映画雑誌を熟読して時間を過ごしていました。彼女は自分の生活に極めて満足し、他にはほとんど何も望んではいませんでした。

数年前、彼女の母親がまだ生きていた頃、母親は料理と簡単な家事をスーザンの日課にしました。これにはずいぶんと長い時間がかかったでしょうが、それでも終に、娘に自分自身の身の回りや家の世話を教えることに成功したわけですから、きっと彼女の母親は粘り強い人だったに違いありません。いったん日課として確立してしまえば、たちまち彼女自身の生活となりました。そしてその母親も他界してしまった今となっては、彼女が父親の世話をし、依然自宅で生活できるのも、すべてこの日課のおかげでした。彼女の勝利とは、その障害にもかかわらず、父親の世話を何とかこなしているということでした。融通が利かない反面、そこには、いったん確立したことは日課とし、自閉症者の人生の一部にまでしてしまうという利点もあります。この一家を支えてきたのは、まさしく自閉症ゆえの決まりきった行動の能力だったと言えるのではないでしょうか。スーザンは静かに、効率よく、まさに黙々と仕事に精を出していましたが、これが決まりきった行動として確立するまでには、最初にどれほどの努力と訓練が必要だったかは、私にもわかりました。きっと彼女の母親も、私が他の家族で何度も何度も目にしてきた不屈の意志をもっていたに違いありません。

◆　◆　◆

あの日、私はメロディとシーンに、何か拠りどころとなるようなもの、テディと一緒にこの先うまくやっていく際に、判断の基準として利用できる試金石のようなものを与えようと努めました。自閉症やＡＳＤの人々にはすばらしい長所が秘められており、まったく予想もつかないところにその勇気と不屈の精神の痕跡が見つかることを、フレッドやハーシェル、スーザンなどの物語から私が学んだことによって具体的に示すことができればと願ったのです。そして、よく機能するまでになった子どもたちのこれらの話の中で、私が気づいた共通の要素を強調したいと思いました。

おそらく、もっと最近の転帰調査から学んだ他の教訓同様、そのような要素は、ＡＳＤの子どもたちが、かつての彼らから、どのようにして現在のような彼らになったのか、その模様を具体的に明らかにしてくれるでしょう。

共通のテーマのひとつは、障害の軽減と機能の改善を目指すほうが、自閉症の症状だけを取り除こうとするよりも効果があるようだということです。ＡＳＤの幼児においてまず最初に改善すべき点は、指示に対して注意を払えるようにし、簡単な言語スキルを習得させ、簡単な命令に従えるようにすることです。そして次に、身支度、テーブルでの食事、および地域社会へ入っていくなど、日常生活のスキルの習得へと進みます。これらの改善については、特定の治療法とは無関係に、治療研究と転帰調査の両方で明らかになります。自閉症の症状の中でも、特に自閉症の三主徴（第一章参照）と言われる、対人相互性障害や、興味の幅が狭いという点を反映する症状は、完全に消えることは滅多にありません。より目立たなくなる、より私的な範囲に限られるようになる、もしくは特定の時と場に限定されるようになるという場合が多いのです。自閉症の症状そのものを改善するよりも、知能指数を向上させるほうが実際には容易です。自閉症の症状は、コミュニケーション、対人的やりとり、および遊びにおける機能的スキルが改善するにつれ、おのずと軽減していくようです。したがって、これらの機能的スキルに取り組むことが、学校、サッカーチーム、ボーイスカウト、ガールスカウト他、どこであろうと、さらに社会への参加を広げていくための重要な近道となりますし、これが今度は子どもの日々の生活スキルをよりいっそう改善させることになります。ハーシェルの話からもわかるように、私の転帰調査でも、このようなタイプの地域活動や環境に子どもを参加させるよう、子どもに代わって強力に提唱していく親こそが、よりすばらしい成果をもたらしていることは間違いありません。

もうひとつの重要な教訓は、機能改善のために子どもに新しいスキルを教えるということと、子どもの障害に合わせて周囲の環境に何らかの配慮をすることを、まるで別もののようにとらえる誤った二分的解釈がみられるということです。この場合、環境というのはたいてい、子どもがやりとりする人々や、学校やその他の地域社会でのやりとりを管理する規則や規制を意味します。重要な鍵は、それらの人々が抱いている期待を再度見直してもらうとともに、ＡＳＤという障害を抱えているがために子どもが被っている制約にきちんと対処してもらうことです。環境を変えないかぎり、子どもを変えることはできません。子どもとその環境というふたつの極の間で、絶え間ない対話が続いているのです。まずは環境側（すなわち周囲の人間）が先に子どもに適応すれば、子どもとの間を取りもつのもより容易になりますし、今度はそれが、一風変わっていることに対する人々の態度を和らげることになります。より柔軟に受け止められるようになるのです。

あの面談から何ヵ月かして、私は経過面接のためにシーンとメロディに会いました。最近、テディは特別なデイ・ケアを受けるようになり、言語療法を受け、同年齢の友だちと遊べるよう助けてもらいながら、学校へ行くのを楽しむようになっていました。シーンとメロディも、彼の状況にずいぶん気が楽になったようで、このような集中的なアプローチを進んで試みてみようという気持ちなっていました。彼らは、テディの成長のたとえほんの些細な進歩でもきちんと評価するようになり、彼に新しい単語を理解できるようになった様子が窺えるたびに、その一語一語にとても喜びました。テディと一緒に台所を抜けて居間へと競走したことや、ある日テディが、メロディのぶざまな行動を見、驚いたような顔で声を上げて笑った様子などについて話すとき、彼女の顔に笑みがこぼれました。

たびたび失望することがあったとしても、それは親にとってやむを得ないことだと思いますし、一日が終わり、わが子に親が期待していたほどの成果が認められないこともあるでしょう。しかし、たとえどのような結果であれ、少なくとも彼らが恐れていたものほどひどいものではないのではないでしょうか。信じて歩み続けること、そしてたとえわが子に合わせて環境を変える必要があったとしても、子どもにふさわしい環境を確保できるようにすると決意すること、それこそが何にもまして重要です。治癒――これはちょっと、期待が過ぎるでしょう――を求めるためではなく、理解と寛容さを求めて立ち上がるためには、静かに信じ、決意できなければなりません。これがあらゆる親に必要な権利代弁のスキルなのです。そうすれば変化と改善は、時を経るにしたがって姿を現わしてきます。確かに今すぐにというわけにはいかないかもしれません。しかし、いつかきっと現われてくるはずです。

発達期におけるＡＳＤの子どもたちが成し遂げる勝利は、健常などの子どもにもまったく引けを取らない、正真正銘の印象深いものです。彼らは確かに一風変わってはいますが、にもかかわらず実に立派です。彼らのそのような勝利を理解することは、決して簡単なことではありません。一見しただけで容易にわかることではありませんし、典型的な勝利を物差しとする見方からは特にそうでしょう。しかしＡＳＤの子どもたちの目で世界をとらえてみてください。ちょっと立ち止まって、彼らのとらえる世界をじっくり評価するゆとりをもってみてください。そうすれば、その勝利と成功が明らかで、意味深いものであることがわかります。大切なのは、子どもが結局どこまで行き着けたかということではありません。彼らがどこを出発点としてそこまで至ったのか、その過程こそが子どもの勇気と我慢強さを評価する、本当の基準なのです。ジャスティン、ジェレミー、トム、そしてその他すべての自閉症やＡＳＤの成人たちには、健常な同年代の人たちの中で、胸を張って立ち上がる権利がありま す。そしてメロディとシーンも、テディが成長し、症状がどんどん改善していくにつれ、そのことに気づき始めています――テディは母親のぶざまな姿を見て声を立てて笑うようにまでなったのです。これこそ何よりも雄弁に彼の改善ぶりを物語っているのではないでしょうか。

第8章 サリー、アン、そしてダニー

〜謎を受け入れる。原因にこだわらず進み続ける〜

午後の予約に遅れ、私はわずかに息を切らしながら、階段を下りて行きます。診察室の外で私を迎えたのは、まるで幼稚園のクラスのような一行です。三人のとても幼い子どもたち、女の子ふたりと男の子ひとりが、廊下を大はしゃぎで駆けていきます。その彼らを、非常に心配そうな顔で見つめる両親、さらにその両親を、やはり心配そうにふたりの祖父母が見つめています。私は急いで、このお揃いの一家を診察室へ案内します。部屋はいっぱいで、子どもたちが走り回れる余裕などほとんどありません。耳をつんざくような騒音の中、私は、大人たちと子どもたちの間を行ったり来たりして向きを変えながら、情報集めに奮闘します。わずかにブロンドの髪、射通すような青い瞳、何ともかわいらしい子どもたちです。

両親の話によると、子どもたちは三つ子ということです。女の子たち、サリーとアンは一卵性双生児、男の子、ダニーは二卵性双生児です。母親のジョーンはかつては店員として勤めていました。この日の彼女は、白いジーンズとセーター、そしてメガネのいでたちです。とことん疲れきっているといった様子です。父親のデイブは、深夜勤務の機械運転者です。彼はこの面談に家族全員を車で連れてくるために、やっと起きたばかりです。親はふたりとも、子どもたちの発達を非常に心配し、自閉症ではないかと疑いを抱いています。彼らには他に子どもはいません。彼らが不安そうに私を見つめています。まるで、今すぐここで、ひょっとしたら安心できるような答えを私から聞けるのではないか、という目です。私にとってはそれよりも、まずは情報集めが先です。いったい何があったのか、同じ家族を同時に、しかも三度も、同じ悪夢が襲ったなどということがありうるのかどうかを理解するためには、情報集めが必要です。

ジョーンはつわりの時期、朝の吐き気にはかなり苦しんだようでしたが、妊娠自体にはさして大きな問題はありませんでした。三つ子は帝王切開術による早産でしたが、大変な喜びと祝福に迎えられて誕生しました。三人とも全員、四ポンド未満でした〔訳注：四ポンドは約一八一六グラム〕。誕生後、新生児病棟での赤ん坊たちの経過は順調で、二十四時間後には人工呼吸装置も外されました。病院には九週間いただけで、その後自宅に帰りました。看護師たちの間では、てんやわんやの大騒ぎでしたが、赤ん坊たちの順調な経過には誰もが目を見張りました。退院の際には、一家はたくさんのプレゼントを贈られ、盛大に見送られました。地元の新聞までが写真を撮りに駆けつけたほどだったのです。自宅では、三つ子に必要な世話に、親は懸命に対応しようとしました。ジョーンは三つ子の誕生についで手に入るものすべてを読みあさり、他に双子が誕生した親戚はいないかと家系図を探すと共に、まずは彼女の親や友人たちの力を借りました。

家庭医と小児科医の定期検診を受け、すべての指示に厳密に従いました。しかし、生後十八ヵ月頃、ジョーンとデイブは、赤ん坊がいつまでもバブバブと言っているばかりで、なかなか言葉を話すようにならないことに気づき、子どもたちの発達に不安を抱くようになりました。クリニックでの二歳時検診の際に、小児科医は、子どもたちの対人的行動と、コミュニケーションへの関心の欠如を根拠に、三つ子が自閉症である可能性を考えました。親にとってこれはショックであり、驚きでした。そしてその小児科医から、できるかぎり早く三人を診察できないか、と私に依頼があったのです。

◈　◈　◈

子どもたちは、レゴ［訳注：プラスチック製の積み木］のピースを拾ったりしながら、部屋の中をうろうろしますが、それを使って実際に遊ぶわけではありません。男の子は何を求めるわけでもなく、静かに母親の膝の上に座ります。女の子のひとりはうっかりして転んでしまいますが、泣くわけでもなく、母親の元へ行くわけでもありません。子どもたちが親のほうへ近寄っていくことは稀で、たまにあるとしても、親からの話しかけにほとんど応じる様子はありません。生後二十四ヵ月のときに、唯一女の子のひとりがプラスチックの容器を持ってきて、中に何が入っているのか見るためにそれを開けるのを手伝ってくれるよう求めて、若干、コミュニケーションの意図を示したことがあるだけです。三人の子どもたちは私たちの周りをうろうろし、私のことも、自分たちの親のことも大方気づいていないようです。ジョーンは彼らの名前をひとりずつ挙げ、紹介しますが、彼らは誰に呼ばれているかを確かめようと、振り向くこともありません。

ダニーは、まるで私がそこにいるとは思っていないかのように、ドスンと私にぶつかりますし、サリーはアクション人形をいくつか一列に並べ、何やらブツブツと独り言を言っています。そしてアンはというと、私のＯＡタップ［訳注：主にパソコン用のスイッチがついたタップ］のライトに夢中になっています。子どもたち同士の間でも対人的なコミュニケーションという点では、ほとんど何も認められませんし、私に対しても、また両親、祖父母に対しても、コミュニケーションを求める気持ちはほとんどありません。今や両親や祖父母の不安そうな視線は私にも向けられています。自宅では、女の子たちは古いディズニーのビデオやバーニーを見るのが好きで、特にお気に入りはディズニーの『ファンタジア』だそうです。ダニーはソファに飛び乗るのが大好きで、何時間もそれを繰り返しているということです。

面談の締めくくりに両親と祖父母が尋ねるのは、次のふたつです。三つ子は実際ＡＳＤなのでしょうか。だとしたら、いったいこのような悲劇の原因は何なのでしょうか？　同じ家庭に、しかも同時に生まれた三人の子どもたちが揃いも揃って全員ASDなどということがいったいどうしてあり得るのでしょうか？　私は、その答えを出すのはまだ時期尚早であり、コミュニケーションと認知についていくつか評価をして、子どもたちをデイ・ケアに入れたうえで注意深く様子を追っていく必要があることを伝えます。そして三ヵ月後とさらに六ヵ月後に再度、彼らを診断するつもりだと述べます。私は内心、おそらく自閉症である可能性が高いだろうとは思っていますが、生後二十四ヵ月の時点で診断を下すのは難しいですし、特に双子の場合はしばしば言葉が遅れがちですから、もう少し待つことに決めたのです。いずれにしてもデイ・ケアで有効な介入を受けることになるでしょうから、サービスを受けるのに実質的な遅れは一切生じることはないでしょう。

◆　◆　◆

もう一組の夫婦、ロンとキャロルは、現在十歳の息子、ロバートの診察を私に求めています。私が彼にはじめて会ったのは、今から六年前、診断評価のためでしたが、今回のこの予約は、彼の自閉症の原因について考えられることを話し合うのが目的です。彼らにはロバートの下に四歳と五歳のふたりの子どもがいて、ふたりとも実に順調に成長していますし、夫婦のどちらの家系にも自閉症の家族歴は一切認められません。キャロルとロンは、ふたりとも弁護士で、これまで息子の自閉症について多くの医師の診察を受けてきています。私は、この家族にはじめて会ったときからの経過を鮮明に憶えています。明らかに、ロバートは生後十八ヵ月までは実に順調に成長していました。五十語ほどの言葉を憶え、いつもニコニコして、こちらの呼びかけにもよく反応し、愛嬌のある子どもでした。この模様はすべて、両親の好意で提供された、彼の一歳の誕生日のビデオで見ることができました。ビデオは、彼が幸せそうにロウソクを吹き消し、手を叩き、一部始終に声をあげて笑っている様を映し出していました。しかし生後十八ヵ月でワクチンの接種を受けて、その数週間後、彼はひどく調子が悪くなりました。ある晩、高熱を出し、長いけいれんを起こして母親を震え上がらせました。彼女が優しく両手で抱きかかえるなか、彼は真っ青になり、震え始めたのです。家の寝室の間取り、真夜中に彼女を起こした泣き声、慌てふためいて電話にとびつき救急車を呼んだことなど、キャロルはその夜のことをまるで昨日のことのようにありありと説明しました。この子は死んでしまう、彼女はそう確信しました。ロバートは大急ぎで病院に連れて行かれましたが、幸いにもそれ以上発作を起こすことはありませんでした。数週間後、彼は退院し、自宅に戻ったのですが、別人のようになってしまったのです。気力が抜けたようで、内向的になり、まるで世捨て人のようでした。しかもそれから数ヵ月間にわたって、まったく言葉を口にしなくなったのです。もはや笑顔もみられなくなり、親に見せようと物を持ってくることもなくなりました。気難しく、怒りっぽくなったのです。まもなく彼は小さな紙切れのとりこになり、紙切れをさらに小さくバラバラに引き裂いてはそれを丸めて小さな玉にし、階段の下へ向かって投げるようになったのです。また、父親の法律書のページを最初からずっと何時間も何時間も捲っていくこともよくありました。

当然ながら、両親はこのような事態の変化に途方に暮れました。彼らは事実上、息子を失ってしまったも同然でした。彼らには、まるであのひきつけの晩に息子が死んでしまったかのように感じられたのです。ロバートの母親は、ひどいうつ状態に陥っていました。父親は何とか支えになろうと努めたのですが、なにぶん彼もまた深い喪失感の中にいたのです。彼らは地元の医師にかかり始めましたが、返ってくる返事や意見に腹が立ち、欲求不満に陥るとともに失望したのです。

結局、ロバートは専門家によって自閉症と診断されました。しかし、これで親の探求が終わったわけではありませんでした。いよいよ徹底的な原因究明へと猛烈に突き進み始めたのです。息子の対人コミュニケーション・スキルがこのように後退したのには何か原因があったに違いない——おそらく、ワクチン接種——彼らはそう確信していました。しかし、彼らの考えに医師からの賛成は得られませんでした。確かに、このような後退は通常生後十八ヵ月から二十四ヵ月の間に、自閉症の子どもの約三十パーセントに起こることがあります。しかし大多数の症例で、何ひとつ認識可能な原因が突き止められず、まさしくこのことが親に大きな欲求不満をもたらす原因になることさえあるのです（ただし、ＡＳＤのもうひとつの下位タイプである崩壊性障害の場合は、これとは異なり、正常な発達期間が二十四ヵ月どころかさらにずっと長く続きます）。

今回の私との新たな面談のために、ロンとキャロルからは、国中で試みた数々の詳しい検査結果や診察をめぐる話を集めた膨大な医学書類が送られてきました。ロバートはＭＲＩとＣＴスキャン、その他多くの詳しい検査を受けましたが、これといって特別なことは浮かび上がってこなかったようです。血液検査についても同様で、すべて結果は正常範囲内でした。そうこうするうちに、彼は食べ物に対してかなり神経質になり、チキンナゲットとリンゴジュースしか口にしなくなってしまったのです。まもなく頻繁に下痢を起こすようになりました。そしてこのような一連の新たな問題の結果として、彼は消化器系統のレントゲン検査と腸の生体組織検査も含め、いくつかの胃腸検査を受けることになったのです。これらの検査からは、大腸炎の非特異的な所見が示唆されました。さらにロンとキャロルは、最近インターネットで、はしか、おたふく風邪、および風疹（ＭＭＲ）のワクチン接種が大腸炎を引き起こす可能性があり、それが消化器系統の透過性を変え、血流中への毒素の侵入を許すことになるという記事を読みました。このウェブサイトによると、それらの毒素が脳に影響を及ぼし、自閉症の原因となる恐れがあるということでした。そうして現在、ロバートは、グルテン［訳注：小麦粉などに含まれる粘着性たんぱく質］とカゼイン［訳注：牛乳中のたんぱく質］を除いた食事を摂っているのですが、母親にとっては、このような食事を用意していくことは非常に困難ですし、ロバートも食べるのを嫌がっていました。そのため結果的に、夕食時はいつも大変で、争いの舞台となることがしばしばでした。

ロンとキャロルはロバートを連れて国中を旅して回ったのですが、それも結局のところ、答えを求めての長く険しい探索にほかなりませんでした。そして、最近彼らが追求している仮説というのが、ワクチン接種‐大腸炎‐自閉症の関連性だったのです。ロンとキャロルは、原因を厳密に探り当てることがより効果的な治療を受けることにつながると強く感じていました。原因がわかれば、具体的な病理所見が得られ、食事の変更や、セクレチン、抗アレルギー薬、抗イースト菌感染症薬によるなど、何らかの治療介入の必要性が浮かび上がってくる、そう固く信じていたのです。しかし、これらの介入はいずれも、一時期、自閉症の「治癒」をもたらしてくれるものとして勧められたこともあったのですが、その効果を証明する文書はほとんどないのが現状です。彼らが送ってきた記録を見て悲しく思うことは、ロバートの機能の改善は求めつつも「治癒」の空約束はしない、自閉症のための現実的で、根拠のある治療選択については、長年の歳月のなか、ほとんど話し合われることがなかったということです。彼の対人スキルを改善させる行動療法は何ひとつとして行なわれてきませんでしたし、彼に拡大コミュニケーション手段を教える試みもほとんどなされませんでした。また、通常学級に入るために何か持続的な機会を設けるという点でも、ほとんど何の対策も講じられてこなかったのです。ロンとキャロルは、息子の自閉症は、それまで順調だった子どもに突然襲いかかったものなのだから、何か原因を取り除いて自閉症を治し、自分たちに息子を返してくれる方法があるに違いないと主張しました。しかし、このような追求に終始していたがために、彼らは、とりあえずいま可能な、標準的で、科学的根拠のある介入を通して障害の程度を軽くする機会を取り逃がすことになってしまったのです。

面談は困難を極めました。ロバートは用意されているおもちゃにはほとんど関心を示しません。身体を前後に揺すりながら気のない様子でじっと座っていました。彼は私の書棚の本を読みたがりました。私も彼に自分の本を役立ててもらえるのは嬉しかったので、彼が自由に引き裂いてもいいように必ず古い本を渡すことにしました。彼にはまだコミュニケーションに問題があり、食べ物や本を求める際に、ときどきひとつの単語を使うだけでしたが、子ども向け番組の歌をうたうことはできました。彼は一日中、自宅で過ごし、水泳教室やその他の気晴らしとなるような地域社会の活動には参加していませんでした。テレビを見ていないときには、何時間も続けて家中を走り回っているということでした。私が前回彼に会ってから、この数年間に大した変化はありませんでした。両親は、彼を挟んで両側に座りました。険しい顔、保険制度との闘いに怯える犠牲者といった形相でした。気持ちよくあいさつを交わすこともなく、前回の面談からこれまでの間の様子について聞くこともできませんでした。自閉症分野における新しい動きについて話し合うこともできなかったのです。

「ワクチンの接種が息子の自閉症を引き起こした原因なのでしょうか。それを確かめるためには、いったいどんな検査をしたらいいのでしょうか？　私たちが知りたいのはそのことなんです」

「そのような検査はないと思うのですが」。このような回答では納得してもらえないんだろうな、承知のうえでそう答えます。

「尿ペプチドや血液中のたんぱく質濃度について検査してみたほうがいいでしょうか？　インターネットで私たちが調べた研究では、ワクチンの接種後に自閉症になった子どもたちは、これらの化学物質の濃度が異常だったということでした」

「私もその結果に興味がないわけではないのですが、ウェブサイト上でしか公表されていない研究についていくのは、正直言って大変なんですよ。こんなことを申し上げてはなんですが、私にはどうもその研究者たちは、自分たちの研究が学会関係者によって査読されるのをあえて避けているように思えるんですよ。通常そのような査読は、正しいと思って誰かが主張することが正当と認められるためには、最低限必要なことなんですけどね」

「でもそれは、大部分の医師がこの研究を信じたくない、と思っているからじゃないんですか？」

私はため息をつきました。長い長い面談となりそうでした。

◆　◆　◆

私がジョーンとデイブと例の三つ子たちに会ったのは、あれから六ヵ月後のことでした。彼らはこの六ヵ月間、自閉症について理解ある人々から多くの特別な支援を得られる、地域のデイ・ケア施設で療育を受けてきたのです。この子どもたちの問題が一時的なものか、それとも自閉症以外の何か別の原因によって引き起こされたものだとしたら、大きな改善が見込めるはずです。三つ子は非常によく適応しているということでした、デイ・ケアへ行くのを楽しみにし、やる気満々で通所の準備をします。療育活動へもすんなり入っていけるようでした。ウォーミングアップの時間が必要とまではいかないのですが、朝一番はさすがにまだ感覚が充分に目覚めていないようです。サリーは二、三の言葉を使い、以前と比べればいささかコミュニケーションを図れるようになりつつありますが、他のふたりに至ってはまだ話をしません。対人的なやりとりはまだ難しいし、反復的で、ひとりで行なう活動を好む傾向も、依然強く認められます。デイ・ケアでも他の子どもたちと本当にやりとりをしているとは言えない状態ですし、ビデオを見るのが大好きなのも相変わらずで、ダニーは今も一度に何時間もソファに飛び乗ることを繰り返しています。私は、三つ子が自閉症であることは確かだと思うと親に告げます。彼らは、動じることなくこのすべてを受け入れます。ジョーンの目から涙が数滴こぼれます。大丈夫です。もう充分泣きましたから。彼女は私にそう言います。その途方もない苦しみを考えると、彼らがもっと取り乱すだろう、と私はおそらく単純に予想していた気がします。しかしもちろん彼らは、自分たちの子どもの様子がどこかおかしいことは、はじめからわかっていたのです。実際、この診断に打ちのめされながらも、幸い家族や友人の支えを得て、人知れず喪の作業をする親が大半です。むしろ、この先どんどん進んでいくことに最も苦渋するのは、なかなか診断を受け入れることができない親、悲しみを寄せつけようとしない親なのです。

この状況にどう対処していくおつもりですか、私はジョーンとデイブに尋ねます。きっと私たち以上に困っている方たちもいると思います――自閉症の子どもたちの中には、乱暴で攻撃的なお子さんもいるとお聞きしていますから、それを考えると、少なくともうちの子どもたちは素直ですし、扱いやすいと言えるかもしれません。彼らはそう答えます。確かにある意味で、三人が三人とも自閉症でかえって楽だったと言えるかもしれません。何ら違いを感じずにすむわけですから。ひとりの子どもに対処する覚悟が決まれば、当然、他の子どもたちに対してもドンと構えて受け入れてあげられるでしょう。診断について知ってしまった今となっては、私たちが知りたいことは、では実際どうやって自閉症の三つ子を育てていったらいいかということです。普通、なかなかこうは言えないものです。どうして彼らの家族は、これほど特別でいられるのでしょうか？

原因究明は強烈な衝動となり、自閉症の子どもたちの親を突き動かします。悲劇を前に、なぜこんなことが自分の身に降りかかるのか、その原因究明に乗り出すことで、それに対処しようとすることがあります。ときとして親は、まるでそうすることで状況を自らの手でコントロールできるかのように、執拗に原因を求めることがありますが、それは、おそらく彼らが診断とそれに伴う諸々のこと一切をまだ完全には受け入れていないからではないかと思います。一般に自閉症という障害があると世間に受け入れてもらえなくなる、というひどいイメージがまかり通っています。自閉症の人々は乱暴で、自虐的で、慢性的に依存的であるため、精神病院への入院が必要であると考えている人が地域には多いのです。果てしなく原因を追い求めようとするのも、一部には、このようなイメージの受け入れを拒む気持ちがあるからで、これは至極、もっともなことです。しかし診断を受け入れることで、自閉症の原因についてすでにわかっていることや科学的根拠のある治療についても知ることができるのです。第七章で触れたように、手をこまねいていたせいで効果的な初期介入が遅れることにでもなれば、それこそ現実的な問題となります。現在では、できるかぎり早く治療を開始すると、長期的な転帰に実質的な違いが出てくる可能性があることを裏づける証拠もあがっています。自閉症の子どもたちは、たとえ治癒することはなくとも、症状を改善することは可能なのです。しかし、それには力を合わせて努力すると共に、原因究明にいつまでも終始せず、早々に新たな一歩を踏み出し、どんどん先に進んでいくことが必要です。

私は、両方の親に自閉症の原因について現在明らかになっていることを説明しようとしました。実際のところ、まだほとんど明らかになっていませんし、私たち研究者の間でも知識に大きな開きがあるのが現状ですから、説明といっても大して時間はかかりません。ASDの子どもたちの約十パーセントには、脳に重大な混乱をもたらす、何らかの他の神経学的障害が認められます。その結果、結節性硬化症や脆弱X症候群などの疾患の子どもたちの中にも、神経学的障害の二次的な結果として、自閉症を発症する子どもがいるのです。そのような子どもたちの多くには、最重度の学習障害があり、認知的に重度の遅れがあります。その場合、自閉症の症状や行動は、主要な懸念材料というより、むしろ関連症状ととらえられることになります。最重度の学習障害が原因で言葉を発せず、遊びのスキルも一切認められない子どもの場合、もっと機能の高い自閉症の子どもにもみられるような行動を示すことがあります。このような子どもでは、自閉症に特徴的な症状がみられたとしても、それは必ずしも自閉症の結果ではなく、重度の認知障害の結果と考えられます。結節性硬化症の子どもたちの中に、なぜ自閉症を発症する子どももいれば発症しない子どももいるのかについては、謎のままです。概して、認知障害が重ければ重いほど、その原因が何であれ、自閉症の徴候が現われる可能性も大きくなると言えますが、これとて必ずしも常にそうとは言えません。

神経学的障害が伴わない、その他の九十パーセントの症例については、わかっていることはもっと少ないのですが、それでもかつてと比べれば確かに解明は進んでいます。この障害が何らかの形で遺伝的に受け継がれることは明らかです。つまり、自閉症とＡＳＤは遺伝的な障害だということです。ただし、では実際、何が、どのように受け継がれるのでしょうか？　これについてはまだ解明されておらず、大きな謎に包まれています。自閉症の子どもたちの兄弟姉妹をみると、そのうち約三パーセントから五パーセントに、やはり自閉症が認められます。割合的には非常に低いと思われるかもしれません。しかし、一般人口における比率（千人につき約二人の割合）と比べると遥かに高いと言えます。このことからも、自閉症が家系的に受け継がれていることが窺えるのです。しかし、自閉症の遺伝的原因については、双子で、少なくともそのうちどちらか一方が自閉症である場合を比較してみるのが最も確実な証拠を得る方法となるでしょう。一卵性双生児と二卵性双生児で、一方が自閉症である場合のもう一方における自閉症の率を比較した研究はこれまでにも数件あります。一卵性であろうと二卵性であろうと、双子は同じ子宮内環境を共有します。しかし、ふたりが共通してもつ遺伝子の数は一卵性と二卵性では基本的に異なっています。一卵生双生児は百パーセント同じ遺伝子を共有していますす。それに対し、二卵性の場合、共有するのは全遺伝子の平均五十パーセントにとどまります。これらの双子研究の結果、双子で一方が自閉症の場合、もう一方も自閉症である確率は、二卵性よりも一卵性の双子のほうが遥かに高いことが確認されました。これは自閉症やＡＳＤの発症を促す遺伝子の働きによる、としか説明できません。双子以外の兄弟姉妹が自閉症となる可能性は三パーセントから五パーセントです。一卵生双生児の発生率よりも遥かに低いのです。これは自閉症の病因には複数の遺伝子が関わっているからか、さもなければ、遺伝子面でのこの障害の罹患傾向に、何らかの環境的な要因が加わり、相互作用を起こしたからに違いありません。ということは、環境要因もまんざら無関係ではないということです。実際、妊娠中に母親がサリドマイドや抗けいれん薬を服用したことが原因で自閉症となることもあります。他にも、環境的な危険因子は存在するかもしれません（しかし、長年の研究にもかかわらず、いまだ明らかにされてはいません）。また仮に存在するとしても、あくまで遺伝子面での罹患傾向を背景としたうえで、何らかの影響を及ぼすのかもしれません。

それにしても自閉症の遺伝学は複雑です。現在の知識では説明できないことが少なくとも四つあります。第一に、一卵性双生児で、一方が自閉症でも、必ずしももう一方が自閉症であるとは限らない――一致率は通常六十パーセント――のはなぜなのでしょうか（多くの他の発達的、神経学的障害でも同様の知見が明らかになっています）。単純な遺伝学的説明が成り立つとしたら、一卵性双生児で一方が自閉症の場合、もう一方も全員、自閉症であるはずだと予想されるでしょう。第二に、自閉症もしくはＡＳＤの兄弟姉妹で、やはり自閉症もしくはＡＳＤである人の割合が低いということ、また、女児よりも男児のほうが多いという男女比をみても、この障害が嚢胞性線維症やハンチントン病などの他の障害と異なり、単一の遺伝子が単独でこの障害を引き起こすとは考えにくいことです。複数の遺伝子が関わっているに違いありませんが、それらがどのように相互作用するかについてはまったく不明です。そして第三に、この障害の有病率が低下しない理由がなんとも理解しがたい、ということがあります。何といっても、自閉症の大多数の人が子どもをもたない、つまり彼らの遺伝子は子孫に伝えられていないからです。この障害が遺伝的なものだとすると、前世代と比べ、その有病率は低くなっていくはずだからです。実際、自閉症については、少なくとも二百年前にイタールがアヴェロンの野生児について説明した記録があります。どう見ても、ここ十年程度の間に、この診断を受けた子どもたちの数は増加しましたが、障害自体の発生率が高くなったかどうかについてはまったく不明です。

ここ十五年かそこらの間にＡＳＤの診断を受けた子どもたちの数が劇的に増加したことは確かです。この増加がＭＭＲワクチンの導入が広まったことと時期が一致していると懸念する声はかなり高まっていますし、これは、ワクチンをめぐる論争に油を注ぐ発見のひとつにもなっています。ただし、心に留めておかなければならない重要な点は、この障害が実際に地域社会で増加していることを裏づける証拠は一切ない、ということです。増加しているのは、地域社会で障害を認定されている子どもたちの数なのです。障害が増加しているというのは本当なのか、それとも認識が高まったことによる結果なのかを決定的に明らかにするために、同一の測定基準を用い、同一の地域で二度にわたって行なわれた地域調査はひとつもありません。実のところ、認識の変化から障害の増加の大部分を説明することができると確信するのには、次のような理由があるのです。

一．自閉症の診断基準が拡大され、より多くの子どもたちが含まれるようになった。
二．現在では、スペクトラムの両極に位置する子どもたち（つまり、高機能の子どもたちと低機能の子どもたち）にこれまで以上に自閉症の診断が適用可能となった。
三．現在では、ダウン症候群や結節性硬化症など、他の障害の子どもにも自閉症の診断を適用することが多くなっている。

四．非常に幼い子どもや成人に対しても、以前より容易に診断が下せるようになった。

有病率の高まりに関して最も目を引くのは、カリフォルニア州で得られたデータです。カリフォルニア州では、発達障害の子どもたちについて、きちんとした記録が取られているのです。カリフォルニア州の報告によれば、自閉症の子どもたちの数が劇的に増加しているのに対し、精神遅滞〔訳注：知的障害の正式な医学診断名〕の診断を受ける子どもたちの数は劇的に減少しているということでした（ただし、公正を期すために言うなら、この調査結果には異議を唱える声もあります）。確かに、昔なら精神遅滞と診断されたと思われる子どもたちが、現在、自閉症スペクトラムと診断されるようになっていると考えられます。特に、多くの行政区で精神遅滞と診断されるより、自閉症と診断されたほうが行政サービスを受けやすいということも原因しているでしょう。

そしてもうひとつ、先ほどの、いまだ説明できていない四つの問題のうち、四つ目のものについては、ロンとキャロルが私たちの話し合いで取り上げました。彼らの家族には、他に自閉症の人は誰もいないということ、叔父や従兄弟たちの中にもいないことを、彼らははっきりと指摘したのです。彼らの場合、一家の他の子どもたちはまったく正常で、他の親戚たちに拡大して考えても、やはり自閉症の診断を受けた人はひとりもいません。この障害がもし本当に遺伝的に受け継がれるものだとしたら、どうしてこのようなことがあり得るのでしょうか？　彼らに対し私は、次のように説明しました。

実際には家族にほとんどそのような経歴が認められない場合でも、遺伝的に受け継がれる障害はいくつかある（乳がんや老年性認知症など）ということ、しかもそのような障害の原因となる遺伝子の中には、すでにはっきりそうと確認されているものさえあります。さらに、正式な診断に当てはまるほど重症ではない自閉症様の特徴が単独で見つかる可能性は、一般人口におけるより、ＡＳＤの子どもたちの身内においてのほうが高いことを示す調査もあります。対人的孤立、関心や趣味への熱狂、融通性のなさ、異常なコミュニケーション方法、および学習障害などの特徴が、父方、母方の双方から報告されることも珍しくはありません。自閉症者の身内の約二十パーセントにこれらの特徴が認められます。つまり、拡大家族のメンバーを見渡したとき、自閉症と呼べる人は非常に稀かもしれないにしても、一風変わったパーソナリティの人なら、家系の中に見つかるということです。

したがって現在、自閉症の診断を与えられると、親は即、家系を調べ、このようなことでもなければおそらく気に留めることなどなかったと思われるＡＳＤ様の特徴を、過剰に認めるようになっていると言えるかもしれません。それまでとは別の目で親戚を見、ひょっとしたら軽症のＡＳＤがあるのではないかと疑ったりすることも少なからずあります。「あなたの家系から遺伝したのよ」「いや、おまえの家系からだよ――だってほら、おまえのいとこの、ウィリアムのことを考えてみろよ！」。親たちがそういって言い争うこともあります。その一方で、自閉症もしくはＡＳＤに関係する複数の遺伝子が身内の中でひとりにだけ存在することは珍しいことではなく、特定の遺伝子が組み合わさったり、特定の子宮内環境で遺伝子同士が相互作用を起こしたときに、障害が完全な形で姿を現わすということがこれらのデータから窺えます。

このように、現在のところ、自閉症の遺伝子として確認されたものはまだひとつもありませんが、有望な手がかりはすでにいくつか浮かび上がっています。この数年間に研究は急速に進展してきてはいますが、これらの遺伝的要因がいかにして自閉症もしくはＡＳＤを引き起こすのか、明確な説明が得られるまでには、まだ何年もの歳月が必要となりそうです。

◈　◈　◈

ジョーンとデイブは、私の説明に極めて満足してくれたようです。結局、三人の自閉症の子どもたちをもつ親として、自閉症が遺伝的な障害であるという考えは、彼らにしてみれば、あまりにもわかりきったことなのでしょう。しかしロンやキャロルなどの他の親にとっては、そうはいきません。しかも自閉症の発病がワクチン接種のような出来事と時期的に密接に結びついているときなどは特に、そうそう簡単には承服できないのです。彼らにとって、自閉症の原因はワクチン接種であるという根拠は、有無を言わさぬ説得力をもつのです。この病状に対して、「新型自閉症（new variant autism）」という新たな別称すら存在するのも、自閉症という従来の診断を受け入れまいとする姿勢を、おそらくこのような形で巧妙に表わしているのかもしれません。しかし、おそらくロンやキャロルが読んだこととは矛盾するでしょうが、ワクチン接種が大腸炎の原因となることはなく、麻疹ウイルス（ワクチン接種による）が自閉症の子どもの腸の生体組織検査から発見されたことはいまだかつてありません。これについては確実な証拠によって裏づけられていることを申し上げておきたいと思います。それればかりか、生後十八ヵ月頃に自閉症が発症する例は、決して珍しくはありません。前にも説明しましたが、自閉症の子どもの約三十パーセントに、実際、ロバート同様の対人コミュニケーション・スキルの退行が認められています。ただしこのような退行の発生率は、ワクチン接種の前後でまったく変わらないのです。人口全体のデータをもとにしても、自閉症の発症がワクチン接種の時期周辺に集中しているということは断じてありません。しかも、ＭＭＲワクチンの接種を受けなかった子どもたちでは自閉症の発生率が低いということもまったくありません。ロバートのワクチン接種をめぐる一連の出来事と、それに引き続いて起こった自閉症の発症は、たまたま時期が重なっただけかもしれません。でなければ自閉症が完全にその姿を現わしていなかったというだけで、彼の脳はそれ以前からすでに熱性けいれんを起こしやすい状態にあったとも考えられます。

結局、以上のような証拠から、ワクチン接種と消化器官の透過性の変化が自閉症の発症に何らかの役割を担ったとは考えにくいと述べ、私の結論とします。しかし、ロンとキャロルは納得がいかないようです。

臨床家として科学の限界に直面するのは、まさにこの時点です。私の説明はきっと情けないほど貧弱に聞こえていることでしょう。深い悲しみにくれる親にとって、ほとんど何の慰めにもならないに違いありません。私自身、それは痛いほど自覚しています。それでもやはり、曖昧で抽象的な話しかできないのです。説得力に欠ける点があまりにも多いため、かえって親を不安にさせてしまうかもしれません。このような説明からはきっと、拠りどころとなるようなものはほとんど得られないかもしれません。このような謎と障害の原因について、私が説明できることは確かに限られます。こうした現実を前に、当然のこととはいえ、多くの親は、科学の力に対する信頼を失います。そして確実なことは何ひとつ明らかにしてくれない科学に見切りをつけ、代わりの理論に助けを求めるのです。しかもその代わりの理論が治癒を約束しようものなら、ますますそちらへ活路を求めることになるのです。

自閉症の原因については、これまで多くの代替理論が唱えられてきました。対人的やりとりへの恐怖が自閉症を引き起こし、その結果、他人を避け、引きこもるようになるという考えもあります。その他、運動障害から発話不能となり自閉症になるとする説や、感覚的異常が引きこもりを促し、それがきっかけで自閉症になるとする説もあります。その他にもイースト菌感染症やアレルギー、ライム病や愛情剥奪などが自閉症の原因となるという説さえあります。このような理論は、挙げればきりがありません。ほぼ二年間隔で新しい理論が突拍子もなく登場してくるように思われます。これらの理論の多くに共通する魅力といえば、即効的な治癒方法を提唱している点でしょう。たとえば（先述の「原因」順に挙げるとすると）、抱っこ法（気持ちが通じるまでしっかり抱きしめる）、ファシリテイティッド・コミュニケーション（パソコンやワープロを打っている間、子どもの手を支える）、聴覚統合療法（子どもにヘッドフォンを着けさせ、他の周波数を聞き取れるよう訓練する）、その他抗真菌薬、ステロイド、ビタミン、セクレチン、および遊戯療法や心理療法などが提案されることもあります。しかしいずれも充分な科学的根拠に欠けていたり、確約していたはずの治癒が実現しなかったりしたことから、単純に自然消滅するなど、結局は信憑性を失ってきたのです。

とはいえ厄介なことに、これらの代替理論には、必ずと言っていいほど、それを支持する何らかの証拠が存在するのです。しかしだからといって、断片的で部分的な情報をいくら寄せ集めたとしても、説得力のある話にはなりません。単なる憶測ではなく、確固たる根拠に基づいた話へとまとめあげることはできないのです。たとえば、ＡＳＤの子どもたちにアレルギーが認められるというのは確かでしょう。とはいえ、アレルギーの率がＡＳＤでない子どもたちよりも高いということは断じてありません。実際のところ、ほぼ変わりはないのです。自閉症の子どもたちは免疫機能が弱まっている可能性も否定できません。実際、そのせいで風邪やインフルエンザに罹りやすいということもあるでしょう。さらにはそれが何らかの複雑な形で、アレルギー反応を起こす頻度を高めることに関与している可能性もあるかもしれません。しかし、かといってアレルギーが子どもの自閉症の原因になるというのは飛躍しすぎでしょう。実際、免疫組織が弱まっているのは、子どもの脳が多くの点で機能障害を起こしていることが原因ということも考えられます。脳は免疫組織に大きな影響を及ぼします。したがって、実際には、以上の説明とはまったく逆の因果関係が成り立っている可能性もあります。

確かに、ある特定のたんぱく質の血中濃度が自閉症の子どもたちにおいて異常に高い、もしくは低い、ということもあるかもしれません。自閉症の子どもの食事に変更を加えれば、このようなたんぱく質濃度にも変化が表われるでしょう。しかし、だからといってこれらの子どもたちの腸には漏れがあり、そのような物質が体内へ侵入している、特に脳組織に害を与えていると考えるのは、とんだ間違いです。ましてや食事を変えれば行動が改善すると考えているとしたら、見当違いも甚しいと言われても仕方ありません。確かにそう考えたくなる気持ちは充分理解できます。しかし、親が何か変えてみたい――たとえどのようなことでもいいから――何か変化を目にしたいと深く望んでいるだけかもしれません。親としてわが子を助けるために何もできない自分の非力を認めたくないがために、そのような変化を求めているだけかもしれないのです。

腸に漏れがあるとする説、アレルギーがあるという説など、いかにも「科学的な」説を支持する人たちは、そう唱えることでいったい何を学んだのでしょうか。まずは二、三のてんでんばらばらな発見を用意する、その後それらをつなぎ合わせれば説得力のある話ができあがる、こうして断片的な事実を寄せ集めていけば、ひとつの仮説が完成する、結局そういうことだったのではないでしょうか。これらの代替理論の支持者は、知識の溝など経験から推測して埋めてしまいます。自らの見解とは相容れない説明などには見向きもしません。科学者として、もしくは医師としての自分の話に信頼を得るためなら、自らの権威を利用することも辞しません。彼らの話は実に見栄えもよろしく、一分の隙もありません。始まりがあり、中間があり、そして終わりがあります。論理的に見事に一貫しています。だからこそこれほど人を惹きつけてやまないのでしょう。専門家たるがゆえの威厳をもって語ります。いかなる欠点も寄せ付けません。問題にはすべて予め答えが用意されているのです。証拠はただそこに存在しているのではありません。推測を支えるためにわざわざ用意されている、そのような場合があまりにも多すぎます。大げさな言い方かもしれませんが、あまりに権威を振りかざす情報や、自閉症に関する答えを握っていると言わんばかりの主張に対しては、たとえどのような根拠が挙げられていようと、まずは疑ってかかるべきでしょう。

単純な原因と単純な結果で構成される仮説モデルは説得力があります。しかし、人間の病気の多くは、そのような単純なモデルで説明することが不可能なほど複雑です。そして複雑さとともに曖昧さと不確かさが親の心に影を落とします。このような親の心理状態に、権威者の語り、（裏づけとなる証拠などほとんどない）語りは、そっと忍び込みます。ますます魅力的に見えてくるのです。それとは対照的に、自閉症を引き起こす原因については、とうてい満足のいくような理解が得られていないのが現状です。知識の溝を推測で埋めていると言ってもいいかもしれません。今後さらなる発見を待っている状態です。親が自閉症という診断を受け入れることができないのには、このような曖昧さと不明瞭さに目を瞑り、とにかく先へ進んでいくのが難しいことも原因しているのではないでしょうか。先に進むとは、診断を受け入れるということ、評判が良く、適切に行なわれた調査研究により実証的に裏づけられた治療法の発見に向けて、どんどん歩み続けていく全行程を意味します。有効な治療法は存在します。定評のある学術誌にもすでに発表されてきていますし、親が利用することも可能です。診断と原因の曖昧さとを受け入れること、自閉症は治癒させることはできませんが、機能の改善、生活の質の向上は可能であるという事実を受け入れることで、先へ進んでいくことはできるのです。そしてこれは絶対に必要なことなのです。

厄介なのは、まやかしの科学、「擬似科学」（もっと最悪な場合、中身が空っぽの科学）と、根拠に基づいた科学の差異がしばしば非常に微妙で、わかりづらいということです。これはいわゆる科学的活動の二元性から生じていると言えるかもしれません。第一の活動は、実験をする、あるいは複雑なシステムを単純なものに還元することによって情報を集めることです。科学的方法というのは、基本的に極力偏見のない証拠を集めようとする還元主義的試みです。正しい実験なら、同様の母集団と手法を用いて同様の取り組みをしている科学者の誰が行なっても、同様の結果が得られるはずです。ひとつの研究から得られた証拠が、他の複数の証拠や論説と矛盾なく一致すればするほど、それはより確実な証拠と言えるでしょう。しかし、より単純なモデルへと還元していくにつれ、必然的に誤りが入り込むことになります。これは科学者も認めることです。誤りといえども、世界の欠かすことのできない一部であることは確かです。第一、誤りを完全に取り除くことなど絶対に不可能です。疑いのない真実など、決してあり得ないものだからです。そこで必要となるのが第一の活動で得られた事実や発見を解釈する第二の活動で、第一の活動と同じく大切な活動です。バラバラな発見を一同に集めます。すでに明らかなことからみても理解し得る、ひとつの物語が完成しなければなりません。科学者は詳しい研究に基づき、生体システムのモデルを作ります。これらのモデルは、特定の文化と言語に深くはめ込まれた特定の脈絡にしっかり位置づけられます。その脈絡が物語の語られ方に影響を与えることは避けられません。つまり、言語抜きに世界を理解することは不可能だということです。根拠に基づいた科学とまやかしの科学との間の本質的な違いは、実験結果と解釈とのバランスの違いと言ってもいいでしょう。単純にいうと、まやかしの科学は、証拠が確証する域以上に解釈が大きな部分を占めているということです。私の言うことをよくお聞きになって、既得権を主張する輩に邪魔させないようにさえすれば、自閉症の治癒はすぐに手に入りますよ、などと、大胆に軍産医複合体を説得しようとする医師が絡んでいたりすると、その理論は流行の最先端を行く科学であるかのような様相を呈するようになるのです。

しかしだからといって定説にひとりよがりに満足するあまり、これらの代替理論を一蹴し、傲慢にはねつけてしまってもいけません。そうならないためにも、既成の医学が最初に支持した自閉症理論とは、子どもに自閉症を引き起こした張本人は親であるというものだったと思い起こすことが大切です。カナーは、彼の最初の論文で、彼が記述した十一人の子どもたちの親が、自らも強迫的で、超然とし、非常に精力的であり、芸術家肌であったり、さもなければ対人スキルに劣っているなど、幾分、異常とも言える行動をかなり頻繁に示していたことに言及しています。カナーが、これらの人々の多くが精神科医や心理学者だったということに触れているのは興味深いのですが、ただ彼は、他の件については非常に鋭い目をもっていたにもかかわらず、職業と、独特で融通性のないパーソナリティとの間には関連があることを見過ごしているのです！　カナーは、親子で同様の対人関係障害をもっていることは、この障害の発生には遺伝的な要因が絡んでいることを反映しているのではないか、と疑っており、これは非常に鋭い見解だったと言えます。しかしながら、当時のアメリカ医学において、児童精神医学の分野は精神分析の考え方が優勢であったため、このような親子の臨床的な類似は、親、特に母親の対人関係障害が子どもにも同じ対人関係障害を引き起こしたことを示唆していると解釈されたのです。言い換えれば、この障害は母子の絆が損なわれたことが原因で起こったとみなされたということです。ある時期、カナーもこのような解釈に賛同するかのような態度をとったこともあったのですが、すぐに撤回し、より生物学的な説明へ戻りました。しかしながら、もはや後へは引けなくなっていました。結局、子どもを無視し、虐待することにより、母親がいかに自閉症を引き起こすのかということをめぐって、数百の論文が書かれることになったのです。「自閉症」という用語は嫌われ、このような考え方を反映し、「児童期精神病」という用語が代わりに使われました。そもそも最初の見解を、遺伝的要因によってもっとよく説明できるのではないかということは見過ごされてしまったのです。こうして自閉症の子どもたちは心理療法を受け、親も治療へ駆りだされ、わが子に対する攻撃的な感情に気づくよう促されたのです。専門の学校も設立され、なかでも有名なのは、「冷蔵庫のような母親」という表現を作り出した、シカゴのブルーノ・ベッテルハイムによるものです。彼は、アメリカに来たときに資格を偽っていたことが後に明らかになり、自分の学校の寄宿生から虐待のかどで告訴されました。驚くべきことではありませんが、この障害は、このような方法では治療が非常に困難であることが明らかになったのです。

一九六〇年代後半から七〇年代にかけて、この見解に反発する動きが見え始めました。精神分析学派以外の科学者から、自閉症の子どもは、女児よりも比較的男児に多くみられ、しばしばてんかんを伴うという報告がなされたのです。また、重度の発達遅滞が認められることが多く、いわゆる「神経学的微徴候」や脳波に異常が認められるとも言われました。さらに、これらの子どもたちの親にはまったく何の異常も認められず、極めて正常な親であること、断じて冷酷非道な親などではないという報告が続々と寄せられ始めたのです。これらの発見のどれひとつとして、冷蔵庫のような母親という自閉症モデルによっては説明できませんでした。七〇年代半ばまでには、自閉症はとうとう、信頼できる筋から脳の発達障害と認められるようになりました。実に三十年を要したわけですが、科学としての児童精神医学が、当時、ゆっくりとではありますがようやく登場してきたのです！　そして現在では、ＡＳＤの生物学的研究に関する文献は増加の一途をたどっています。遅れずについていくのが大変なまでになったのです。

現在明らかになっていることと照らし合わせながら、これらの、自閉症の原因をめぐる初期の理論を考えると、良い教訓になります。最も目を引くのは、専門家がいかに確信をもって論じていたか、ということです。この障害の原因が自分たちにはわかったと思っていたのです。過ちの可能性など、微塵も脳裏をかすめることがなかったのでしょう。現在では自閉症の原因について、多少なりとも理解が深まったと言えるかもしれません。それでもやはり、自らの知識の限界、過ちの可能性や不可避性、および状況や歴史が解釈に及ぼす影響を痛切に自覚せずにはいられません。しかしだからといって、科学的解釈の歴史性によって科学的真理が無効になるわけではないのです。

このような解釈の対立――一方では遺伝子を、もう一方では腸の漏れを原因とする――は、しばしば親を混乱させる要因となります。かつて信じられていた理論（自閉症は親が引き起こす）が今では事実無根とされています。だとしたら、現在科学者が述べていることを親はいったいどう信頼したらいいのでしょうか? インターネットのウェブサイト、学会、ニュースレター、メディア、そして人の噂、矛盾だらけの情報が飛び交っています。そんななかでいったいどのように、正当な証拠とまやかしの科学を見分けたらいいのでしょうか? 鍵は言語の中に存在します。懐疑的姿勢こそが正当な科学の核心であり、魂です。因習を打破し、侃侃諤諤《かんかんがくがく》の議論を交わして批判する、それが正当な科学の言語です。すべての発見に対してその根拠が説明されるまでは何事も認められません。解釈が間違いなく証拠と一致するとわかるまで、何も真実として受け入れられないのです。他の論説や物語とも一致する必要があります。科学の話とはそういうものであり、だからこそ果てしないのです。物語全体がすべて語り尽くされることは永遠にあり得ません。なぜなら新しい発見があるたびに、ますます深く、事の本質へと入っていくことになるからです。イギリスの作家ジャネット・ウィンターソンは、真実とはまさに我々の知らないことである――すべての真実は部分的なものなのだと述べています。科学においても同じです。人生と同じく、知れば知るほど理解できないことが増えていきます。むしろ、物事の謎がますます深まると言ったほうが正確かもしれません。こちらが近づいて行けば行くほど、謎の源はますます私たちの手の届かないところへ遠ざかっていきます。これは川を溯ることに似ているのかもしれません。川を上っていくと、ひとつカーブを曲がっても、また次のカーブがすぐに現われてくるのです。

ただ、厄介なことに、正当な科学は多くの親にとって容易に手に入るものではありません。そのような科学は大きな影響力をもつ学術誌などに発表されます。しかも技術的な専門用語に溢れ、簡単に呑み込めるものではありません。この手の出版物は、あくまで科学者間の情報交換の場であることが多く、一般の親に読まれることを意図したものではないからです。これは残念なことです。何らかの形で、親が最新の証拠に基づいた情報を入手できる方法があるべきでしょう。世界的なウェブサイトなら、確かに多くの人がアクセス可能です。しかしそこには親を路頭に迷わせがちな、まやかしの科学がひしめいています。したがって、最低限でも、共同訴訟、児童相談、薬物療法、または他のどのような製品に関するものであれ、顧客取引を要請するようなサイトは一切、避けるのが賢明です。おそらく最初は、健康情報を提供する政府のウェブサイト、またはウェブ上の公共の保健ライブラリーから始めるのが最も無難でしょう。

ＡＳＤの原因に関する質問に答える臨床家として、私は、できるかぎり完全で嘘偽りのない真実を話したいと強く思っています。その一方で、これらの謎を解明する方法には、まだ限界があります。両者の間に存在する、とてつもなく大きな溝を痛切に実感します。親にとって、この溝はつらく耐えがたいものでしょう。彼らを何年もの間、無駄な原因探しへと駆り立てることさえあります。そのため親が自らの悲劇を理解できるよう、説得力のある話を作ってしまおうという強い誘惑さえ感じます。結局、親は詳しい説明を求めるからこそ、私たち専門家のもとを訪れるのですから。私自身、こうした出会いが大きな影響力をもつものであることを充分承知しています。だからこそ何としても、彼らを失望させるようなことだけはしたくありません。科学の限界を痛切に自覚しつつも、そのような不安を窺わせることのないよう心がけます。しかしいくら親の気持ちを軽くしたいからといって、最後の最後の瞬間に切羽詰って、苦し紛れにまやかしの科学を引っ張り出すような真似だけはすまいと肝に銘じています。信頼と敬意は、治療上、欠かすことのできない重要な同盟関係を築くものです。診断を下す医師として、私は自分が口にすることについては当然、理解しているものとみなされます。しかし、実際のところ、必ずしもすべて把握しているわけではないことを話さなくてはならないこともあります。包括的で論理的な体系もないままに話さなくてはならないこともあるのです。それこそあちこちから話を寄せ集めてきた、と言われてもしかたがありません。バラバラな情報のコラージュです。良いとこ取りのつまみ食い、継ぎはぎだらけ、といっても過言ではありません。すべて矛盾なくつながっているわけではありません。話の要所要所がそれぞれ別の視点から語られています。科学に忠実であろうとするために、まったく異質の内容を掻き集めざるを得ないのです。そうしてもなお、結局、話全体として満足のいくものにはなりません。結局のところ、一貫性がないということです。いかにも解釈しがたい、そう、まるで現代小説のように、と言っていいかもしれません。

アレルギー専門医や、腸の漏れを主張する医師もしくは科学者なら、おそらくこのような良心の呵責など微塵も感じないでしょう。自分の話の中にぽっかり口を開けた、証拠と解釈の間の深い深い溝など気軽に無視します。彼らの書く話には、微塵の隙もありません。溝は推測と推測で埋められています。どんな証拠であれ、自分の言っていることは完全に適合している。彼らはそういって自信をもって前進していくのです。彼らは、これらの溝など軽々と飛び越えます。何が何でも押し通す鋼鉄の自信は、羨ましいかぎりです。なるほどと唸らせる話ができる彼らの能力を、私は羨ましく思うのです。

正当な科学は、知識の中にあいた穴にこそ見つかります。発見と物語の間に広がる空間、そこが正当な科学の住まう場です。知識にぽこぽこと空いた穴、正当な科学はそれらの穴を探索し、そこに居を構えます。そしてそれらの穴を称えるのです。正当な科学者を夢中にさせ、彼らをまやかしの科学者と区別するのは知識と知識との不整合です。作家アニー・ディラードは、科学者とは綱渡り芸人のようなものだ、と言います。足元が空虚だということ――つまり短絡的な説明にだまされる、研究方法によって結果が変わる、状況によって結果の解釈が変わる――に気づくのが恐くて、決して下を見ようとしない、と言うのです。要するに重要なことは、解釈はすべてがすべて同等ではないということ、どの説明もすべて同じというわけではない、すべての所見が等価であるとは限らないということです。科学的な知見には法則があります。正当な科学とは、真実の追究というよりは、自らの方法の過ちを学ぼうとする試みであることに気づけば、正当な科学とまやましの科学の区別など容易にできるようになるのです。

◆　◆　◆

つまるところ、ＡＳＤの原因についてはまだ合理的説明ができない、少なくとも現在のところはそうであるということでしょう。遺伝的証拠については、先ほどそれとなくですが、触れました。しかし、それとて自閉症やＡＳＤの子どもたちという「母集団」について、現在わかっていることに言及したにすぎません。このような理論は、サリー、アン、そしてダニーについてはほとんど何も明らかにしてくれません。ロンとキャロルが求めている答えは、ロバートについてです。「自閉症の子どもたち」という抽象概念についてではありません。だからこそ、私にはほとんど何も言ってあげられることがないのです。

これらの子どもたちの親は、その遺伝的背景の、何の罪もない犠牲者です。子どもが自閉症になる可能性は、いわゆるダモクレスの頭上の剣［訳注：王の幸福を羨んだダモクレスを王座につかせ、彼の頭上から髪の毛一本で剣を吊るして王位の危険を教えた故事］、つまり、いつ爆発するかわからない爆弾を子ども時代から抱えて生きていくようなものです。自閉症に罹りやすい遺伝子は、誰のせいでもありません。世代から世代へ受け継がれていく、ただそれだけのものです。不幸なのは、幼少期、青年期、そして成人期初期を通じて、何年間も今か今かと待っていなくてはならないこと、それこそが不幸なのです。ふたりの人間が出会い、新しい生命を生み出す。それは通常なら喜びに満ちた、すばらしい行為です。しかし、待っていることには不幸と悲劇が宿っています。これらの親にとって、自らの運命はまさしく彼らの遺伝子が握っているのです。

この悲劇には何の意味もありません。ただ存在するだけ、日々の生活の別の一面にすぎないのです。これはそういうものなのです。店員と工場労働者、ふたりの弁護士夫婦——この悲劇は何の罪もない人々に襲いかかります。いったい彼らがどんな悪いことをしたというのでしょうか？　これは試練なのでしょうか？　過去のちょっとした災害、もしくは過ち、これはその罰なのでしょうか？　不運を前に、人は子どものような推論に陥ります。なぜかはともかく、この原因は自分にある、この不測の事態を引き起こした張本人は自分なのだとその矛先を自らに向けるのです。これらの子どもたちの誕生を考えるとき、私たちは生命体の途方もない大きさを思い知らされます。これらの家族は、かなりのところ自らの遺伝子に支配されていると言ってもいいかもしれません。なぜなら、彼らの人生の歴史は遺伝子によって左右されているからです。原因探しの旅が行き着く先は、不幸と悲劇の不可解さです。しかしこれはギリシア悲劇ではありません。英雄は神々に対して犯した罪ゆえに罰せられなければならない、これはそのような話ではないのです。自閉症をめぐる不幸に何ら意味はありません。私たちの遺伝子には、その程度に災いが身を潜めているのです。誰もが過ちに陥ります。誰もが、自宅に子どもの声が聞こえる喜びを否定されるかもしれない危険を抱えて生きています。私たちは誰もが皆、生物学的不運の犠牲者なのです。

三人の病気の子どもたちを授かったことで、かえってジョーンとデイブのほうが、ロンとキャロルよりも、この障害が遺伝的なものであるという事実を受け入れやすかったと言えるかもしれません。証拠はとてつもなく大きく、圧倒せんばかりです。しかし、だからこそ彼らは、一見どこにでもある普通の家庭生活を送るよう努めながら、同時に、立ち止まることなく治療と三人の子どもたちの世話へ進むことができているのです。一方、ロンとキャロルが執拗に原因を追い続けたために、彼らの息子ロバートは包括的な治療プログラムに全面的に参加することが難しくなってしまいました。ＡＳＤの子どもを抱えるどの家族も、わが子の障害の正確な理由を知り得ない曖昧さに耐えて生きていかなければなりません。ロンとキャロルは、それによって治療の謎を解き明かす鍵が得られるのではないかという期待を胸に、何か具体的な手がかりを探し続けるかもしれません。つらいのは、これといってはっきりとした答えがどこにもないということです。そのため、いつまでたっても解決の日の目をみられぬまま、永遠に探し求めていかなければならないかもしれません。探し続けることで自閉症という診断を受け入れまいとしている家族もあります。答えはどれも曖昧です。この曖昧さを抱えて生きていくことは、実に耐えがたいことです。しかし、これは経験し、耐えなければならない曖昧さです。そうしてはじめて親は、「失った子ども」を深く悼み、科学的根拠に基づいた治療プログラム探しへと進んでいくことができるのです。

社会的脳（social brain）の発達に悪影響を及ぼす複数の遺伝子が自閉症の原因であると理解することは、たとえそのつながりが今は信じ難いものに思われようとも、科学的根拠に基づく治療法を示唆するものなのです。複数の遺伝子が絡んでいるので、介入は複数の発達領域を対象としなければならないし、生物学的手法と心理社会的手法の両方が必要となるでしょう。ところが、ある状態が遺伝子によって引き起こされるというと、とかく、ではもはやそれはどうにもできないことに違いない、したがって治療の余地などないはずだと考えがちです。しかしこれはとんでもない誤解です。第一に、著しく治療可能で、治癒すら決して夢ではない遺伝病はたくさんあります。第二に、問題を引き起こす遺伝子産物に治療の狙いを定めることもできますし、遺伝的欠陥を食事で補うことも可能です（フェニルケトン尿症について考えてみてください）。そして第三に、遺伝子というのは発達の過程で働き出したり、働きを止めたりします。したがって、信じがたいことかもしれませんが、自閉症を引き起こす遺伝子が見つかったとしたら、その遺伝子の働きを止める（それが何らかの異常なたんぱく質を生み出している場合）、もしくは逆にその遺伝子の働きを促す（それが何らかの理由で機能していない場合）ことが可能となるかもしれません。自閉症の遺伝的原因を発見することが、障害の基盤にある原因に狙いを定めた、現在使われている薬よりも特効的で、長期に及ぶ持続的な効果を期待できる生物医学的な介入の発見へ扉を開くことになるのです。

第9章　トレバー
～モビールと「奇跡」～

「すごく不思議なんですけど、息子はモビールをじっと見つめながら、何時間もベビーベッドの中にいたんです。ベビーベッドの上から、ただぶら下がっているだけのモビールですよ――釣り糸でつないだ、ちょっと色が塗ってある、ボール紙でできているだけのものです。ある日、ほんのちょっとしたいたずらで私がそこにぶら下げただけだったんです。それが今、息子はそれしか見なくなってしまって。釣り糸のいったい何がそんなにおもしろいのでしょうか？」

現在三歳の幼児にしては、確かに不思議です。アリスは、地元の私たちの小児病院で小児科の看護師として働いていたシングルマザーでした。彼女は、通常の子どもの発達がどのようなものかについて非常によく心得ていました。今日、彼女は自分の息子、トレバーについて私に相談するためにここを訪れたのです。私は彼女がこの病院で働いていた頃から知っていましたし、トレバーが自閉症ではないかと彼女が心配していたことから、彼の診察に応じることにしたのです。

「先週、彼の誕生会を開いたばかりなんです。祖父母や町内の子どもたちを招待しました。息子はその子たちのことは誰も知りませんが、私は彼がどのような反応を見せるか自分の目で確かめなくてはならない、そうする必要があると感じたんです。でも、彼は誰のことも無視していました。自分の祖父母のことさえです。ただじっと誕生日ケーキの上のロウソクを見つめていました。そしてプレゼントを開け終わると、即、自分の部屋へ逃げていってしまったんです。私は後を追いました。そしたらあの子ったら、あのいまいましいモビールをじっと見つめていたんです。私はもう気が動転してしまって、泣いてしまいました。他の子どもたちのお母さん方が車でお迎えに来るまで、とにかく私は彼らを楽しませてあげなくてはなりませんでした。私は人生であのときほど屈辱的な思いをしたことはありません。まさしく悪夢でした」

トレバーは、テーブルを横切る形で、レゴの積み木を一列に並べていました。彼はブロンドの巻き毛で、ゆったりとしたセーターの上に青いオーバーオールを着ていました。外は寒く、いかにも冬らしい日でした。彼らは吹雪のなか、やっとの思いでこの面談に訪れたのです。彼らがそこまでして来てくれたのですから、私もできるかぎり、この面談を有意義なものにしたいと思いました。私は積み木をひとつ動かそうとしただけなのですが、トレバーは抵抗して泣き出しました。さらに私がそれらの積み木を積み重ねようとすると、彼はよりいっそう大きな声で泣き叫びました。彼は私と遊びたくないんじゃないか、私は心配になりました。そこで、ひとまず私は手を引き、前から見ていることにしました。

「どうかな、アリス、君が彼と一緒に積み木で遊んでみては？」。他人の私とよりも、母親とのほうが、彼の対人的遊びを評価しやすいのではないかと考えたのです。

彼女は、彼との遊びに失敗し、無念に思っている私の胸のうちにすでに気づいていました。「私がやってもまったく同じだと思いますよ。あの子は私とでも泣くんです。私が彼を元気づけようとしても泣くだけです。ベビーベッドに入れてやり、あのくだらないモビールを見つめさせてやることしか、私にはあの子をなだめる方法はないんですよ」

彼女にはわかっているんだな。そう気づいた瞬間、やりきれない思いがしました。そして彼女もまた、私が気づいたことを悟ったようでした。しかし私たちは互いに何も言いませんでした。

「トレバーは、君とはどうやってコミュニケーションを図っているの？」。私は尋ねました。

「私の手を引っ張って行って、その手を冷蔵庫の上に置きます。ベビーベッドに入りたいなら、ベビーベッドに私の手を置くんです。でも、彼は普通のベッドで寝るのは嫌がるんです。寝かせようとするたびに、彼は信じられないくらい動転して、自分のベビーベッドを探して家中を走り回るんです。彼はまだ言葉は使いません。実際、私ははじめ、この子は耳が聞こえないんじゃないかと疑ったんですよ。彼がベビーベッドに横になっているときに名前を呼んでみても、振り返って私を見ることさえしません。自分の上にぶら下がっている、あのくだらないボール紙に夢中になっているからです。でも、彼が居間にいるときに私が名前を呼ぶと、問題なく振り返るんですよ。別に耳が聞こえないわけじゃないんです」

　私たちはその他の発達歴についても詳しく検討したあと、トレバーとの構造的遊戯アセスメントを行なうために、再度日を改めて面談をすることにしました。構造的遊戯アセスメントとは、子どもからコミュニケーション行為を引き出すためのおもちゃのセットを用いて、対人コミュニケーション・スキルを促す手法です。彼はそれから二週間後に訪れ、母親と私は、彼と一緒にいくつかの活動を何とか試みました。トレバーに年齢相応の対人コミュニケーション・スキルが認められないことは明らかでした。たとえば、私は子どもたちと一緒にシャボン玉を吹いて遊ぶということをしますが、これは対人コミュニケーション・スキルをアセスメントする有効な手段です。私がシャボン玉を吹くと、健常児ならたいていニッコリ笑い、私を見、自分の父親もしくは母親を見て、言葉ないし音を使って喜びを表現します。そしてシャボン玉がすべて消えてしまうと、もっと、と要求します。ところがトレバーには、これらの反応は一切認められませんでした。彼はただ立ち尽くしたまま、空中を次々と漂っていくシャボン玉を私がもう一度送り出すのをじっと待っていたのです。私はとてもかっこいいリモコンカーも持っています。それを部屋の箱の中に隠していて、子どもが何か他の活動に夢中になっている間に走り出させるのです。私はトレバーが積み木で遊んでいるときに彼の名前を大きな声で呼び、ぐるぐると輪を描いて走っている車を見つめながら、「ほら、見てごらん」と彼に呼びかけました。しかし、彼は私を見ることも、そのおもちゃを見ることもありませんでした。そこで、彼にリモコンを渡しました。健常児ならここで自分が車をどうやって動かすかを誇らしげに親に見せ、一緒にやろうと、そのリモコンを彼らに渡そうとすることもあるかもしれません。しかし残念ながら、トレバーにはこのような対人コミュニケーション・スキルは一切認められませんでした。診断は明らかでした。そして私はそのつらい知らせを告げたのです。

アリスはこれまで、病棟で他の親につらい知らせが告げられる際、何度もその場に立ち会ってきたからでしょう。この知らせを聞くにあたっても、その心の準備はかなりできていたようでした。「わかりました。となると、これから私たちは何をすることになるのでしょう?」。アリスはできるかぎり早く、息子の対人コミュニケーション・スキルへの取り組みを始めたいと望んでいました。「息子ともっと親しい関係になりたいんです。あの子にはよくなってほしいんです。成長していくにつれて脇に追いやられていくような、息子をそんな目に遭わせたくありません。あの子は私のたったひとりの子どもなんです。私は何でもする覚悟ですから」

今すぐ治療プログラムを開始すれば、彼の成長に大きな違いが出てくると思いますよ。私はそう言って彼女を安心させようとしました。早期介入と、それが結果の改善にどのような違いをもたらすかについては、すでにかなり説得力のある研究によって明らかにされていました。とはいえ、まず第一のステップとしては、トレバーの治療ニーズをもっと具体的に明らかにするとともに、アリスにも現在可能なさまざまな治療選択肢についてもっとよく学んでもらう必要がありました。しかし、それにはいくらか時間がかかります。アリスの場合、次の段階として、以下のような経過を経て、最終的に私たちの治療チームに助けを求めることにしたのです。彼女はまず、治療に関して私たちの病院で開催している「情報の夕べ」を訪れ、地元の親の会に参加しました。そしてチームのメンバーや、もっと年上の子どもをもつ親に、自宅での状況について相談したのです。さらに、治療に関するさまざまな本も多く読みました。そのなかには「この治療プログラムに従いさえすれば」といった奇跡的な回復を謳う推薦文なども含まれていましたが、もっとバランスの取れた視点からありのままの事実を説明するテキストや治療の手引きも読みました。さらに続けてインターネットにも目を向け、それほど知られておらず、科学的な評価がまだ行なわれていないけれども、多くの新聞や推薦文でその効果が証言されてきた他の治療選択肢についても情報を得ました。

しかし、これらの情報収集をすべてし尽くしたとき、彼女はもう行き着くところまで来てしまったような気持ちに襲われました。しかも、さらに悪いことに、頭がどうにかなりそうな感じがし始めたのです。あまりにも多くの選択肢、下さなくてはならないあまりにも多くの判断を前に、いったいどこから手をつけていいのかわからなくなってしまったのです。これらの情報がすべて、どれもこれも人を惑わし混乱に陥れようとしているかのように感じられました。選択を誤ってしまったらどうしよう、これ以上治療が遅れてしまったらどうなってしまうんだろう、トレバーがよくなる望みがすべて失われてしまうんじゃないかと、彼女は恐ろしくなりました。彼女は、手にした情報のいくつかについては実際トレバーに試みたのですが、すべて行なったわけではないことは明らかでした。彼女が自宅で行なうことができた介入もあったのですが、トレバーがすでに基本的スキルを身につけていたからか、あるいはアリスに、より時間と手間がかかる方法を試みるだけの資金や時間がなかったからか、いずれかの理由からやめたものもありました。しかし彼女は、今すぐ始めさえすればきっと目覚ましい成功を約束してくれるという方法のすべてを実践できるわけではないために罪悪感に襲われました。まるで夢の中をさまよっているようです。彼女は私に訴えました。パッパッと閃光が走るんです。この乗り物に乗りなよ、あのゲームはどうだいって、「宣伝マン」が叫びます。あっという間に巨額の富が手に入るよって約束するんです。悪夢のようなお祭り騒ぎの中をうろうろさまよい歩いているような感じなんです。多くの親同様、アリスもすべての情報を選別し、何を利用し、何を捨てるか、全部判断することなど不可能であることを実感したのです。

適切な治療プログラムを求めて混乱状態になることは、実際あまりにもよくあることです。親は躍起になって解決策を求め、過重な情報を背負い込みすぎてたちまち圧倒されてしまうのです。困ったことに、親向けに巷に飛び交っている情報は、基本的な原理を最初に説明したり、理解すべき枠組みを示したりしないままに、あれやこれやの治療法の即効的な部分だけを取り出してきたもので溢れています。しかもそのような情報の中には科学的な根拠に欠けていたり、きちんとした証拠に基づいていないものが多いのです。アリスは、トレバーを救いたいあまりに慌てて治療の手引きに飛びついてしまいましたが、まずはその前にＡＳＤを障害としてよく理解すること――それはどのような形で現われ、基本的な障害としてはどのようなことがあるのか、さまざまな治療プログラムではどのような長所を活かすことができるのかをよく把握することが先だったのです。親は、各治療選択肢の有効性を正しく評価するために、そのような枠組みを心得ておく必要があります。ＡＳＤの子どもの精神世界と、親が耐えなくてはならない苦難を理解することは、現実の地域生活環境で治療プログラムを実践し、文献を厳密に調べる「技術」の一端でもあるのです。実際には、このような理解はどのような形態のものであれ、治療を始めるにあたってまず先にしておかなければならない必須条件ですし、特に早期介入の場合はなおさらです。なぜならそれによって治療の目標と、どこから手をつけるべきかを理解する枠組みが得られますし、その目標に到達するための方法を知ることができるからです。早期介入の手引きには、具体的な方法に関する有益な情報も満載されていますが、その一方で、その背景を理解すること、すなわちこの場合、非常に謎に満ちてはいるものの、同時に非常に身近にいるＡＳＤの子どもの精神世界を理解することも重要です。したがって、まずはちょっと時間をとり、ＡＳＤというのは、心の理論、求心的統合の弱さ、実行機能、および視覚的注目における障害がどのような形で現われたものなのかを理解することが、重要な最初のステップなのです。

アリスのために私たちがまずする必要があったのは、彼女がトレバーの世界へ彼自身のレベルで入っていけるよう助けることでした。そのためにアリスは、トレバーの心の中ではいったい何が起こっているのか、彼はどのように世界を見つめ、そのあらゆる変化や困難さの推移をどのように経験しているのかを理解する必要がありました。それこそ、感覚と混乱が絶えず渦巻いている世界、他では決して目にすることなどないと思われる世界でした。しかし、時を経るにつれて、アリスはトレバーのことを非常に注意深く、特に彼が遊んでいるときや自分の時間をどう過ごしているかに着目して、よく観察するようになっていきました。また、週に一回、他の子どもたちと触れさせるために図書館へ連れて行き、そこで、遊びのグループの中での様子も観察しました。さらに、ある特定の行動の意味についてチームのメンバーに相談したりもしました。そうして彼女は、トレバーが、私たちとは異なる優先順位、異なる価値観をもっていることを知ったのです。しかもトレバーは、これらの価値観を自分の自由意志で選択しているわけではありませんでした。これらはたまたま偶然、彼の生体によって彼に課されたものだったのです。トレバーにとって優先すべきは、知覚的なもの――視覚的パターンや感触であり、対人的やりとりではありませんでした。彼の母親は、彼が物事の詳細について信じがたいほどの記憶力をもっていることに気づきました。彼の関心を常にとらえて放さなかったのは、他の人間の存在ではなく、まさしくこれ、物事の詳細だったのです。私たちの病院の産科病棟での勤務経験から、赤ん坊が人間の顔に興味を覚えることをアリスは知っていました。しかしトレバーは人の顔には目を向けず、自分のベビーベッドの上で揺れているモビールを何時間もじっと見つめていました。アリスはまた、よちよち歩きの子どもというのは、自分の母親がどこにいるか終始気にしていることを知っていました。一方、トレバーの場合は、一日中漫画を見ていることはあっても、母親がまだ台所で夕食の用意をしているのかどうか確かめようとすることは決してありませんでした。トレバーの世界は、ちょうどヘザーの世界がそうだったように（第二章参照）、私たちとは異なる軸を中心に回転していたのです——それは単純である一方、同じくらい謎に満ちていました。
　このように息子を注意深く観察することによって、今やアリスはＡＳＤの子どもたちすべてが抱える基本的な障害と長所が、各々の子どもの自閉症的行動の中で、どのようにして具体的な形となって現われるかが理解できるようになりました。たとえばトレバーの場合、顔の表情がどのようにして人の考えや感情を知る窓口となっているか、本能的に理解する能力に欠けていたため、おそらく顔に目を向けなかったのでしょう。その一方で、モビールはトレバーにとって、「くだらないボール紙」の集まりなどではなく、彼はこれを通して、私たちのほとんどがまったく目を留めたことがない世界の緻密な構造の多面性を理解していたのです。コミュニケーションは健常児にとっては非常に自然で、自動的に発達上、達成されていくものですが、トレバーにとってそれは生後三十六ヵ月で計算を習得するのに匹敵するほど驚異的な達成でした。また、自分としてはもっとシャボン玉がほしいのに、もっとジュースがほしいのに、それを求めるスキルをもっていないということは、トレバーにとってさぞかし欲求不満のたまることに違いありません。このように、アリスはトレバーのことを個人的に理解できるようになっていったのです。そして彼女は、子どもにとって穏やかで心地よくいられることがいかに重要であるかということも想像するようになりました。子どもというのは絶えずどこかにぶつかったり、青アザを作ったりします。ビクビクしたり、寂しくなったり、傷ついたりするものなのです。これらのことについては、トレバーもまったく他の子どもたちと変わらないことはアリスにもよくわかっていました。しかし彼は、安らぎを求めて彼女のもとに寄って来ようとはしませんでしたし、なだめようとして彼女が抱き上げても、まったく何の効果もありませんでした。実際、彼にとってそれは悪の手にとらえられるかのように感じられたに違いありません。トレバーにとって世界は、きっと、恐怖と戸惑いの場に感じられるのでしょう。しかも彼は、この困難のすべてにたった一人で向き合わなければならなかったのです。

このような理解を得たことで、現在では母と息子の間により前向きな関係を築くことが可能になりました。アリスはトレバーの行動を、彼の精神状態を伝える情報として解釈することができるようになりました。そして、どれほど微妙な非音声言語的コミュニケーションにも、よりいっそう敏感に関心を向けるようになったのです。ある種の音を立てるのはトレバーが不満を感じている証拠、身体を揺するのはいつもの決まりに何か変化がありそうに感じ、不安を募らせている印でした。そしてあるとき、まったく突然、アリスにはわかったのです。トレバーはいつだって自分の気持ちを伝えようとしていたのです！　ただ、彼が用いていたコミュニケーション・システムが私たちのものとは違っていた、まさにそういうことだったのです。したがって、アリスの役割はそのコードを解読することでした。いったんそうとわかると、彼女は今まで以上に忍耐強くなりました。トレバーの行動を、自分の世界の秩序を保つためのものではなく、わがままで強情なことの表われだと誤解して腹を立てることも少なくなったのです。

アリスとトレバーは、もういつでも治療を開始することができます。彼女がＡＳＤに関する情報を自分の中ですべて統合し、それをトレバーにどのように適応させていったらよいか、きちんと理解できるようになるまで、私は治療について話し合うのはずっとお預けにしてきました。そのため実際のところ、彼女は私に対して少々欲求不満になりつつあったのです。しかし、治癒を半狂乱になって求めるのはやめ、ＡＳＤであるということが、その子どもにとって何を意味するのか、その背景を理解することは非常に重要なことなのです。

「いったいいつになったら治療が始まるのでしょうか。どのような治療方法を用いていくことになるのでしょうか」。彼女はしきりに私に尋ねました。私としても別に隠し立てをするつもりはなかったのですが、治療についてはは伝えなければならない情報がたくさんありますし、それには時間もかかります。アセスメントに数ヵ月を費やして治療のニーズを理解し、認知的長所と欠陥について正確に評価することは絶対必要なのです。いたって基本的なスキルを修得する能力がどれほどあるかを理解するには時間がかかります。しかし治療をできるだけ効率よく、効果的に行なっていくためには必要不可欠なのです。このことに時間をかけることが、治療の開始を遅らせることにはなりません。実際には、これも治療に欠かすことのできない重要な一部なのです。時期尚早に治療を開始して、間違って走り出してしまっては、どのみち治療を遅らせることになりかねません。

この十年間に、自閉症やアスペルガー症候群の治療理念は大きく方向転換しました。このような転換の陰には、治療効果という点で現実的に何を望むべきかということについての認識が高まったこと、発達に全面的に影響を与える障害として、ＡＳＤ独自の特徴をより正しく評価するようになったことが一因としてありました。過去においては、反響言語（言葉を繰り返す）、問題行動、反復常同運動

（たとえば、身体を前後に揺らす、おもちゃを回転させる、指をゆらゆらと動かす）などの自閉症的行動を、罰も含めて、多数の手法を用いて減らしていくことに焦点が置かれました。このような手法を用いた治療者の中には、日々の機能における変化を詳細に示すことなく、「治癒」を法外に主張する人もいました。現在では、「自閉症的行動」を減らす、もしくは解消するというより、むしろ対人コミュニケーション・スキルを促進し、そうすることで日々の機能における障害を軽くしていくことを目標にします。こうすることで、いわゆる自閉症的行動——反響言語、反復常同運動、および問題行動——がおのずと減っていくことが多いのです。自閉症的行動を減らすことを目標にしなければならないのは、それが毎日の機能や治療の達成の妨げになる場合です。罰など、もはや使われることはありません。罰は非倫理的であるだけでなく、子どもに他者、特に大人とのやりとりを促すことを治療目標としているようなときに罰など与えようものなら、それこそＡＳＤの子どもに大人には用心するよう教えることになるだけです。何らかの証拠があると主張していようと、治癒を期待することも現実的とは言えないでしょう。とはいえ、ときどき非常に目覚しく、勇気づけられるほどのすばらしい改善がみられることもあります。

このような認識に伴い、早期介入がＡＳＤの子どもの成長と発達に重大な違いをもたらし得ることを裏づける証拠がますます多くなってきています。最初は言葉を発しなかった子どもが話せるようになってくる、簡単な指示にも従わなかった子どもが従うようになる、他者から孤立していた子どもが今では他の子どもたちと一緒に遊べるようになってくるなど、変化が現われるのです。心の理論、求心的統合、および実行機能といった中核障害は依然問題として残りますが、それとて幾分軽くなるように思われます。この場合、治療効果とは、自閉症の子どもの様子がアスペルガー症候群または非定型自閉症の子どもの様子にますます似てくる、そしてこれらふたつのグループは、学習障害や注意欠陥障害の子どもたちによりいっそう似てくるといったことです。必ずしも常に健常に見える、もしくは行動できるというわけではないかもしれませんが、発達上、より適切な軌道に乗ると言えるでしょう。

妥当な科学的証拠に基づいて早期介入を行なっていく方法としては、主に「応用行動分析」（ＡＢＡ）を、自閉症の発達的アプローチと融合させて行なう方法があります。この一般的な方法では、特定の状況で行動が果たす機能を理解することに焦点を置き、一連の明確な学習方法論に基づいて、発達的により適切な行動ができるよう教えていきます。ＡＢＡを発達的アプローチと融合させることで、典型的な発達過程に沿う形で、これらのスキルを順番に教えるのです。また、このような融合的方法においては、発達のさまざまな段階でＡＳＤの子どもたちの学習方法——情報処理の仕方、特に対人コミュニケーション的要素が強い情報の処理の仕方——も考慮します。しかし実際これは、指示に従うよう教えたり、自分の好みを伝える簡単な言葉を話せるようにすることよりも、遥かに難しいと考えられます。ＡＢＡの適用が、全般的な発達遅滞の子どもたちに対してよりも、ＡＳＤの子どもたちに対してのほうが困難となるのも、このことが理由です。

早期介入にはいくつかの形態がありますが、最もよく知られているのは「個別取り出し型トレーニング」と自然な教育法、すなわち「対人コミュニケーション療法」のふたつです。これらは互いに相容れないものではなく、個別取り出し型トレーニングなどの高度に構造化されたＡＢＡアプローチから、より自然な「発達的」アプローチへと連続体を成していると考えることができます。連続体の両端であるこれらふたつのアプローチについては、これまで数多くの研究で系統的かつ科学的に評価されてきました。まだ多くの未解決の問題が残っていることは確かですが、いずれも効果的であることがわかっています。両者にはそれぞれいくつかの異なる変法が存在しますが、このふたつの主要な治療法にはかなりの共通点があります。両者とも集中的で、早期に開始します。治療は週に二十時間から四十時間を要することになりますが、実際のところ、週に二十五時間以上実施するのはほとんどの環境で非常に困難です。また、学習を促進するために行動療法的手法を用いるところも共通しています。双方とも介入的で、子どもは世の中から完全に離れ、反復的で孤立した遊びの中へ引きこもることは許されません。治療は、高度な教育を受けたスタッフによって行なわれます。親も、目標設定、治療プログラムの実施に積極的に参加すると共に、対人的やりとり、言語、および遊びを促すための数々のテクニックについて教育を受けます。いずれのアプローチでも、ある状況から別の状況へ治療の成果を般化する試みが行なわれます。たとえば、自閉症の子どもがセラピストと一緒に遊べるようになったとしても、親や兄弟姉妹ともやはり一緒に遊べるという保証はまったくありません。これらのスキルは、人についてだけでなく、状況（学校から自宅へなど）についても般化していく必要があります。両アプローチ共に、次の点に着目して行なっていきます。ある種の行動はどのような機能を果たしているのか、新しいスキルはどのようにして段階的に確立していくのか、発達的により適切な行動を強化するためにどのように報酬を活用していくか、移行をスムーズにするために構造や視覚的スケジュールをどのように用いていくか、および、不適応行動をどのように取り除いていくか、という点です。

その一方で、両者にはいくつか重要な違いもあります。個別取り出し型トレーニングでは、規則などに従順に従うよう促すと共に、学習原理を厳格に適用していくことによって、簡単な認知スキル、言語スキル、および注意スキルを向上させることに集中します。治療セッションは高度に構造化されており、指導的です。大部分、大人と一緒にひとつひとつ着実に行なっていき、訓練的な要素が強いと言えます。たとえば、個別取り出し型トレーニングを用いたある面談では、テーブルを挟んで子どもと治療者が向かい合って座り、気が散るようなものは一切取り除かれます。治療者はテーブルの上に二枚の絵を置き、これらは「同じ」か、それとも「違う」か、子どもに答えを求めます。正解ならばご褒美を与えます。正解でないときには再度、同じ試行を繰り返します。子どもが連続して正しく回答できるようになるまで、この手順を何度も繰り返します。ひとつのスキルが習得できたら、すぐにカリキュラムの次のスキルへと進んでいきます。次のスキルは先のものよりも発達的に少々高度なものとなりますが、手続きは同じです。最終的に、これらの部分的スキルをひとつにまとめます。つまり、それぞれの絵を理にかなった順番で並べ、ひとつの話としてまとめていくよう、子どもに求めるのです。これは一般的に、物事を順番に並べるスキルを促すことになりますし、それは言語の使用を学習するうえでは重要な基本的スキルなのです。

　この方法は、自閉症の子どもに対して行なうのが理想的です。アスペルガー症候群の子どもたちに関しては今のところまだ一度も評価が行なわれていません。実際、アスペルガー症候群の幼い子どもたちの場合には、対人スキルと、さまざまな幅広い関心を促進することに焦点を合わせた治療プログラムのほうが適しているように思われます。この第二のアプローチは、より自然で、ＡＳＤの子どもたちの主要な障害を治療の対象とすることで、一般的に対人コミュニケーション・スキルを向上させていくことになります。この場合、目を合わせる、大人や他の子どもと一緒にひとつの活動をする、食べ物やお菓子に関して自分の欲求や要求を示す、くすぐる、歌をうたうなどの大人からの働きかけに対して喜びを示すといった基本的な対人スキルに着目します。やりとりについては、しばしば大人ではなく子どもが主導権をとって行なわれます。大人は子どもの行動に同調して反応するようにします。これらの介入はたいてい自宅で、もしくは大人である治療者と一緒に始めていきますが、すぐに学校や保育所などの地域生活状況へと場を移し、適切な専門的、臨床的支援のもとで行なわれることになります。そのような環境に参加するようＡＳＤの子どもたちを励ましていくことは、より適切な対人コミュニケーション・スキルを他の子どもたちから学ぶ機会を増やすことにもなるのです。

　ＡＳＤの子どもたちは、優れた視覚的学習スキルをもっていると考えられています。これらのスキルはテレビのキャラクターやディズニーのビデオをまねるためだけでなく、他の子どもたちから学んでいくのに生かすこともできるのではないでしょうか。学校の先生、または治療者は、ＡＳＤの子どもと健常児との間で対人的やりとりとコミュニケーションがスムーズに行なえるような状況を準備します。たとえば、ＡＳＤの子どもが、まず好きなゲームを治療者と交替で行ないます。うまくできるようになったら、もうひとり、健常児を新しく仲間に加えます。三人で交替してゲームをするのです。次に、治療者はゲームから外れ、ＡＳＤの子どもが健常児と遊べるよう助けていきます。必要なときのみ、ふたりの仲を取り持つようにします。しかし、ＡＳＤの子どもの行動がとても対処困難で、このようなやり方では始められないこともあります。なかには何らかの形で個別取り出し型トレーニングから始めなくてはならない子どももいるのです。注意を集中し続け、指示に従い、簡単な言語を理解できるよう取り組めば、このような、より「自然な」介入はずっと実行しやすくなります。

ＡＢＡのこれらの形態はいずれも、何もしないのと比べれば確かに効果があることがわかっています。しかし、さまざまな形態を直接比較してみたことはまだ一度もありませんから、どちらのタイプのＡＢＡがより効果的で効率がよいか——つまり、どちらのほうが最小限のリスクで最大限の利益を得られるか——は明らかではありません。しかもこれらを最も効率よく組み合わせ、ひとつのプログラムにするにはどうしたらよいかもわかっていませんし、どのタイプのＡＳＤの子どもには、どのタイプの介入が最も効果的かということも定かではありません。どの介入がよいか選択するための科学的根拠に基づく原則はありません。したがって、これらのタイプの治療を判断するにあたっては、親と専門家が、子どもの個人的特徴、その子どもに特有の状況や背景、および介入に対する子どもの反応に目星をつけて選択していくのが最適でしょう（そのためにアセスメント期間を延長することも必要です）。試行錯誤は当然です。「うまくいったら、それでいこう！」。これで構わないのです。

しばらくの間、個別取り出し型トレーニングの治療効果が一般紙で大々的にとりあげられました。専門家の中にも、それまでに発表された証拠に太鼓判を押す人が現われました。現在では、期待できるとしても、それほど大騒ぎするほどの成果ではないと考えられていますが、それでもまだ臨床的に重要であることに変わりはありません。実際のところ、重度の知的障害もあるような自閉症の子どもの場合、成果は限られています。このアプローチが最も効果があるのは、少なくとも知的障害が中等度の子どもの場合のようです。対人コミュニケーション療法も同じ程度の効果が期待できます。費用はうんと少なくてすみます。一部の高機能の子どもにとっては、こちらの介入形態のほうがより自然でしょうし、効果も見込めるでしょう。アスペルガー症候群の子どもたちにとっては、こちらのほうがより好ましい治療であることは多くの専門家が感じていますし、言葉を話せる高機能自閉症の子どもにとってもやはりそう言えると考えられています。ただし問題は、自閉症もしくはＰＤＤＮＯＳの子どもたちの必ずしもすべてが、自然な環境を最大限に生かせるとは限らないということです。それだけの注意スキルと対人コミュニケーション・スキルをもっていない子どももいるからです。このような状況では、まずは個別取り出し型トレーニング・プログラムで始めるのが最適でしょう。その後、前提条件として必要なスキルが習得されたら、自然な機会利用型の学習方法に移ればよいでしょう。あるいは両方のアプローチに同時に取り組んでいってもよいでしょう。まずは、対人的やりとりに必要な基本的スキルを確認します。そして個別取り出し型トレーニングを用いてそれらを教えていきます。その後、対人コミュニケーション療法へ移っていく、これが有効な方法です。実際、多くの専門家は、両方のアプローチを最大限に生かし、組み合わせていきたいと望み、この方法をとっています。

◈　◈　◈

トレバーの場合、認知検査によると知的障害は中等度でしたし、指さしと引っぱっていくことでコミュニケーションをちょうどし始めたところでした。そのためまずは個別取り出し型トレーニングを用い、その他の重要なスキルに取り組むことから始めていくことにしました。注意を向けること、これこそが他の多くの対人スキルやコミュニケーションおよび遊びのスキルの習得に先立って必要な、重要なスキルとなります。したがって、トレバーにはまずこちらに来て座る、物を見る、名前が呼ばれたらそれに応えて治療者を見ることを教えました。彼が正しく行なえたら、その都度ご褒美に紙の星をあげました。彼が自分のモビールに取り付けられるようにです。その一方で、やはり個別取り出し型トレーニングを通し、物を使っての動作や音声を模倣することも教えました。その後、口の動き、手の動き（頭を触る、肘を触る）の模倣へ、さらに言葉の模倣（母音、文字の発音などの模倣）へと進んだのです。また、言語の理解に個別取り出し型トレーニングを用いて取り組みました。絵、写真、物、および色を確認し、さらには物の区別（部屋の写真や絵カードを示されたら、そのドアを指さす）ができるようにするためです。その後、一段階、二段階の指示に従う、隠された物を見つけ出す訓練へ進みました。また、表出言語にも取り組むために、二つの物を彼に示し、どちらが好きか選ばせるプログラムも考え出しました。それぞれのスキルが使えるようになったら、その都度その同じスキルを他の人にも使えるよう、適宜教えていきました。まずは母親、次にデイ・ケアで彼がいつも世話になっている先生、最終的には彼にはあまり馴染みがない他の先生方のひとりに対しても挑戦してみました。

こうして彼は、基本的な注意力と指示に従う能力を身につけました。より本格的で構造化された取り組みが効を奏し、他の健常児たちとの関係の中で対人コミュニケーション・スキルを身につけるための準備が整ったのです。また、アリスが普段とは違うやり方で親として彼に接し、やりとりするためのガイドラインもいくつか設けました。まずは、彼を地域の保育園へ入れました。彼の対人スキルやコミュニケーション、および遊びのスキルについての評価に基づいてカリキュラムを作成し、保育園に提示しました。保育園では、そのカリキュラムに沿って彼と一緒に取り組んでくれる先生の助手を雇ってくれました。私たちは彼の日課作りにも協力しました。それは高度に構造化されたもので、彼の母親も一緒に取り組めるよう、自宅で母親と一緒に遊ぶ時間も取り入れました。トレバーだけでなくアリスも指導を受け、積極的に介入し、彼とやりとりできる機会はすべて活用していくように指示されました。物を隠すか、もしくは彼の手の届かないところに置いて、トレバーが母親のところに来て、それらを取ってほしいと頼まなくてはならないようにしました。アリスは毎日、トレバーと一緒に遊ぶ時間をつくりました。レゴを組み合わせたり、一緒にパズルをしたりしたのです。彼女は粘り強く熱心に、トレバーからのコミュニケーションや対人的やりとりの試みや、自分の欲求を満たすために、発達的により適切な手段を使う試みにはすべてご褒美を与えました。彼女は、トレバーの非音声言語的なコミュニケーションのサインにも非常に敏感になりました。不安が募っていることを窺わせる何か微妙なストレス・サインがあるかもしれないと探すようになりました。そうして、不安を掻き立てる状況を避けるか、それとも敢えてそのような状況に面と向かって対峙し、心の準備をすべきか、判断しなくてはならなかったのです。

最初は、治療者がトレバーの自宅で彼に関わるようにしました。彼が遊んでいる間、治療者はただそばに座っているだけでした。あくまでトレバーのほうからやりとりを始めるようにしました。治療者は彼の活動を観察し、コメントを述べるのです。トレバーが活動にそっぽを向き、部屋の別の場所へ動いていってしまうこともありましたが、そのような際には治療者も彼と一緒に移動し、活動を再開するよう働きかけました。最初はそれとなく、その後はもっと強力に、です。遊びの時間中に治療者がいてもトレバーが嫌がらなくなったら、治療者は早速、パズル、レゴ、いないいないばあ、動作を伴う歌などを使って、交替でやる遊びを準備しました。

そうしてずいぶんと辛抱強く粘った甲斐がありました。ようやく、トレバーがときどき自ら率先して活動を組み立てようとすることが、アリスや治療者の目にもわかるようになりました。しかも、母親と交替で遊ぶよう、自ら音頭をとって遊びに加わろうとすることさえあったのです。対人的やりとりを交わすなかで、ときにはアリスのほうが受け身に回らなければならないこともありました。しかし、彼女が遊びを何か別のパターンに変えようとする素振りを見せると、トレバーはうろたえ、烈火の如く怒り出しました。普段とは違う順番でパズルをしようとしたときも、人形を並べる際に別の人形を使おうとしたときもそうでした。アリスがトレバーに任せるようにしたほうが、彼は母親に関心を払うようでした。母親の存在をより強く自覚するようになったのです。これはアリスにとって非常に重大な発見でした。このことに気づいたことで、彼女はそれまでよりずっと長く、自分の息子と遊んでいられるようになったのです。これにより、セラピストがトレバーと一対一でやりとりする時間は逆に短縮することができました。アリスはトレバーが自分と一緒に遊ぶことができたら、ご褒美を与えることにしました。一緒にパズルを完成させることができたら、交代で人形を使って遊べたら、コンピュータをしてもいい、テレビを見てもいいと、交換条件を出したのです（飴は、食事や栄養面の他、さまざまな問題が出てきますから、ご褒美としてあまりふさわしくないでしょう）。アリスがトレバーに主導権を委ね、トレバーがアリスを気持ちよく受け入れられるようになると、遊びに抵抗なく変更を加えていけるようになりました。それまではトレバーの世界に入り、あくまで彼の意思に任せていたのですが、その後、より適切なスキルを発達させるために働きかけていけるようになり、重大な変化を迎えることになったのです。彼女は、トレバーの精神世界についての知識と、適切な行動と学習を促すための技法を組み合わせていきました。これらの技法は、ＡＳＤの子どもだけでなく、健常児にも用いられる、かなり標準的なものです。

保育園での時間と自宅での時間を合わせたことで、トレバーは楽々と週二十五時間の治療をこなしていきました。保育園の環境の中でも大きな成果が得られたことは喜ばしいことでした。トレバーは先生に対しても関心を払うようになりました。先生のところに定期的に助けを求めに行くようになり、何か新しくレゴで作ったり、工作（たいてい彼のモビールに取りつける小さな船や飛行機など）を作ったりすると、それを先生に見せるようになったのです。保育園では絵カード交換式コミュニケーション・システム（ＰＥＣＳ）を新しく取り入れました。これは基本的に、絵カードを使って彼が自分の必要とすることを伝えられるようにするものです。この方法を使えるようになると、言語や言葉が発達してきました。食べ物やお気に入りのおもちゃを要求するようになり、その後、物の名前を言うようになりました。絵カードやその他の興味ある物を指さすことができるようになると、彼の言語スキルは急速に発達しました。

トレバーは、保育園の他の子どもたちにも関心を示すようになりました。運動場の回転タイヤに友だちと一緒に座ることもよくありました。トレバーと他の子どもたちが一緒に運動場へ行くようになればなるほど、先生はますます彼の幸せそうな様子に乗じて、楽しさや嬉しさを話す機会を増やしていきました。まずは先生が見本を示し、「これはおもしろい？　今、楽しい？」と尋ねました。最初は、トレバーもこれらの質問をまねして繰り返しているだけでしたが、最終的には、自分は今ブランコに乗ってすごく楽しんでいることを自発的に先生に伝えるようになったのです。ニッコリ笑い、嬉しくて歓声をあげます。「楽しい」という言葉が聞かれるようになりました。他の子どもたちと一緒に笑うようになったのです。最初は、まったくの言葉のまねでしたが、すぐにこれは、ブランコに乗るという決まった行動の一部となりました。そしてついには、言葉や身振りなどによるコミュニケーションを自発的に行なうようになったのです。言葉のまねは、共同注意（大人と子どもが同じ興味の対象に関心を払う）や目を合わせることなど、心の理論を作り上げるために必要な簡単なスキルの中のひとつです。先生はこのスキルを教えることで、発達的により適切な行動を形成させることができたのです。

トレバーはますます保育園の日課に馴染むようになり、他の子どもたちと何ら変わりなく行動できるようになりました。言葉を用いるにしても、または指さしスキルを用いるにしても、ますます多くのコミュニケーション・スキルを身につけるようになったのです。それにつれ欲求不満も少なくなってきたのでしょう。乱暴な態度をとることも減ってきました。クラスの友だちが邪魔だからといって、いきなり叩くなど、暴力に訴える必要もなくなってきたのです。友だちが遊んでいるおもちゃを自分も使いたいときには、腕をつき出すことで、彼らに部屋から出て行ってほしいと伝えることができるようになりました。さらに遊びのスキルが向上するにつれ、部屋の隅っこで身体を揺らしたり、目の前で指をゆらゆらさせるなど、いかにも自閉症に特徴的な様子も消えていきました。このような「自閉症的」な行動を減らすために、何か特別な介入を計画する必要はありませんでした。これらの行動は、彼の対人コミュニケーション・スキルが全体的に向上していくにつれ、自然に姿を消していったのです。

保育園で、このような好ましい対人関係が育まれてくるにつれ、クラスの他の子どもたちに「お友だち先生」として力を発揮してもらう可能性も夢ではなくなってきました。しかし、そのためにはまず保育園の先生が他の子どもたちに教えておく必要がありました。トレバーと仲よくなるにはどうしたらいいのかな？　どうしたら彼は自分から遊ぼうって言えるようになるのかな？　トレバーと喧嘩をしないようにするにはどうしたらいいと思う？　トレバーが一緒に遊ぼうとしなかったり交替でやろうとしなくても気にしないようにしましょうね。先生は他の子どもたちにトレバーとの接し方を教えておいたのです。しかし、お友だち先生と追いかけっこや鬼ごっこ、くすぐりっこなどの簡単な遊びを続けていると、他の子どもたちも仲間に加わってくるようになりました。クラスの他の子どもたちも彼と一緒に遊び、楽しむことができたのです。まもなくトレバーは、クラスの友だちを自分から探すようになりました。友だちを探して一緒に鬼ごっこをしたがるようになったのです。傍で見ていてよりいっそうドキドキしたのは、他の子どもたちがトレバーに一緒に遊ぼうと誘うようになったことでした。遊ぶといっても比較的簡単なレベルでのことでしたが、それでもトレバーはそれなりに対人的やりとりを楽しんでいるようでした。しかしまだこの時点では、さすがに仲間との想像的な遊びは無理でした。そのような遊びができるようになるには、さらに言語スキルや象徴的な遊びのスキルが発達するまで待たなければならないでしょう。アリスは、自分の親にも学んでもらわなくてはならないと言いました。トレバーの自主性に任せるようにし、祖父母の自宅で少々行儀が悪くても気にせず、その代わり、どんな些細なことでも彼が人に接触を試みたらきちんと受けとめてやってほしいと思ったのです。彼女の父親は、一緒に電車を見よう、とよくトレバーを駅に連れて行きました。トレバーはテレビで機関車トーマスを見て以来、電車にはいつも興味津々でした。電車を見ているとご機嫌だったのです。祖父にとっても、駅のベンチに腰掛け、このささやかな日課に加われることは嬉しかったようです。電車を見た後、ふたりはよく地元のコーヒーショップへ立ち寄り、一緒にホットチョコレートを飲み、ドーナッツを食べたのでした。

◆　◆　◆

このような集中的治療を二年間受けて、トレバーの改善はいよいよ速度を増していきました。小さな成功が一日一日、それこそ滝のように現われてきました。対人コミュニケーション分野の中心的スキルにいくつか集中的に取り組むことが、他のありとあらゆる類の変化を可能にしたのです。それはまるで鍵のかかったドアを開けるかのようでした。ただし今回は、対人関係への参加、簡単なコミュニケーション、模倣、注意の向け方の柔軟性、共同注意といったことがその鍵となったのです。まもなくトレバーは、近所の他の子どもたちにも関心を示し始めました。最初は他の子どもたちに近づいていくことはなかったのですが、そのうち彼らがトレバーの家に誘いに来るようになりました。出ておいでよ、外で一緒に遊ぼうよと声をかけてくれるようになったのです。するとトレバーは、それに快く応じるようになったのです。そしてしまいには、トレバーのほうから彼らに会いたがるようにもなったのですが、それはあくまで週末に限られていました（普段、保育園がある日には園の友だちと過ごすことに決めていたのでしょう）。このようなことはそれほど頻繁にあったわけではありませんでしたが、それでも彼が求めたときには、母親はすかさずこの機会を生かそうとしました。アリスは幼い女の子を週末に自宅に招きました。トレバーと一緒に遊び、テレビを見る機会を作ろうと、お膳立てをしたのです。

二年間の治療を終え、トレバーは再度、面談に訪れました。幼稚園への入園を控え、教育補助の申請のため、いろいろな用紙に私が記入する必要があったのです。そのため、彼のこれまでの様子についてできるだけ正確に把握したいと思いました。

「五歳になったんだ！」。彼は診察室に入ってくるなり言いました。

「ほう、君が？」。私は答えました。「大きくなったねえ。でもまだまだだな。私ほどじゃないね。誕生日会を開いたのかい？」

「うん、やったよ！」

「誰が来てくれたんだい？」

「僕の友だち。……保育園の」。これは、後に続く人たちのために取っておきたい価値ある答えとなりました。

「プレゼントもらった？」

「うん」。もう少し長い返事を期待するのは、まだトレバーには少々難しいようでした。この会話をよどみなく進めていくのは大変でした。

「どんなプレゼントをもらったの？」

「星のモビール。……ベッドの上にぶらさげるんだよ」

私は笑わずにはいられませんでした。いろいろと変わっていくなか、変われば変わるほど、その一方で同じまま、変わらないものがあるのです。対人的やりとりなどまったく顧みなかったよちよち歩きの子どもが、あらんかぎりの取り組み、手段をもって、今では誕生日会の主人公になるほどの少年になったのです。まさしく驚くべき飛躍を成し遂げたのです。しかしこれはやりがいがありました。トレバーが眠りにつくとき、彼の目に星が映るんですよ。アリスが私に言いました。聞いてよかった、嬉しい言葉でした。

第10章　アーネスト
〜橋から見た景色〜

アーネストは五歳です。ブロンドの巻き毛で、かわいらしいほどにちょっとぽっちゃりしています。とびきり大きな茶色の瞳には、まるでこちらが吸い込まれてしまいそうです。彼は縞模様のシャツがお気に入りで、町外れの水路に行くのが大好きです。一時間かそこら、橋の上から石を落としていることもあります。冬、一面に氷が張ってしまうと、もうパニックです。彼の大好きな、石が水面に当たったときの音が聞こえなくなってしまうからです。泣いて、どうしていいかわからなくなってしまいます。欲求不満に陥って自分の手を噛んでしまうこともよくあります。そのため彼の親は、とりわけ寒い日など氷が厚く張ってしまうため、橋を避けるようになりました。彼は水路際ですべすべした石を集め、家へ持って帰ります。そうして自分の棚の上に一列に並べるのですが、それがまた実に複雑なパターンなのです。アーネストはコンピュータも楽しんでいますが、ほとんどの時間はコンピュータを相手にトランプをしているのです。彼の年齢を考えると、これは驚くべきことです。うちの子がカジノでプレーしたら、さぞかし大儲けだろうなあ。彼の父親はかなり誇らしげです。

五歳にしては、アーネストは非常に活発です。実際には、ちょっと活発すぎると言ってもいいくらいです。夜中にしばしば起き出して、親の部屋へ入っていっては毛布を引っ張り、自分の見たいビデオを指さします。何としても親を寝させないようにするのです。その結果、親はふたりともすっかりヘトヘトです――アーネストの父親は地元の工場で交替の激しい勤務に就いています。母親も、まだ下に面倒を見なくてはいけない子どもを抱えています。アーネストのこのような行動を親は叱ってみたのですが、ほとんど効果なしでした。そのため今では彼の部屋に絵を描く道具のエッチ・ア・スケッチを置くようになりました。彼は少なくとも午前六時までは楽しくそれで遊んでいます。六時には起きなくてはいけません。学校に行く時間です。

アーネストは言葉を話しません。そのため彼とコミュニケーションをとるのは大変です。彼は何も言いませんし、これまでも言葉を口にしたことは一度もありません。言葉を話さない子どもたちの中には、言葉が欠けているぶん、代わりにサインや身振り手振り、または頷いたり首を振るなどして補う子どもたちもいます。しかし、アーネストはこのような代わりのコミュニケーション方法も何ひとつ用いません。唯一使うとすれば、近くのものを指さす程度です。彼はかなり自立しています。何か必要なことがあっても、親に助けを求めることはほとんどありません。自分でコンピュータやテレビのスイッチを入れることも、冷蔵庫から自分の食べ物を取り出すこともできます。目の前の欲求に加えて、さらに何かを伝えようという気持ちはほとんどありません。大部分、自分の生活には至極満足しているようです。でも何か大切なことを否定されると、泣いて抵抗します。それに、こんなことはたとえあったとしても極めて稀ですが、ひどく不満なことがあると（たとえば川一面が凍ってしまったときなど）、自分の手を噛んでしまうこともあります。彼は言語の理解もかなり遅れています。どうしてアイスキャンディを十本、次から次へと食べてはいけないのかが理解できません。食べるのはこれだけよ、などと制限されようものなら、軽い癇癪を起こします。

アーネストは地元の小学校に通っています。彼には補助の先生がついています。学級担任の先生が監督しているなかで、ただ彼のためだけにずっとついていてくれる先生です。残念ながら、これらの先生はいずれもＡＳＤについてはほとんど理解していませんし、アーネストのような子どもを扱った経験は一度もありません。アーネストはＡＳＤの診断を受けたうえで学校に入学したにもかかわらず、彼のニーズに合わせて特別に用意された個別の治療計画や教育計画は何も準備されていないのです。今は特別なニーズのある子どもたち用の一般的な計画に沿っているだけで、それには自閉症については一言も触れられていないのです。このようなことは珍しいことではありません。学校側にＡＳＤの子どもの課題に対処する準備がきちんと整っていないことがあまりにも多いのです。その結果、アーネストは通常学級での決まった行動に従うもの、と当然のように期待されてしまいました。集まりの時間には静かに座っている、活動から活動へスムーズに移行する、先生の指示を注意して聞く、確かにこれらは通常学級では当たり前の行動です。しかし、困ったことにアーネストにとって、じっと座っているのは大変なことなのです（これについては彼の親が証明できますし、実際、彼らはアーネストの学校の先生に伝えようとしたのです）。彼は砂場が大好きです。頑としてそこから動こうとしませんし、他の子どもと一緒に使うのも絶対嫌がります。その結果、強引にでもどかさないと、一日中砂場を独占し、他の子どもたちには使わせず、他の活動へも進んでいこうとしません。先生が彼の手を取って連れて行こうとすると、先生を叩いてしまいます。大声を上げて怒鳴り散らし、抵抗するのです。どうして彼はあんなひどい態度をとるんだろう？　他の子どもたちはびっくりして見つめています。

ある日、アーネストはちょっと動いたはずみに先生の鼻にぶつかってしまいました。で、正直に言えば、先生の鼻の骨を折ってしまったのです。そもそも事の発端は、彼が外に出たがったことでした。何といってもその日は最高のお天気でした。いよいよ春本番、という一日だったのです。彼はどうしてもブランコに乗りたくてたまりませんでした。しかし、校庭へ出るドアには鍵がかかっていました。彼は泣き出し、力任せにドアを叩きました。先生が彼のもとへ行き、説得しようとしました。しかし、彼には先生の言葉を理解することはできませんでしたし、第一、聞こうともしませんでした。先生は、彼の上に身をかがめ、手を取ってドアから引き離そうとしました。そのときでした、彼の手が先生の鼻を直撃してしまったのです。鼻血が噴き出しました。彼女の高価なドレスの上に血がどっと流れ落ちたのです。先生は声をあげて泣きました。気も狂わんばかりに取り乱しています。アーネストも金切り声をあげています。クラス全体が騒然とした混乱の渦に巻き込まれました。結局、補助の先生が校長先生のところへ駆け込み、とにかくその場を治めてもらうしかありませんでした。

それから数日後、彼の親、例の先生、そして校長先生が顔を突き合わせ、会議が開かれました。アーネストは停学となりました。自分がしたことの結果を「理解」できるようになるまで復学を認めてもらえませんでした。「自分のしたいことを必ずしも常にできるとは限らない。君はそれを学ばなくてはならないんだよ」。彼に求められたのはそれだけでした。「ノー」という言葉、彼はその意味を理解しなくてはなりませんでした。アーネストの親は、恥ずかしく、屈辱的な思いに駆られました。いずれにせよ、五歳で小学校を停学になる子どもがいったいどこにいるでしょうか？　しかし、その場にはアーネストを擁護してくれる人はいませんでした。自分の行動の結果を理解すること、いつでも自分のしたいことをできるとは限らないということを学ぶこと、彼にはそれができないかもしれないと説明してくれる人は誰ひとりとしていなかったのです。しかしこのようなことは、特別な配慮が必要な子どもたちに対し、一般的なやり方で学校側が補助しているような場合、あまりにも頻繁に起こります。自閉症など、それぞれの障害固有のニーズに何ら明確な配慮が行なわれていないのです。彼の母親は、彼が停学中にすることを別に見つけてあげなければなりませんでした。ただし、大部分それは彼をテレビやコンピュータの前に放りっぱなしにしておくことを意味していました。そうでもしないと、彼女は他の子どもの面倒を見ることができなかったのです。彼は学校に戻ったとき、最初、攻撃的な態度が増したように思われました。そのためアーネストは、自宅で過ごすか、あるいは校長先生の隣りの部屋で、他の子どもたちとは離れて過ごす時間がますます増えてしまったのです。しかし幸いにも、それも学年が終わったことでおしまいになりました。ところが、この最初の停学が前触れとなったのでしょう。その後、問題行動がますますエスカレートする時期が続きました。そしてさらに停学を繰り返す結果となったのです。事実上、停学は行動管理の手段として利用されただけだったのです。

◈　◈　◈

他者を攻撃する、叫ぶ、自傷行為にふける、何かをしなさいと言っても従わない、逃げ出す、など、いずれも混乱を引き起こす破壊的な行動です。ＡＳＤの子どもの行動にも、おそらくこれと同じくらい人の感情を刺激し、誤解を招きがちな面があるように思います。破壊的な行動は、ＡＳＤの子どものほとんどに典型的にみられるものです。少なくとも発達のある時点ではそうです。確かに、受身で、非常に素直に人の言うことに従う子どももいます。しかしこのような子どもは少数派なのです。ストレスや欲求不満に対して破壊的な行動で反応する子どものほうが多いのです。そのような欲求不満が見過ごされたまま放置されていたり適切な対処がされないと、当然の成り行きとして、その子どもは暴力に訴えることになります。しかも攻撃的な行動は、さらなる問題を次々と引き起こすことにもなりかねません。地域社会の活動から締め出され、家族のストレスをますます募らせます。治療介入も通常の回数をこなせなくなってしまうでしょう。

通常学級に入るＡＳＤの子どもたちの数が増えてくるにつれ、先生方は教室での暴力に対応しなければならないことも多くなり、プレッシャーはますます大きくなっていきます。しかし、先生はあくまで先生でありたいと思っています。治療者になりたかったわけではないのです。自分がすべきことは子どもたちを教えることであり、治療センターの運営ではないと思うのも当然です。現在、非常に多くの子どもたちが自閉症の診断を受け、公立の学校へ通っています。にもかかわらず、事情をよく心得、援助するコンサルタントがほとんど配備されていないように思います。教室の先生方はひとりですべてを背負い、親だけを頼りに指導や指示を行なっていかなければなりません。しかし、その唯一頼りにすべき親も、先生や学校側こそ当然この種の問題への対処法を心得ているはずだと思い込んでいる場合が多いのです。なんといっても、彼らは教育の「専門家」だから、というわけです。

攻撃的なふるまいが学校ではみられるが、自宅ではみられない、またはその逆という場合、問題は殊のほか厄介なものとなります。というのも、そのような場合、責任のなすり合い、非難の応酬を招くことになりかねないからです。誰かを責めたいという気持ちを抱かずに暴力に対処するのは難しいことです。アーネストの場合、彼の行動は自宅よりも学校でのほうが遥かに悪かったのです。先生は、学校でのほうが「ちゃんとした」行動を求められることが多いということがその原因であり、したがって親も自宅で同様にすべきだと主張しました。そうすればもっと「一貫性」（ＡＳＤの子どもについてほとんど知識のないコンサルタントが好んで口にする言葉です）をもって指導することができると言ったのです。そのためアーネストの親は、恥ずかしさと屈辱感に加え、さらに罪悪感にまで駆られるようになってしまいました。

しかし、その逆の場合もあります。ＡＳＤの子どもたちの中には、学校でよりも自宅でのほうが、より破壊的な行動を示す子どももいるのです。この背景には、兄弟姉妹との厳しい争いの反動があるのかもしれません。ＡＳＤの子どもに対する特別扱いに、健常児の兄弟姉妹が憤りを感じているなか、親が仲裁に入ったり、解決策を示せない場合にこのようなことになります（この件についてはこれ以上詳しくは述べませんが、次のように言っておけば充分かと思います。ＡＳＤの子どもは特別に目をかけてもらっている、明らかに甘やかされていると、健常児の兄弟姉妹が何か不当に感じているとしたら、きちんと理解させることが必要です。なぜ別の決まりが必要なのか、ちゃんと説明してあげてください。そして兄弟姉妹が、お父さん［お母さん］を独り占めできる「特別な時間」をちゃんと確保してあげましょう。それが解決策となるはずです）。学校というのは非常に構造化され、規則もきちんと決められているところです。そのためＡＳＤの子どももそのような環境では適切な行動をしないわけにはいきません。しかし帰宅すると、学校で欲求不満とストレスに晒されていただけに、家庭生活ではごくごく普通のストレスや緊張にも対応する余裕がほとんどなくなっていることも考えられるのです。このような状況はさらに対応が困難です。たとえばジェーンの場合を見てみましょう。彼女は十七歳の少女です。バービー人形にすっかり夢中でした。学校から帰宅すると、ひたすらバービー人形の着せ替えに没頭しています。何度も何度も同じバービーの洋服のセットを人形たちに着せているのです。とにかくそれだけ、他のことは一切したくないのです。そうしてもう着せる服がなくなってしまうとひどくうろたえます。怒鳴り、金切り声を上げます。壁に物を投げつけるのです。学校でつらいことがあればあるほど、自宅での人形遊びに固執しました。逆に、学校が課題の量を減らし、より自由な時間が持てるよう配慮してくれると、家でも比較的扱いやすくなるようでした。ところが、学校では一度たりとも問題行動を起こしたことはなかったのです！　彼女が破壊的な様子を見せるのは自宅でのみでした。学校ではとにかく勉強しなくてはなりませんから、これはまさにその反動ではないかと思われました。そこで、学校環境について注意深く観察し、自宅での反応を評価し、仮説を立てることで体系的に確認してみました。そうしてジェーンのプログラムを勉強中心ではなく、もっと生活スキルに重点を置いたものに変更したのです。すると、自宅で怒りを爆発させることも徐々に少なくなっていったのです。

破壊的な問題行動を簡単に解消できるような答えはありません。そのため、ときには薬、身体的抑制、もしくは叱責など、特別な手段に訴えざるを得ないことがあるのも確かです。しかし、子どもと大人（親または先生）の間で取っ組み合いの争いとなることだけは、総じて避けなければなりません。大人の中には、子どもの攻撃的な態度を前にすると、ますます強く子ども抑えつけようとする人がいます。ご褒美はおあずけにし、軽い罰を課します。いらいらして批判的になるのです。このような大人の態度を子どもは見抜きます。それに反発して、攻撃的行動はますますひどくなるでしょう。このような連鎖反応が生じると、問題行動はますますエスカレートするだけです。子どもは大人から制限されればされるほど、ますます攻撃的な行動に訴えようとするのです。問題行動は、もっとコントロールが必要となる「課題」だと受け取ってはなりません。支配権争いに勝ち負けはありません。ＡＳＤの子どもが関わる場合はなおさらです。彼らは、ちょっと自分が折れれば大人も態度を緩めてくれるかもしれないことなど、ほとんどわかっていないのです。自分の行動が大人に影響を与えるということを、ＡＳＤの子どもは理解していないのかもしれません。もしくは頭の中ですばやく状況を判断できないのかもしれません。何で大した理由もないのに、いつもいらいらしてるんだろう、小言ばっかりだ。彼らは大人のことをそんなふうにとらえているのかもしれません。しかし、ではどうしてその反応として攻撃的行動が増すのでしょうか。大部分それは、ＡＳＤの子どもたちが言葉で効果的にコミュニケーションを図れないことが原因です。もしくは自分の行動を他の人が認めてくれているのかどうか、直観的に判断できないからでしょう。しかし、何かあった後でその行動に対処しても、たいていの場合うまくはいきません。健常児と比べ、彼らの場合、たとえ人からそっぽを向かれてもさほど気にはならないからです。ＡＳＤの子どもでは、健常児とは対照的に、「関心を求めて」相手をてこずらせるということはまず考えられません――そもそものような願望は、概して彼らの心の辞書には見当たらないでしょう。むしろ、彼らの世界が私たちとは別の軸を中心にして回っているから、と言ったほうが正確かもしれません。彼らの世界は、他の何よりも対人的やりとりを重視するような世界ではないのです。だからこそ、彼らに対処するのは非常に大変なことなのです。

暴力がエスカレートし、もはや抑制が効かなくなると、このような子ども対先生の対立は最終的に子どもの教育・福祉関係施設への出入り差し止めにまで至ることがよくあります。こういう手段に訴えるのは、ＡＳＤの子どもや他の子どもたちの個人的安全が現実に脅かされるときだけにすべきです。また、たとえそうなったとしてもごく短期間にとどめるべきでしょう。しょせん停学などという措置をとっても、せいぜい学校に、怒りをしずめ、ほんのひととき休息する機会を与えるだけです。子どもにとっては好ましい結果など、たとえあったとしても微々たるものにすぎないでしょう。停学は「通常」の環境で他の子どもたちと触れ合う大切な機会を子どもたちから奪ってしまいます。しかもこのような措置に抑制効果など期待できません。それどころか子どもは、悪い態度をとったら家に帰れる、コンピュータで遊べる、テレビを見られる、と誤解しかねません。そして、攻撃的行動をかえって持続させる結果になることが少なくないのです。自閉症やアスペルガー症候群の幼い子どもたちにとって、他の健常児と一緒の環境にいることには、現実的な利点があります。自然な環境の中で適切な対人コミュニケーション・スキルを学ぶ機会を得られるのです。

ＡＳＤの子どもに対する、お友だち先生の効果については、これまでにいくつもの研究により証明されてきました。このような実証研究では、同年齢の仲間が治療者の指導監督のもとにＡＳＤの子どもとやりとりをします。治療者は活動を楽しいものにするとともに、対人的なやりとりの機会が保証されるようにします。こうしてＡＳＤの子どもたちは、自分の発達レベルとコミュニケーション・スキルに合った対人的遊びにいろいろな面から携わることができるのです。「Ring Around the Rosie」

［訳注：かごめかごめのように手をつないでうたいながら輪になって踊る遊び］などの遊びで輪の中心にいるだけでも、ＡＳＤの子どもはみんなと一緒にいることの楽しみを知ることができます。他の子どもたちを避けるのではなく、彼らの近くにいることを楽しめるようになるのです。また、健常児に先生役をお願いすることには、彼ら自身にもおまけの効果があります。特別なニーズのあるクラスメートと一緒にいる機会をますます多く得られるようになるのです。これは共感といたわりを育む経験となります――にもかかわらず、破壊的行動が生じるやいなや、ＡＳＤの子どもを停学にしてしまっては、他の子どもたちからこの経験を奪うことにもなるのです。

健常児たちとＡＳＤの子どもたちの両方にとってプラスになるような仲間同士のやりとりは、自宅でも可能です。特に、妹がいるＡＳＤの子どもたちは運がいいと言えるでしょう。なぜなら妹は、とかくお兄ちゃんやお姉ちゃんと一緒に遊びたい、一緒にゲームをしたいと強く望んでいるものだからです。たくさんのいとこに恵まれた家族、近所にたくさんの子どもたちが住んでいる家族も幸運です。ＡＳＤのわが子に対人的やりとりの機会を与えてやりやすいからです。ＡＳＤの子どもは、対人的やりとりに触れる機会に恵まれれば恵まれるほど、対人スキルを身につける機会を多く手にすることができます。ＡＳＤの子どもたちの中には、このような活動がきっかけとなり、現実に対人コミュニケーション・スキルに効果が現われた子どももいます。その一方で、現時点ではまだそのような効果を得るために必要な基本的な対人スキルや参加スキルが充分ではない子どももいるでしょう。そのような子どもの場合は、まずは大人との一対一の治療（第九章参照）を受け、より自然な学習環境に入るための準備をする必要があるでしょう。

停学にしたところで、ASDの子どもに対しては、通常、抑止効果など期待できません。同様に、自分の部屋で孤立させたり、いつまでも何かをお預けにしておくことは、健常児ならたいていそれで効き目があるでしょうが、ASDの子どもには効果がありません。親はそのことを悟るべきでしょう。お預けにしておけば、間違いなく親にとっては一息つく間ができます。よい休息になることでしょう。確かにこれはそれなりに意味のあることです。しかし、このようなことをしたからといって、ASDの子どもに「行動」を教えていることにはならないことを、親は肝に銘じておくべきです。

ASDの子どもの中には、困難な状況を避けようとして乱暴になる子どももいます。停学にする――あるいはタイムアウトとして自室に行かせる――このようなことをしても、暴力を振るえば困難から逃れられると子どもに教えるだけです。人が本を音読しているのをじっと聞いている、他の友だちに囲まれて円になって座る、数学の問題を解く、何であろうと、学校での活動が難しければ補助の先生を殴っちゃえばいい、課題をやるよりそのほうが簡単かもしれない、子どもはそう思ってしまうかもしれません。

アーネストを停学にしたことで、学校の先生はほんの束の間、休息を得ることができました。しかしアーネストは他の問題を引き起こすことになったのです。あの時、もっと別の解決策をとっていたら、彼の全体的な対人スキルのためになっただけでなく、攻撃的な態度に対しても、もっと効果的に対応できたのではないかと思います。それまで、アーネストは毎朝学校へ通うのを楽しみにしていました。彼の日課の一部になっていたのです。他の子どもたちも彼と遊ぶのを楽しみにしていました。彼をかばってくれてもいたのです。彼らは何ら問題なくアーネストに対応していたのです。アーネストの機嫌が悪いときには、彼をそっとひとりにしておきました。逆に、彼らの助けに快く応じるときには手を貸したのです。子どもたちのほうが先生たちよりも、彼の微妙なコミュニケーションに容易に気づくことができたのでしょう。先生たちは授業計画に沿うのに手一杯で、彼が言葉以外の形でストレスや欲求不満を伝えても、そのメッセージに関心を払う余裕がないことが多かったのかもしれません。アーネストの親も、彼のこのようなサインには敏感でした。だからこそ家庭では破壊的行動に走ることが格段に少なかったのです。

やがて秋が訪れ、アーネストはやっと復学を許可されました。ところが、いざ登校するときになり、彼はしばし苦労することになりました。停学になったことで、それまでの彼の日課は崩れてしまっていました。対人コミュニケーションを練習する機会も劇的に減少していました。しかも今度は先生たちの目が光っていたのです。学校へ行く楽しさは以前と比べ、遥かに少なくなっていました。彼も明らかに楽しくなさそうでした。母親が毎朝彼を学校へ送り出す苦労は増すばかりでした。ぐずぐずしながらやっと服を着たものの、玄関を出て、スクールバスに乗るのを嫌がりました。

行動を管理する手段として、停学と「支配」に訴えるのは賢い選択とは言えないでしょう。効果はほとんどありません。もし可能なら、ぜひとも避けるべき治療法といっても過言ではないかもしれません。アーネストの場合、そもそも最初の時点でもっと容易に攻撃的な行動を防ぐことも可能だったはずです。ちょっと視点を変えればすむ問題だったのです。攻撃行動に対処する鍵は、攻撃や暴力行為そのものに注目することではありません。なぜそのような態度をとってしまったのか。難しいことかもしれませんが、発端となった理由を理解することこそが重要なのです。アーネストの場合、教室の決まった日課に従っていくことに、そもそもの問題がありました。彼には彼なりの予定があったのです。なのにどうして他人の予定に従わなくちゃいけないんだろう、彼には理解できませんでした。先生はドアから僕を引き離そうとした、僕を連れていこうとしたんだ、あのとき先生は何を考えてたんだろう、僕と一緒に何をしようとしてたんだろう。彼にはそれを知る手がかりがなかったのです。あのとき彼の大好きな活動を組み込んだスケジュールを用意してあげていたら、どうなっていたでしょうか。他のみんなの予定に沿いながらも彼自身の予定も織り込めるようなスケジュールを認めてあげていたら、どうなっていたでしょうか。おそらくそれだけでよかったのです。それで問題は簡単に解決していたのではないかと思います。コミュニケーションに問題がある子どもたちの場合、一日の活動を絵で表わしたものがあると、日課をこなしていく大きな助けとなります。しかし、このような柔軟な対応は教室環境で実行できないことがあまりにも多いのです。学校などによっては、子どもたちにそれぞれ異なるルールを設けることが難しいこともあるのです。

どうして彼らは混乱を招くような態度をとるのでしょうか。どうして他者に乱暴をしてしまうのでしょうか。親は経験と試行錯誤を繰り返すなか、子どもたちの行動の理由を理解することの重要性をすぐに実感するようになります。その一方で、ＡＳＤについてよく知らない専門家の中には、このような考えに強い抵抗を覚える人もいます。彼らは自分が折れるのを恐れているのかもしれません。五歳の子どもの思い通りにされるようで怖いのでしょう――ASDの子どもたちは人あしらいが巧みで、誰だろうと自分の意のままに操ってしまう、彼らには大人と同じくらい人を警戒させる力がある、単独でそれをやってのけてしまうくらいの力がある、まるでそう信じているかのようです。

子どもの不適切な行動はきちんと取り締まらなくてはいけない。大人はついついそう思ってしまいます。これは大人の性でしょう。しかしASDの子どもたちがいったん癇癪を起こすと、もはやそれを止められる見込みはほとんどありません。ASDの子どもたちはいったん癇癪を起こすと、いつまでも引きずる傾向があります（おそらく注意を苦痛の対象から引き離せなくなってしまうからでしょう）。しかも彼らの癇癪は極めて激しいため、その最中は、問題となった出来事について自分の気持ちを表現することも、話し合うことも難しくなります（むしろこのようにコミュニケーション不能に陥ることで、すでに問題と折り合いをつけているのかもしれません）。癇癪の真っ只中で、ASDの子どもがもはや後戻りできなくなってしまっているとしたら、あとはもう本人を守ること、周りの人々を守るしかありません。そうして癇癪が自然に治まるよう成り行きに任せるしかないのです。攻撃的態度を罰してみたところで意味はないでしょう。今度はこんなことしちゃだめよと諭したとしても、しょせん無駄な試みです。すでに起こってしまった行動を正すのは非常に難しいことです。これは前のほうの章でもお話ししましたが、実行機能の障害が原因ではないかと思います。だからこそ、何か事が起こる前に、前向きに適切な行動を教えておくほうがずっと容易なのです。適切に行動できたら、その場ですぐに何か具体的なご褒美をあげるようにします。このとき言葉でも誉めてあげるようにしてください。実際、ＡＳＤの子どもにとっては言葉で誉められたからといって、さほど価値あることではないでしょうから、このように大きな動機づけとなる具体的なご褒美と抱き合わせにするのがコツです。そうすることで、後に言葉で誉めるだけでも、ご褒美として効果を発揮するようになるでしょう。

大切なのは、子どもの心に入ることです。一種の思考実験として、ＡＳＤの子どもが抱える障害や制約を自ら経験してみることと言ってもいいかもしれません。そうすることで、子どもにとって、選択の幅がずいぶんと限られてしまう環境があることが明らかになってきます。まずは子どもの視点からとらえてみることです。そうすればすぐに代わりの選択肢が自ずと現われてきます。親や先生の目にもはっきりと見えるようになるでしょう。破壊的な行動を回避する方法、子どもがそのような行動に訴えなくてはならない必要性を何か別の方法で満たせるよう手助けする方法がきっと見えてくるはずです。私の記憶の中にはこんな子どもがいます。彼はとんでもない場所、特に学校の校長室で唾を吐いてしまうのです。いったいどうしたら彼にこのような行為を止めさせることができるのか、まったく見当もつきませんでした。ところがあるとき、彼にガムを与えてみたのです。すると彼は唾を吐き捨てるよりもガムを噛むほうが好きになったのです。また別の少年で、こんな子もいました。彼は大きな音に対して非常に敏感でした。誰かがチェーンソーを引いているのが目に入ろうものなら、必ず泣きわめくのです。その金切り声を止めるには、ヘッドフォンを付けさせて彼の大好きなテレビ番組のテープを流すしかありませんでした。これらはいずれも、日々の機能を中断させてしまうほど破壊的な感覚的刺激を、それに代わるものを与えることで防いだ例です。

ときどき私は、「彼の攻撃的な態度にはまったく理由がない」と言われ、がっかりした気分になることがあります。まるでわずかな小銭をたった一枚しかもらえなかったような、そんな気持ちです。そんなことを言われると、ああ、この人たちには見る目がないんだなと思ってしまいます。破壊的な行動をとるには常にそれなりの理由があるからです。ただ、その理由というのが少々特異かもしれないという、ただそれだけのことなのです。他の人は気づかなかったかもしれませんが、何か変化があったのかもしれません。教室に新しい匂いがしていたのかもしれませんし、壁の絵が傾いていたのかもしれません。いつもの決まった行動、環境に何か変化があったのです。そしてそれが不安や苦痛の引き金となり、自分の気持ちを他の形で表現できなくさせてしまいます。対人的なやりとりを失敗に終わらせてしまうことになるのです。このような変化は、物理的、社会的環境には当然起こり得ることです。しかし、子ども自身の身になってみないかぎり、どうしてこれがストレスになるのか理解できないでしょう。心の理論における子どもの障害を補うために、私たち自身の心と子どもの心の両方を含めた、ひとつの拡大版の心の理論を発達させていく必要があります。たとえ子どもが私たちの心理状態を推し量ることができなくても、私たちのほうが子どもの心を判断してあげられるようにならなくてはいけないのです。

停学になるまで、アーネストは学校でゆっくりながらも着実に進歩していました。他の子どもたちに対しても、徐々にですが楽な気持ちで接することができるようになっていたのです。もはや他の子どもたちを避けることもなくなり、工作や昼食の時間に彼らの助けを受け入れられるようになっていました。砂場へ行く時間になると、楽しい活動が待っているという期待の目で補助教員を見ることもよくありました。コンピュータ相手のトランプの達人だったのが、補助教員相手のトランプの達人へと変身できたのです。補助の先生は、彼が二十一まで数を数えられるのを見て、ひどく感動しました！　これらはすべてすばらしい成果でした。しかし、彼のコミュニケーション・スキルは、対人スキルほど急速には進歩していませんでした。彼を停学させたからといって、ほとんど何の意味もありませんでした。それどころか、彼の唯一の治療選択肢、彼に認められた唯一の治療を彼から奪ってしまったのです。彼の攻撃的な態度が容認しかねるものであったことは確かかもしれません。でも、なぜこんなことが起きてしまったのでしょうか。どうしたら避けることができたのでしょうか。それは容易にわかることです。アーネストには、頼れるようなコミュニケーション・スキルがほとんどありませんでした。彼は基本的に抵抗と要求しかできなかった——ただそれだけのことなのです。

これらふたつ以外にはコミュニケーション方法がないという場合を考えてみましょう。父母会などに行き（先生のやりとりなどを見ていて）意地悪をしてみたくなったとしましょう。二種類のメッセージだけでコミュニケーションをとるロールプレイをしてみるよう先生方に提案します。何かに反対するときには「いいえ」とだけ言い、何かを要求するときには指さしだけで行なうというやり方です。それ以外のときには、周りの人を無視するようにしてみてください、と提案します。このようなちょっとした思考実験をしてみるだけで、ＡＳＤの子どものコミュニケーション障害――ＡＳＤには、音声言語とジェスチャーというふたつのコミュニケーション形態に障害があります――がどういうものか大人は理解できるでしょう。これにより、子どもから送られてくるメッセージをより敏感に受けとめられるようになるかもしれません。ときどき、言葉にはならない微妙なメッセージがストレスや欲求不満が募ってきていることを伝えているにもかかわらず、見逃されてしまうことがあります。アーネストの場合、大きな音を立てる、両腕をパタパタさせる、テーブルに無造作に物を置く、もしくはひとつのことに集中していられなくなるなどの様子がみられました。これらの信号によく注意することで、そのような態度がエスカレートして危機的状況に至る前に、大人は手を打つことができます。この場合、まずはアーネストがもっと楽しめる別の活動へ進む必要がありました。その後で、努力を要する課題に戻るようにすればよかったのです。そうすれば、彼の行動に遥かに効果的に対処できたでしょうし、教室での学習の機会を増やすことにもつながったはずなのです。

攻撃的な態度には、必ず何らかのメッセージが込められています。そのような態度によってしか伝えられなかった苦痛、これはそれを伝えるための信号なのです。言葉を話せなかったから、あるいは対人的やりとりを理解できなかったから、そのような態度に訴えざるを得なかったのでしょう。したがって、治療にあたっては、それに代わるコミュニケーション形態を子どもが使えるようにする、もしくは子どもが伝えようとしていることを大人が直観的に汲み取り、正しく反応するようにします。それが治療の鍵となるのです。破壊的行動はいったいどのような機能を果たしているのでしょうか？

そもそもどうしてそのような行動が現われるのでしょうか？　大人はまずそれを理解する必要があります。そして環境を変え、ストレスを減らすことができれば、子どもはコミュニケーションの大切さに気づきます。この自覚こそが、子ども自身のコミュニケーション・スキルの発達を促すことになるのです。

絵、表現ボード、または記号など、コミュニケーションを補える手段を子どもが使えるようにしてあげると、攻撃的な態度が減ることがよくあります。秋になり、アーネストが学校へ戻ったとき、彼には新しいコンサルタントが付きました。ＡＳＤについてかなり詳しい人でした。彼女は、コミュニケーションを補うために絵カード交換式コミュニケーション・システム（ＰＥＣＳ）を取り入れるよう、学校の先生方に提案しました。また、一日の活動スケジュールを目に見える形で示して教室のどこかに掲示することで、アーネストが次の活動にいつ移ったらよいかわかるようにすることも提案しました。さらには、一日の最初の活動を教室でのコンピュータの時間にしてはどうかとも勧めてくれたのです。そうすれば、きっとアーネストも授業が始まるのを楽しみに待っているようになるでしょうし、気分よく一日をスタートできるだろうと考えてくれたのです。難しい活動には、より楽しい活動をここかしこに織り交ぜ、変化をもたせるようにしました。そうすることで、たとえアーネストだけが同級生とは違うスケジュールに従うことになってもです。また、先ほどのような欲求不満の非言語的な徴候が激しくなり始めたら、必要に応じ、しばらく静かな時間を過ごすことができるよう、ちょっとの間、アーネストは教室から出てもよいことにしました。そして、すぐにまた教室の活動に戻るようにすることで、学校の勉強から逃れることには決してならないようにしたのです。罰は一切与えられませんでした。停学についても基準を明確にしました。しかし、こうした提案が実行されるようになってからは、その後停学が必要になったことは一度もなかったのです。

それからしばらくした頃です。私はアーネストに会いました。彼が絵シンボルにすぐに慣れ、それを気に入ったことは明らかなようでした。何しろ、外に行きたくなったら外出用の絵カードを取り出して、親や先生に見せるだけでいいのです。外へ出るのが不可能なときには、その状況にふさわしいサインがアーネストに示されました。ただ、「ストップ」とだけ書かれた標識でした。おそらく、彼は親と一緒に例の橋へ車で向かう途中、必ずこの標識を目にしていたのではないかと思われたのです。言葉で言われるのではなく、このような目に見える形で示されれば、「ノー」の意味も何ら問題なく理解できるようでした。先生たちも、彼が言葉で言っても聞かないからといって、頑固なわけではないことに気づきました。言葉による指示を理解するのが難しいだけだということがわかったのです。破壊的な態度、さらにはもっと深刻な攻撃的態度に訴えることも劇的に減りました。その結果、アーネストは彼専用のプログラムのおかげで、その一年の間に、それまでの数年間分を遥かに超える勢いで急速な進歩を遂げたのです。それまでは停学処分もざらでした。彼は自宅でも絵カード方式（PECS）を利用し始めました。親に助けを求めることも多くなりましたし、鬼ごっこやかくれんぼをして、妹と対人的な遊びをするようにもなったのです。

しかし、いったいどうして破壊的行動をとるのか、皆目見当がつかないことがあります。理由を突き止めるのが非常に難しいことがときどきあるのです。ＡＳＤの子どもの目から見たら、世界はどのように見えるのだろう。ちょっと想像力を働かせて考えてみることにします。しかし最初は必ずしもうまくいくとは限りません。すべての人に熱心な努力が必要となることもあります。善意をもってしても、ＡＳＤの子どもや青年期の若者たちの心は依然として理解しがたく、面倒な結果を伴うこともあります。しかし、だからといって停学にしたり、「まったく容赦なし」に破壊的行動に対処してしまっては、特別なニーズをもつことの意味を完全に誤解していることになります。すべての人の違いを認める責任を共有していないと言われても仕方ありません。それでは子どもを治療環境から締め出してしまうことになります。地域社会の最も弱いメンバーを追い出すことを意味するのです。そんなことをしたら、「邪悪さ」だけがはびこり、誰もいなくなってしまいます。優しさと好意こそが必要なのに、過酷な仕打ちをもって対処するようなものです。学校、娯楽センター、もしくはキャンプ、いずれにおいてであろうと、活動を停止させることは、子どもと公共施設側の両方を傷つけます。それでは復讐を合法化しているだけです。彼らは普通の子どもたちを社会化させるための公共施設のルールに、生体の宿命から従うことができないのです。にもかかわらず、攻撃的な態度をとったからといって活動停止にしてしまっては、その子たちに合法的に復讐しているにすぎません。攻撃的な態度は深刻な問題です。それは確かでしょう。しかし、暴力に対し活動停止をもって対抗しては、攻撃的な態度に同じ態度でやり返すことにしかなりません。それは障害があるということをモラルの問題にすりかえているのです。罪や「追放」と教育上の同義語にしてしまっているのです。あのような教室環境でアーネストが破壊的な態度をとったのは、おそらく正しかったのかもしれません。あれは私たちへの警告だったのです。公共施設側にもときには心の理論が欠けていることもあるということ、本来これらの公共施設は家族とＡＳＤの子どもたちに橋を架けるべき存在であり、何の助け船も出さないまま川を渡るよう彼らに望むべきではないということ、彼の態度はそう私たちに警告していたのです。

第11章 フランキー 〜学校で学ぶこと、忘れること〜

フランキーは非常に賢い男の子です。知能指数は一二五、三歳にして本を読み始めました。五歳になるまでにはヨーロッパのすべての国の首都がどこか言えるようになっていました。保育園では「豆博士」として有名だったのです。彼の親、マイクとダフネはふたりとも大学教師です。息子には学校ですばらしい成果を期待していましたし、最初は彼らも失望してはいなかったのです。まだ低学年の頃は、読み能力で何とかうまく凌げたことから、大した問題もなく過ごすことができました。クラスの誰よりも早くアルファベットを暗唱できました。まだ誰も十まで数えられないうちに、彼は五十まで数えられたのです。世界中の国旗もまたたく間に覚えてしまいました。地元の学校の神童だったのです。学校のどの先生も彼の賢さを噂し合いました。とりわけ彼のアスペルガー症候群という診断を知ってからはなおさらでした。ところが三年生となった今、彼はクラスの底辺で四苦八苦していました。彼に能力がないというわけではありませんでした。彼の才能は誰もが認めていたのです。ただ困ったことに、フランキーは世界中の国旗に取りつかれてしまっていたのです。夢中になるあまり、彼の関心と注意はすべてそれのみに費やされていました。世界中の国旗の色、デザインを知り尽くし、何時間も旗の本に見入っていることも珍しくはなかったのです。彼はこの種の視覚的デザインに対して驚異的な記憶力をもっていました。しかし授業では、標準的カリキュラムが何ひとつとして身についていかなかったのです。

四歳の頃にはあれほど可愛く思えたことが、今では煩わしいだけでした。まったくフランキーときたら、ある日何か覚えたかと思うと、その翌日には忘れているんだから。注意を払うということは滅多にありません。教室をうろうろ歩き回って、窓の外をじっと眺めていることがよくあります。校庭の旗を見ているんです。授業中に質問に答える代わりに、町じゅうで見かけたさまざまな旗の色について質問するんですよ。彼の先生たちはそう言って不平を漏らしました。

「市役所の旗は何色？　車の販売店の旗は？」。彼はにっと笑って尋ねます。フランキーがその質問の答えを知っていることは先生たちも百も承知でしたが、それでも辛抱強く答えました。だからといって、彼の質問の回数が減るわけではありませんでした。それどころか、フランキーは自分の質問に即、答えが返ってこないと、一日が終わる頃には極度に攻撃的にさえなったのです。他の子どもたちを叩いたり、床に本を投げつけたりすることもありました。カッとなって金切り声を上げることもありました。先生たちは言いにくそうに、ホーム・スクーリングを検討してはどうかと親に勧めました。教育委員会は喜んで彼に個人教師を派遣するつもりだったのです。

フランキーの状況はますます絶望的になってきていました。彼の親が私に会いにみえたのも、私なら彼の行動と学校での学習を改善する方法を見つけられるのではないかと願ってのことだったのです。自宅で彼を教育することになれば、他の子どもたちと触れ合う機会を奪ってしまうことになります。友だちとの触れあいを通して対人的やりとりを向上させる機会を、彼から取り上げてしまうことになるのです。フランキーの状況はますます絶望的になってきていました。フランキーも低学年の頃は学校生活を楽しんでいました。友だちも何人かいて、自宅に遊びに来てくれましたし、お返しに彼らの誕生日会に招かれもしました。フランキーは他の子どもたちと過ごす時間が多ければ多いほど、自宅で自分の風変わりな興味に没頭することは少なくなるようでした。今でも彼は、自分ひとりでではなく他の子どもたちとも一緒に遊びたいと思っています。彼の親は、このような好ましい変化が生じたのも、フランキーを自閉症の子ども専用の特別な学校へ行かせるのではなく、地元の学校へ行かせることにした自分たちの判断が正しかったからだと思っていました。しかし今、彼はどうみても学校で楽しそうではありませんでした。退屈していました。学校の通常教科には興味がなかったのです。彼にとって興味があるのは旗だけだったのです。社会科や理科を好む様子もまったくありませんでした。彼の先生は、自閉症の症状と旗へのこだわりのせいで、彼は学校のカリキュラムを学習できなくなっていると言いました。それだけでなく他の生徒たちの教育においても妨げになっていると言うのです。かつての友だちも、もう彼の家に遊びに来たがらなくなりました。先生たちは、彼が非常に賢いことから、普通に通常のカリキュラムを学べるはずだと当然のように考えていたのです。

私はフランキーを、彼がまだ幼かった頃から知っています。彼はいつも、風にはためくものに興味をもっていました。風が吹き荒れる真夏の朝、洗濯物を乾かそうと外に干していると、あの子ったらシーツが風に吹かれて左右に大きくうねるなか、それは楽しそうに笑いながら、行ったり来たりして走り回っていたものです。彼の母親がこんな話をしてくれたのを憶えています。彼は公園に行って、父親と凧を揚げるのが大好きでした――長い尾のついた大きな青い凧です。ひゅうっひゅうっと音を立て、凧があっちこっちへなびきます。風の中へ飛び込み、上昇気流に乗ります。ぐんぐん空へとまっすぐ昇って行くのです。すべてが魅力的で、楽しくてたまりませんでした。息子と親に大きな喜びと誇りをもたらしてくれたのです。しかし、今となっては風に吹かれるものに対する興味が深刻な悩みを引き起こしていました。そのせいでフランキーは学校で何を学ぶのも難しくなっているのです。彼は、学校社会から締め出され、排除される瀬戸際に立たされていました。

◈　◈　◈

自閉症やアスペルガー症候群の子どもたちに対処する際に、先生たちはどのような困難に直面するのでしょうか。そのひとつに、彼らの注意を引くこと、そして何であろうと学校の勉強をやる気にさせる難しさがあります。彼らは通常のカリキュラムに従っていくことにだんだん興味を失っていきます。数学の事実を学ぶ、文章を書く、校庭で他の子どもたちと遊ぶ、それらの活動への興味が失せていってしまうのです。クラスの先頭に立って指導している先生が、フランキーのような子どもの関心をとらえることはまずないでしょう。子どもにとってみれば、先生を見る必要などないのです。先生が何を言っていようと理解する必要はありませんし、別に指示に従わなくても構わないのです。フランキーは空想に耽っているのかもしれません。何かの漫画、もしくは数年ほど前に見た映画を心の中で再現しているのかもしれません。それとも昨晩したテレビゲームのことを思い出しているのでしょうか。心の中で、自宅にある旗のコレクションの間を駆け回っているのかもしれません。身体はここにあるのですが、彼の心はどこか別の場所にあります。教室の社会的環境の中で何が起ころうと、ASDの子どもにとっては何ら強制的な意味などもたないのです。

もうひとつ別の問題もあります。実は、ASDの子どもの学習スタイルは健常児のスタイルとは異なっているのです。フランキーは事実と視覚的詳細にかけては抜群の記憶力をもっています。確かに、憶えてしまうまではしばらく時間がかかりますが、いざ憶えてしまえば実に見事に自分のものとしてしまいます。ただ問題は、彼の場合、憶えた事実をより抽象的、もしくは概念的な規則に一般化させることができないのです。つまり、自分の経験や身につけた知識を分類することに問題があるということです。そのため、たとえばリンゴとオレンジに関する算数の文章問題が解けるようになったとしても、靴と靴下という形で出されると、たとえ同じ概念であろうとたんに解けなくなってしまいます。「歴史」などの言葉の意味についてもそうです。カナダへの初期開拓移民を引用して理解できたとしても、話が南アメリカの初期開拓移民になるとわからなくなってしまいます。自分の持ち物がとられたとき、その子を叩くのはよくないということがわかったとしても、別の子どもがおもちゃを一緒に使わせてくれないときも、同様に叩いてはいけないと考えることはできないのです。要するに、それぞれ特定のルールを具体的に憶えていくことはできても、それを新しい状況に当てはめるとなると、必ずしも常にできるとは限らないのです。

何事もまずそれを構成している部分に分解し、それぞれの部分について詳細に教える。その後、各部分をもう一度ひとつひとつ組み立てていく。そうして改めて新しい概念を作り上げる。これが彼の親が自宅で身につけてきた方法でした。たとえば歯磨きの仕方を教えるとします。まずはその過程の写真を撮らなくてはなりません。歯ブラシを手に取る。ブラシに練り歯磨きを付ける。歯を磨く。そして口の中の泡を流しに吐く。各段階をそれぞれ写真に撮るのです。そうして各段階を個々に教えたら、今度はそれらを順番に教えていくことが必要です。そうしてすべてを教え終わったとき、ついに彼は他の兄弟姉妹たちよりもうまく、教えられた通りにきちんと磨くことができるようになったのです！

他にもうひとつ問題がありました。フランキーに学習活動への興味をもたせることは、健常児の場合よりも遥かに難しいことでした。フランキーをやる気にさせ、彼の興味を掻き立てるのは、ヨーロッパの首都、世界の国旗、切手（ただし旗が描かれたものに限ります）、そして古い地図です。健常の八歳児なら、スポーツ、最新の日本のアニメ、ロボット、ガンダムなどに関心を示すことでしょう。しかし、フランキーはこれらの典型的なものには一切興味はありません。フランキーは、友だちが家に遊びに来ると、自分の旗のコレクションを見せたがるのですが、十五秒ともちません。他の友だちはすぐに、フランキーが見向きもしないおもちゃで遊びたがるようになります――自動車や電車のセットに移っていってしまうのです。しかしフランキーは、そのまま自分の部屋で本をしげしげと眺めています。友だちのことなど、そっちのけなのです。親はがっかりです。ため息をつくばかりで途方に暮れてしまいます。そうこうするうちに、まもなく友だちは遊びに来なくなりました。

しかし、ＡＳＤの子どもたちがその並外れた視覚的学習能力を活かして学ぶことができる学校もあります。このような学校に入れば、想像力豊かな優れた先生たちの力で、そこに参加し学習することは単なる治療ではなく、成長の機会にもなり得ます。このような先生方は自閉症というものを取り除くべき症状とは考えません。彼らの目には、天賦の才能、磨き伸ばしていくべき能力と映るのです。彼らはＡＳＤの子どもの心に深い敬意を払っており、直観的に他人の心を理解し想像する力をもっています。だからこそ、そのような内なる目で子どもたちをとらえることができるのでしょう。風変わりな関心をすべてこのように転換できるとは限りません。しかしそれができたとき、見事な学習の可能性が開かれてくるのです。確かに、このような学校や先生を見つけることは大変でしょうが、存在することは間違いありません。では、ＡＳＤの子どもに柔軟に対応してくれる学校を見つけるにはどうしたらよいのでしょうか？　何よりも、その学校がそれまでにＡＳＤに関して何らかの経験をしているかどうかを確かめるのが最善の方法です。その学校には、いざというときに相談にのってもらえるコンサルタントや専門家がいるでしょうか？　ＡＳＤの子どもたちに快く取り組んできたでしょうか？　これらの子どもたちを負担とみなす学校、余計なお荷物ととらえるような学校はできるなら避けるべきです。多くの教育委員会では特別なチームを組み、ＡＳＤの子どもについて各学校の相談にあたります。その子どもの学習スタイルを考慮した教育プログラムの編成を助けているのです。したがって、このような地元の専門家の話に熱心に耳を傾け、その助言を実行してくれるような校長先生や先生のいる学校こそが、ＡＳＤの子どもたちにとって最高の学校となるでしょう。ただ、子どもに個別教育計画（ＩＥＰ）が用意されているというだけでは、その学校にこれらの学習スタイルを考慮していくための専門的知識や意思があるということにはなりません。書類ファイルの中でなら、どのようなすばらしい個別計画を持つことも可能でしょう。しかしせっかくの最高の計画も、専門家の支援を借りて実行されなかったら、効率よく活用されずに終わることにもなりかねません。進んで学び、新しい挑戦を受け入れていこうとする姿勢、それこそが成功を約束する最も大切なものです。このような学校なら、親を危険因子として遠ざけることなく、教育チームの大切なメンバーとして受け入れてくれるはずです。悪いことばかりでなく、学校での子どもの一日について何かよい話があれば自宅へ通知し、知らせてくれるでしょう。ある学校でのことです。「テレサさんは授業中におならを我慢できるようにならなくてはなりません」などと書いてよこした先生がいました。このような学校は、親と一緒に建設的に取り組んでいこうという姿勢のない学校の例と言えるでしょう。わが子をどの学校に通わせるか、親に選ぶことができるのなら、ぜひともいくつかの学校を比較してみてください。そして、ＡＳＤの子どもについて最も経験豊富な学校、もしくは最も柔軟に便宜を払う心積もりのある学校、親をチームの一員とみなしてくれる学校を選んでください。やってみる価値はあると思います。

◆　◆　◆

私たちはフランキーのための学校会議を開きました。実際、これは極めてよい結果をもたらしました。校長先生と先生方はフランキーを助ける方法を知ろうと、心から関心を寄せてくれました。彼らの相談にあたる特別教育コンサルタントの話に快く耳を傾けてくれたのです。コンサルタントは心理士、特殊教育教師、および言語聴覚士で構成され、いずれもＡＳＤの子どもについて豊かな経験をもち、このような子どもたちの学習スタイルに関する最新の研究にも精通している人たちばかりです。フランキーの会議にも出席してくれた特殊教育教師の方は、助言すべき有効な情報をたくさんもっていました。彼女はフランキーを通常のカリキュラムに無理に従わせないこと、彼のできないことに焦点を合わせないことが大切だとわかっていました。むしろ彼独自の長所と才能――細部にわたる記憶力、パターンを理解し、複雑な視覚的図形（文字や数など）を簡単な構成単位へ解読する能力――を活かすことこそが重要な鍵であることを理解していたのです。できないことに焦点を合わせるよりも、子どもたちが学んでいけるやり方に着目していくほうが遥かに効果的なのです。

算数の学習手段として、フランキーの旗への興味を先生が利用してはどうかという案が、このコンサルタントの先生から出されました。あなたは今二本の旗を持っています、さらにあと五本増やします、さてあなたは何本の旗をもつことになるでしょうか？　フランキーはこの筋書きなら頭の中で簡単に思い浮かべることができました。そして従来のような本を例にした問題を使うより、このほうがずっと簡単に彼に算数を教えられることがわかったのです。彼女はまた、フランキーには旗に関する資料を与えたらどうだろうかとも提案しました。たとえば世界中の旗、歴史上のさまざまな年代の旗、それぞれ異なる目的で使われる旗などに関する資料を与えれば、よりスムーズに文章が読めるようになるのではないかと考えたのです。まもなくフランキーは紋章学にまで興味を広げるようになりました。これは彼女が渡した読み物資料の直接の結果です。そしてさらにこれがあらゆる可能性の扉を開き、彼やクラスメートを大いに楽しませることになったのです。その後ほどなくして、フランキーは友だちのために紋章のデザインを描くようになり、これらが学校中に貼られることになりました。各クラスがそれぞれ独自の紋章をもつ、ひとつの城になったのです。結局、これは昔の騎士への関心へと変わりました。そしてフランキーと彼の友だちは、彼の家で何時間も遊ぶようになったのです。「アーサー王と円卓の騎士たち」に扮した彼らはドラゴンを倒し、金髪の乙女たちを救って楽しんだのです。

もうひとり私が思い出すのが、ベンです。彼はスポーツ統計に夢中の少年でした。彼は毎朝六時に起きます。真っ先にすることは階下へ降り、スポーツ番組を見ることです。最新の得点情報を確認するのです。誰も気にしないようなスポーツ（オーストラリアルールのサッカーやイギリスサッカー四部リーグなど）の試合も含め、あらゆる試合の得点情報まで詳しく説明することができました。二年生の冬のことでした。彼はトロント・メイプル・リーフ［訳注：カナダのホッケーチーム］の最近のホッケーの試合について、得点記録をクラスのみんなに話してくれるよう先生から頼まれました。これがきっかけとなり、彼は一躍時の人となりました。まもなく学校のコンピュータ上に小さな新聞を掲載するようになったのです。自分の大好きなホッケー選手全員の話を紹介し、さまざまな統計（平均ゴールアゲンストなど）を出し、それをクラスメートに公表したのです。するとこれがクラスの男の子たちの間で大評判となりました。彼らはそれまでより多くの時間を彼と一緒に過ごすようになったのです。また、ついに彼には自宅にまで遊びに来てくれる友だちができました。そして彼らは近所でメイプル・リーフ・ファンクラブをスタートさせたのです。これらはすべて、ベンの先生のお膳立てによるものでした。授業計画で用意されているような標準的カリキュラムではなく、授業の中で自分の関心を追求することを認めてくれたのです。教材はみんなと同じものを使いましたが、彼は彼自身の関心や夢中になっていることを活かしながら、彼なりの方法で学んでいったのです。このような優れた先生に恵まれることは、確かに難しいかもしれません。しかし、特別教育に関する規則や規定が定められ、個別教育プログラムの必要性が唱えられるようになるなか、このように先生が創造的に対処できる機会もますます多くなってきています。このような環境でなら、フランキーをはじめ、他のＡＳＤの子どもたちもやる気が増すのではないでしょうか。授業に関心を払い、学校に行くことにも関心を示すようになるはずです。子どもの風変わりな関心や夢中になっていることを考慮し、学習カリキュラムに少々手を加えていくことで、ＡＳＤの子どもたちにもっと効果的に教育を行なっていくことができるのです。

彼ら独自の関心や彼らを夢中にさせていることは、彼らにやる気を起こさせる有意義な活動の象徴と言えるでしょう。それこそ、子どもの関心をとらえ、大人や他の子どもたちとの対人的なやりとりを促していく手段となります。まずは子どもが関心をもっていることから始めます。それらを基にして、より適切な対人コミュニケーション・スキルを高めていくことも可能でしょう。たとえば、自閉症の子どもたちの多くは回転するコマを見るのが大好きです。これを見て楽しいと思う気持ちを利用し、対人的やりとりを促していくこともできます。まず大人がコマを回転させます。これには数人の子どもたちも一緒に参加してもらってもいいでしょう。みんなで順番にコマを回転させていきます。先生または親は色について触れ、コマが回転するときの楽しさを具体的に話してあげるとよいかもしれません。子どもがコマを回すのに困っていたら、助けてあげるからそう言ってね、と励ましたり、回転スピードを「速い」「遅い」といった言葉を使って表現してごらん、と促したりしてもよいでしょう。そうすれば子どもは、自分も一緒にやってみようという気になります。楽しくワクワクしてくるでしょう。これは子どもの世界へ、彼ら自身のレベルから入っていくチャンスです。これを機に、子どもは発達の階段を昇っていくことができます。このようにすれば、ふだんの環境の中でよくみられることを通して学んでいくことができますし、ＡＳＤの子どもたちにとって、非常に効果的な指導形態となるのです。

ヘザー（第二章で紹介した、水着を持ち歩く少女です）には、学校へ行かせるのにかなりてこずった時期がありました。朝、起きた瞬間から学校の校庭へたどり着くまでずっと、あの手この手でずいぶん抵抗したものです。服を着るのもぐずぐずしています。学校への道すがら、小枝が折れているとその都度立ち止まって眺めます。そうしてやっと学校に着くのですが、入り口の前でじっと立ったまま中に入るのを拒むのです。かつてはよく授業中に机の下に隠れてしまったり、騒ぎを起こして無理やり自分を校長室へ行かせるように仕向けたりしました。彼女はそこでしばらくの間「静かな」部屋に入れられます。その後教室に戻されるのですが、それでもまだ言うことを聞かないようであれば自宅へ帰らされることになるのです。ところが、まさしくこのことが本当の問題となりました。一家の稼ぎ手である母親はおちおちと仕事をしていられなくなってしまったのです。

学校での話し合いで、母親は先生に、授業のある日はまずはじめにイースターカード［訳注：キリストの復活を祝うイースターの頃に友人や親友と取り交すカード］の図案をヘザーに描かせてやってほしいと提案しました。彼女はグリーティング・カードならどんなタイプのものも大好きだったからです。カード作りは、自宅でヘザーが非常に意欲的に取り組んでいることでした。一年のそれぞれの時期に応じ、さまざまな種類のカードを何時間も描いていました。そのため、学校でもカードを描く機会が得られれば、おそらく朝学校へ行くのもさほど抵抗を感じなくなるでしょう。気分よく登校し、学習にも身が入るのではないかと思われたのです。

それからの一週間、ヘザーが起きるやいなや、母親は、学校に行ったら授業が始まる前に最初にイースターカードを描けるわよと彼女に言うようにしました。ヘザーはそんな幸運など信じられないかのように、不審そうな目で母親を見つめました。その週は毎日、ヘザーは彼女専用の場所で勉強しました。クラスの子どもたちのひとりひとりに一枚ずつ、それに担任の先生と校長先生にも一枚ずつ、多種多様なイースターカードを描いていったのです。実に熱心に、まさしく熱狂的に取り組んだと言ってもいいでしょう。もはや母親も、ヘザーを学校へ行かせるのに何ら苦労することはなくなりました。朝起きると、てこずらせることもなく学校へ行く準備をしました。今でも折れた小枝に気をとめます。しかし、学校の入り口で駄々をこねることはありません。教室に引きずり込まれるのを嫌がり、ドアにしがみついて離れないということもなくなりました。毎日こつこつと、カード作りに専念したのです。そしてすべてのカードが仕上がると、彼女はそれらをクラスの子どもたち全員に手渡しました。誇らしげに、彼女は顔を輝かせています。もちろん、他の子どもたちはこんなにも早い——何といってもまだ三月になったばかりだったのですから——イースターカードをもらって、わくわくドキドキです［訳注：イースターは毎年春分後の最初の満月の後の日曜日］。実をいうと、先生は次にヘザーを何に取り組ませたらいいか、ちょっぴり心配していました。でも結局、イースターが終われば母の日がありますし、その次は父の日と続いていくのです。実際、グリーティングカード産業は、一年中休日には何らかのカードが必要となるよううまくしくんでいるのです！　実にラッキーでした！　これらー切合切のおかげで、ヘザーは機嫌もよくなりました。授業中も楽しくて仕方がなく——もはや机の下に隠れてしまうことも大騒ぎすることもなくなりました。担任の先生や補助の先生をいらいらさせたりてこずらせたりすることもなくなったのです。それどころか、非常に気分がよくなったおかげで読みや基本的な算数において実際に進歩し、その年、大きな成果をあげることができたのです。

◈　◈　◈

ハリーはある日、意気揚揚として診察室に入って来ました。彼のTシャツには魚の絵が描かれています。私は彼に、魚が好きなのかと尋ねました。「うん、そう。大好きなんだ」。彼は答えました。自宅でも魚を飼ってるの？「うん。五十ガロン［訳注：約一九〇リットル］の水槽にたくさんの魚を飼ってるんだよ」。君のお気に入りは何だい？「フグ」。それはどんな種類なの？「フグっていうのは、大西洋、インド洋、それに太平洋の熱帯や亜熱帯に生息しているんだ。フグには約二十種類あるんだよ」。私の質問に完全に答えたわけではありませんでしたが、それでも魚に詳しいという印象を私に与えました。

ハリーは十五歳でした。黒っぽい髪は肩まで伸び、しばしば彼の目を覆っていました。うつむいて上目づかいに私を見ることはありますが、アイ・コンタクトはほとんどと言っていいほど避けていました。いつも熱帯魚が描かれたTシャツを着ていました。動物が大好きで、特に鱗のあるものがお気に入りです。さまざまな魚や爬虫類の変遷や繁殖について実に詳しく知っていました。少なくとも五十ほどの爬虫類、恐竜、および魚のぬいぐるみでベッドを覆っていました。それらはすべて、彼が寝る前に完璧な順番でベッドの上に並べる必要がありました。こういうと実に可愛いのですが、十代にしては少々ふさわしくないようにも思われました。実際、彼のクラスメートは彼の幼稚さを情け容赦なくからかったのです。

ハリーはもともと「非言語性学習障害」という診断で私のところへ紹介されてきました。この診断名の子どもは優れた読みと言語能力を持ちながらも、数学の学習達成度が低く、微細運動と粗大運動の協応の悪さがみられます。また描画能力も劣っています。非言語性学習障害は、典型的な読字障害の失読症とは著しく対照的です。後者の場合は全体的な知能が高く充分な学習機会に恵まれていても、読み、フォニックス［訳注：初歩的なつづり字と発音の関係を教える教科］、および（必ずしも常にではないが多くの場合）数学の学習において達成度の低さが認められます。ハリーの場合、困ったことに時を経るにつれ、高校で難しさの増す教科でますますクラスメートたちに遅れるようになってしまったのです。現在の主な問題は、計画的に物事を進めていくことができないということでした。彼は自主的に勉強することができませんでした。教室をうろうろ歩き回り、自分では宿題を始めることもできません。何か学習課題を課せられると、たちまち精神的に圧倒されてしまうのです。しかも彼は、同級生たちからもますます孤立していきました。友だちがみんな女の子たちとデートに行ってしまうのもおもしろくありませんでした。彼はひとり自宅で、親と水槽と共に取り残されてしまったのです！

実際には、ハリーの行動の仕方はアスペルガー症候群と一致していました。学習障害は問題の単なる一部分でしかなかったのです。彼の幼少の記録には、彼が常に孤立していたこと、ひとりで遊び、親を遊びに引き入れるのを避ける傾向があったことが記されています。会話スキルも未熟で、おしゃべりが好きだったということもありませんでした。一方、動物に熱中していたことが記録されていました。自分の寝室から居間へ、さらには階段を下って地下室へと、ぬいぐるみのおもちゃを一列に並べていくことがよくあったようです。しかし、三歳の時点で本を読むことができるようになりました。彼の母親は、彼が五歳になるまでには父親の教科書（彼の父親は会計士です）をあちこち声に出して読んでいたことを憶えています。彼は本を読むことが大好きでしたし、現在でも章立ての本をこよなく愛しています。ただし、もっと年少の読者向けに書かれたものである場合が多いようです。彼は四年生までは学校でも優秀な成績をとっていたのですが、その後算数で行き詰まり始めました。そして心理検査によって非言語性学習障害の典型的な側面が浮き彫りになったことから、特別な支援を受け始めたのです。しかし、高校に入る頃には数学だけでなく、あらゆる教科についていくのがますます困難になりました。たくさんの宿題や学習課題に自主的に取り組まなければならない教科で特に問題が顕著に現われてきたのです。

アスペルガー症候群の子どもが非言語性学習障害の診断を受けるのは珍しいことではありません。これらのふたつは重なる部分もありますが、まったく同一というわけではありません。非言語性学習障害は、学力テストの成績と、全般的知能に基づいて診断されます。そのため対人スキル、コミュニケーションに関する問題は含まれませんし、強迫的関心も関係ありません。アスペルガー症候群の子どもたちの中に、このような認知的特性が認められる子どもが多いのは確かですが、全員がそうというわけではありません。しかも、非言語性学習障害は認められるもののアスペルガー症候群ではないという子どももたくさんいます。にもかかわらず、学術文献の中では依然として混乱が続いているのです。

正しい診断が明らかになると、即、ハリーの親は彼の学校の成績を上げるために教育計画に基づく支援を求めました。しかし、そのためにはまず認知検査で自閉症スペクトラムの子どもたちには具体的にどのような困難が認められるかを親に説明しておくことが重要でした。この点についてはこれまでに徹底的に研究されてきましたし、結果もかなり一致しています。実際、研究者の中には、自閉症を主として情報処理障害と考える人もいるほどです。少なくとも、対人的情報の処理も含めて考えるかぎり、これは説得力のある説明と言えるでしょう。

ＡＳＤにおいて最もよくみられる検査結果は、言語的認知スキルと非言語的認知スキルの間の不一致です。つまり一般に、自閉症の子どもたちは非言語的スキルは優れているものの、言語的スキルは劣っていると言われているのです。これは知能検査の得点にも反映し、一対一対応、コピー、パターン認識、丸暗記などの検査で言語的得点が非言語的得点を大きく下回ることが多いのです。一方、先にも触れましたが、アスペルガー症候群の子どもたちはこれとは正反対のパターンを示すことがあります。言語的スキルは優れているものの、非言語的スキルが劣っているのです。両者ともＡＳＤの一形態であることを考えると、矛盾しているように感じられるかもしれません。実際、ＡＳＤの認知障害を説明するにあたっては、言語的スキルと非言語的スキルの不一致から考えるよりも、総合的に、文脈的手がかりを用いて問題をとらえていく、より複雑なスキルを、丸暗記などの単純なスキルと区別することによって説明したほうがうまくいくかもしれません。ＡＳＤの子どもたち（自閉症の子どもとアスペルガー症候群の子どもの両方）は、言語的領域、非言語的領域のいずれにおいても、丸暗記スキルに比較的優れている傾向があります。ハリーのように早い年齢で本を読めるようになるのも、そのおかげです。ハリーは視覚空間的処理（文字の集まりを認識し、それらを音や音節に組み立てる能力）と基本的な音声言語スキル（文字を発音する能力）の両方においてずば抜けた暗記スキルをもっていました。確かに、彼は自分が読んだことの多くを理解できませんでした。しかし、文字や音節を発音する能力は非常に優れていたのです。その結果、ハリーや他のＡＳＤの子どもたちは、単語の認識については優れたスキルをもっているのですが、段落や文の理解は苦手ということが多いのです。したがって、このような子どもはあくまで単純な丸暗記スキルによる課題なら、簡単に憶えることができます。しかし成長するにつれて、より複雑な課題の成績（言語的、非言語的いずれにおいても）は、成長期の健常児たちに比べてＡＳＤの子どもたちのほうが、より急速に低下していくのです。このことから、効率よく学習できない、文脈的手がかりをうまく利用して問題を理解することができない、系統的に整理して新しい情報を理解することができないといった結果を招くことになります。言い換えると、ＡＳＤの子どもたちにとって、ある状況で丸暗記したことを別の状況に応用していくのは難しいということです。おそらくこれは、先にも触れましたが、ＡＳＤの子どもたちには実行機能に障害が認められる結果ではないかと思います。つまり、彼らは関心の矛先を他へ切り替えることが難しいのです。

したがって、教育計画には、丸暗記学習に比較的強いという長所を利用していくことが必要です。より複雑な体系づけの原理が要求される学習に、これらの長所を応用させていくのです。学習内容は、言葉で説明するよりも視覚的に表現するほうが単純でわかりやすいことが多いでしょう。したがって絵シンボル、写真、絵、もしくはその他の画像などは、ASDの子どもたちを教えていくうえで有効な方法となります。このような視覚的手がかりがあると、子どもは課題に取り組みやすいのです。これらの教材を用いることで、先生は複雑な課題を構成部分に分解していくことができます。そうしてまず、それぞれの部分を個別に扱い、その後丸暗記方法でそれらを組み合わせていくことで、より複雑な学習課題も達成できるようにするのです。そこで、ハリーの机に「進め方」シートをテープで貼ることにしました。自主的に勉強に取り組んでいくにはどうしたらいいか、ハリーに思い出させ、きっかけを与えるためです。ひとつの宿題を例にとってみましょう。そもそもその宿題はどんな構成になっているでしょうか。まずは宿題を構成している各部分を明確にすること、これがステップ一です。次にステップ二では、それぞれの部分のために短いメモを書きます。そしてステップ三では、それらの部分を合わせて清書し、ひとつの段落にします。さらにステップ四は、文章の流れがよくなるように段落を編集するのです。彼は毎回宿題をするたびに、この進め方を思い出す必要がありました。最初は個別指導の先生がひとつひとつのステップを決まったやり方で促していかなければなりませんでした。しかしそのうち、後のほうのステップから手助けを控えていくことができるようになったのです。それでもやはり、ハリーの場合、取りかかりには必ず手助けが必要でした。席につき、「進め方」シートを見る、宿題を各部分に分解する、そのためにはまだ手を貸してもらわなくてはならなかったのです。ハリーとクラスメートたちとの重要な違いは、ハリーの場合、単に授業の内容を教える必要があるだけでなく、計画的に勉強に取り組む方法、問題を解いていく方法についても教えていかなければならなかったことです。どのような課題であろうと、授業の課題はすべて、まず別な表現に置き換えて意味を明確にする必要がありました。国語、算数、歴史、理科、すべてです。そうして丸暗記から始め、比較的苦手な体系づけの方法は用いなくてもよいようにしたのです。

これらのことは、補助的手段としてコンピュータを利用すると、より簡単に実行することができます。ＡＳＤの子どもたちは、コンピュータを使うのが大好きです。何時間も実に楽しそうにやっているものです。実際にはまるで中毒ではないかと心配になるほどで、コンピュータから引き離すのが大変なくらいです。幸いにも、現在ではＡＳＤの幼い子どもたちに読みや簡単な計算の仕方を教えてくれるコンピュータ・プログラムが豊富に揃っています。いくつかの研究からも、ＡＳＤの子どもたちは口頭で指導するよりもコンピュータを用いるほうが習得が早いことが明らかにされています。これはコンピュータのほうが彼らの関心を長くつなぎとめておけるからということもあるでしょうが、それだけではありません。おそらくコンピュータを使えば、視覚的手段を用いて示すという原則を活かせるからではないでしょうか。視覚的に示したほうが、把握しやすくなります。理解しなければならない文脈的手がかりが少なくてすむのです。コンピュータを用いた指導によって大きな成果を得たのが、ザカリー（第四章）です。彼は低学年の頃、市販のプログラムだけを用いて、読字、足し算、引き算、および基本的な掛け算をすべてコンピュータで学習したのです。これらのプログラムではすべて、読字やその他の教科の複雑な課題をその構成部分に分解することによって教えていきます。たとえば読字の学習では、記号対音の対応を何度も何度も繰り返し練習します。そしてそれらの音を単語へとつなぎ合わせ、最終的には文へと組み立てていく練習をするのです。

◈　◈　◈

ＡＳＤの子どもは、どのように物事を考えるのでしょうか？　まずはそれを理解することが学校での指導の重要な「コツ」となります。実際、彼らの考え方を理解することは、学習の前提条件と言えます。なぜなら、それにより教育の最終的な目標を定めるための枠組み、そしてスタート地点を定めることができ、しかもその目標を達成するための方法について手がかりも得られるからです。こうしてフランキーもヘザーも、支援的環境で非常に多くのことを学ぶことができました。しかし、彼らの学習過程は健常児と同じわけではありません。それどころか、そもそも彼らがこのような好ましいスキルを発達させることができたのも、周りの大人たちがこの違いを理解したからこそです（および親や先生たちが、子どもたちのために自分たちには何ができるか、どのような便宜を図っていったらよいかを追求し続けたおかげなのです）。では、フランキーの学校の先生やヘザーの母親が正しく理解できるようになったこととはいったい何だったのでしょうか。標準的なカリキュラムを学習するための手段として、子どもたちの風変わりな関心事を利用することの利点、複雑なことを簡単なことへ分解し、これらのより簡単な概念を学ぶために丸暗記の学習スキルを利用する必要性、さらに教育的概念は視覚的な形で示し（特にコンピュータ）、理解を高めることの必要性、彼らはこのような利点や必要性を正しく認識できるようになったのです。障害の現われ方は実に多様です。この方法は、その全貌を理解し、それに基づいて障害に合わせていくということであり、治療ではありません。このことを理解していくことが大切です。このような手法では、ＡＳＤの障害を消すことにはなりませんが、それらの障害が子どもの学習を妨げることがないよう食い止めることはできます。先生と親は、子どもの長所を活かして子どもの障害に取り組んでいきます。建設的で支援的な学習環境を整え、ＡＳＤの子どもの学習上の特徴を考慮したうえで、常にその子に合った期待を維持していくようにします。そうすれば、子どもは健常児とまったく同じように学校に行くのを楽しむことができます。それだけではありません。楽しく学校に行けるということには、対人コミュニケーション・スキルの向上という点も期待できるのです。

私はときどきリンゴ園へ散歩に行きます。そこからは、トレバーと彼の祖父が行き交う列車を眺めている駅（第九章参照）を見渡すことができます。丘のてっぺんにある古いベンチにじっと座ります。風が木々の間を抜けてきます。そよ風が丘の斜面を登ってくると、丈の高い草がなびいて色が変わるのが見えます。ふと、フランキーと彼の凧を思い出します。彼もこんなふうに風を楽しんでいるに違いありません。風があれば凧は空高く、どんどん舞い上がります。勢いよく突き進み、さっそうと飛び回ります。いかにも自由奔放です。今では彼もずいぶんと学校生活を楽しんでいます。そんな彼の姿を見ていると嬉しくなります。学校側は彼の才能を評価し、うんざりするような風変わりな癖については目を瞑ってくれています。概して、彼に便宜を図ってくれますが、同時にやる気が出るよう刺激もしてくれます。ヘザーもとうとう彼女の才能を評価してくれる学校環境を見つけることができました。今では彼女も朝、楽しく歩いて登校しています。学校へ行くことが、彼ら子どもたちにとっても親にとっても少々地獄のようだった頃を思うと、よくぞここまで来たと、その著しい対照に目を見張ります。当時、彼らは学校の制度と衝突ばかりしていました。ＡＳＤについてまったく理解されていない時代だったのです。彼らの才能や特異な行動に対し、何の便宜も図ってもらえなかった時代、当時はそういう時代だったのです。

◈ ◈ ◈

アルゼンチンの作家、ボルヘスが注目すべき短編物語を書いています。子どもの困難に対してまったく何の便宜も与えられないと、いったいどんな事態が引き起こされるのか、完璧なまでに明らかにしているのです。『記憶の人、フネス』という、何ひとつとして忘れることのできない驚くべき記憶力をもつ青年の物語です。彼は生活のすべてにわたり、詳細に記憶しています。そして視覚的世界のことばかり考えているのです。彼は、目にするものすべてがそれぞれ独自であること、すべてが違うということを痛切に自覚しています。そのため、分類するということ、一般化するということができません。あるとき一匹の犬を見たら、その同じ日の一分後に見た犬は、先ほどの犬とは違う犬なのです。彼は実に正しい。前ソクラテス学派の人たちならそう言ったでしょう。彼の学習スタイルには、体系化が欠けています。つまり文脈的な手がかりを用いて概念を分類し、ひとつの概念をいくつかの場合に応用することができないのです。独自であるということ、他と違っているというのはどういうことなのでしょうか。同じであるということ、繰り返しであるというのは、いったいどういうことなのでしょうか？　フネスの記憶力は、私たちの常識に異議を唱えます。しかしその一方で、このような記憶力には明らかな犠牲が伴います。ものごとを学び、考えることが難しくなってしまうのです。「考えるとは、違いを忘れること、一般化し、抽象化することである」。ボルヘスはそう記しています。フネスは忘れることができなかったために、一般化することができませんでした。物語の語り手は、フネスと話した夜にいたく感銘を受け、次のように語っています。「私の言葉のひとつひとつ（私の身振り手振りのひとつひとつ）が、彼の執拗な記憶の中で生き続けていくのかもしれない。ふとそんな思いが頭をよぎりました。どんどん増大していく不必要な身振りの恐怖に私は麻痺しました」。おびただしい数の余分な身振りが記憶に影響し、フネスは身動きが取れなくなっています。彼はすべてを憶え、何も忘れないために、彼の認識体系はまたたくまに負担過重になってしまいます。まさにＡＳＤの子どもと同じです。

この短編物語は、ＡＳＤの子どもたちの内面世界を実に見事にとらえています。驚異的な記憶力をもち、目に見えるものに魅了され、事実と詳細をこよなく愛す一方で、見えないものから推測して判断することが困難で、一般化し、抽象的、概念的に物事を考えることが難しい彼らの世界を、この物語はすばらしく表現しているのです。学校でＡＳＤの子どもたちを教えるためには、このような学習スタイル、世界の見方を理解することが重要です。フランキーの先生もヘザーの母親のジャニスも、このことを直観的に理解していました。そしてその理解を活かすことで、自らが子どもの世界に入り、もうひとつ上のレベルへ上がれるよう、子どもの背中を押すことができたのです。重要なのは、フランキーやヘザーに通常のカリキュラムや一般的な躾の方針に従うよう期待することではありません。まずは大人が先に子どもの考え方に合わせ、その後で子どもを彼らなりの発達の道筋に沿って歩ませていくこと、それこそが重要なのです。

世界中の旗、町中の旗を記憶するというのはいったいどのようなことなのでしょうか？　どの旗もみな違っています。フランキーは厳粛な顔で私に話します。私も確かにそうかもしれないとは思うのですが、私の記憶力ではこれらの違いを詳細にありありと思い浮かべることは不可能です。フランキーが優しくからかうように私に尋ねる声が聞こえます。このリンゴ園で先週もここに座っていたのは先生ですか？　それともあれは違う人だったのですか？　立ちあがり家へ向かうとき、私は余分な身振りは一切しないようにしようと決めています。それは非常に難しいことですが、いったんできるようになれば、ほんの一瞬でも辺りは大きな静寂に包まれます。フランキーやヘザーは、私たちには見えないパターンを見て認識するとき、すでにこのような静寂を知っているのかもしれません。余分な身振りに関し、彼らはその規則を知っているのでしょう。学校では教える必要などなかったのです。

第12章 ソフィー　～あきらめずに受け入れる～

小さな村の本通りを、幼い少女と母親が図書館へ向かって下りていきます。このちょっとしたお出かけは、彼女たちの日課です。少女は本を見るのが大好きなのです。天気のよい秋の日の朝、太陽が明るく輝いています。ふたりはオークと楓の木が影を落とす通りを下っていきます。まもなくハロウィーン、家々はかぼちゃやほうきにまたがった魔女で飾られています。楓の木は紅葉の真っ盛りです――赤、黄色、オレンジの葉から太陽の光が透けています。年配の紳士が自宅の芝生の上に落ちた葉を掻き集めています。きちんと積み重ねていくのですが、集めても集めても、その努力をからかうかのように厄介なそよ風がひっきりなしに挑戦してきます。早く家へ戻って、もう一杯ポットにコーヒーを沸かしたいのですが、どんどん時間が延びていきます。「おはようございます」。母と娘のふたりが通り過ぎ、ご主人は帽子にちょっと触れてあいさつをします。少女にもにっこり微笑みかけます。少女の母親は、多少ぎこちなく見えようとも礼儀正しく、あいさつに応えます。しかし子どもはあらぬ方向を向いています。男性に言葉を返すことはありません。

母親は数冊の本を抱え、脇に疲れを感じながら家路を進みます。風があるので薄手のセーターをはおり、かわいらしいプリント柄のドレスを着ています。透けるような白い肌、髪はやや黒っぽい色をしています。彼女は不安そうな目で娘の姿を追います。娘は片時も待っていられない、そう決心したかのようにスタスタと歩いていってしまうのです。おそらく五歳ぐらいでしょう。黄褐色の肌に、メガネをかけています。茶色の髪は緩やかにカールしています。全身、赤色づくめのいでたちです。何といっても、赤は彼女の大好きな色なのです。一方の手には鳥の羽を数枚、もう一方の手にはとてつもなく大きな木の枝を握り締め、ズルズルと地面を引きずっています。そのため、通り過ぎる人たちは、枝にぶつからないよう脇へ寄らなくてはなりません。母親は恥ずかしさに消え入りそうになりながら、何とか平静を装おうとするのですが、なにせ小さな町のこと、この子のことを知らない人はいません。ルーマニアの孤児院から養子に来た小さなソフィー、ちょっと「変わった」女の子。彼女はどこへ行くにも何本もの木の枝を持っていきます。図書館や自宅の外でそれらを手放すのは一苦労です。ぐずりにぐずって、ようやく置く、といった具合です。

自分から人に声をかけることはありません。あいさつされても知らんぷり。図書館で、図書館司書の人が手を貸してくれようとしても、はねつけてしまいます。図書館へ入るやいなや、いつもの書棚へ突進です。取り出す本はいつも一緒、くる日もくる日も同じです――いつも赤色の服を着たがる少女の物語。万一何かの理由でその本が手に入らないと、それこそソフィーはパニックになって、図書館中を駆けずり回ります。司書の人が赤い物の絵がいっぱい描かれた別の本を見つけ出してくれて、ようやく落ち着くのです。母親は、彼女が他の人々の邪魔をしないよう、娘のあとを追いかけなくてはならないこともしばしばです。そしてようやく図書館から帰るのですが、ソフィーは母親と一緒に自宅へ向かう際、建物の外に置いておいた例の枝を持っていきます。しかし、歩きながらもその目は何か他に鳥の羽が落ちていないか、棒切れは落ちていないかと絶えず探しているのです。そして何か気に入った物が見つかると、それまで自分が何を持っていようと、手にある物を放してしまいます。そうして代わりに新しく見つけた物を拾い上げます。結局、彼女はいつも何らかの物を両手に握っているのです。これでやっと家路につける、お昼の支度をすることができる、そう思って母親はほっと胸をなでおろします。午後は町の児童発達センターにソフィーを連れて行きます。そこに彼女を預けている間、少しは一息つくことができるでしょう。この束の間のひとときを、彼女は楽しみにしているのです。

◆ ◆ ◆

グレッグとマリアンヌの生活は、それまで快適で順調でした。彼女は公務員で、彼は土地登記者として働いていました。彼らは高校時代に恋に落ち、その後大学時代、職場のさまざまな部署でもずっと一緒でした。そしてその後、大都市の中心部から通勤圏内の小さな村に移り、そこに定住することになったのです。もうずいぶん昔のことですが、彼らは子どもをもたないことに決めました。子どもがいないことで得られる自由と収入の増加を選んだのです。グレッグとマリアンヌがこの小さな村に住んで、もう十年以上になります。友だちもたくさんできましたし、自宅でパーティを開いて近所の人たちとのおしゃべりを楽しんできたのです。そして二年ごとにヨーロッパへ旅行し、街へもよく買い物に行ったものでした。

一九九〇年、共産主義政権が崩壊しつつあったとき、ルーマニアから孤児院の悲惨な現状を訴える報道がありました。グレッグとマリアンヌはたまたまテレビの番組で、ベビーベッドに寝かされた赤ん坊たちの映像を見ました。それは、頭を剃られ、薄汚れたベビーベッドでぐったり横になって泣いている汚い幼児たちの姿でした。この赤ん坊たちの誰かひとりを私たちの養子にして引き取ろう、マリアンヌはそう決心しました。この決断の陰にいったいどのような理由があったのでしょうか。それは彼女にも、グレッグにも定かではありませんでした。母性に目覚めた、いいえ、そのようなことは断じてありません。特に信心深かったわけでもありませんでした。大いなる義務感から、世界を変えるべく立ち上がった、もしくは地球の子どもたちを救うために身を捧げようとしたというわけでもないようでした。そういうことではなくて、瀕死の子どもたちの姿を前に、自分自身の死について考えさせられたというのが実際のようです。「自分にも本当は何かできたはずだったのにしなかった。そんな思いを抱えたまま死にたくなかったんです。死ぬときに何ひとつ後悔したくなかったんです。何か役に立つことをしたかったんでしょうね。養子縁組はそのためのひとつの方法だったんです。いずれにしても、私たちの中にもうひとり加えたいなんて、いったい誰が望むと思います？　そんなこと望む人なんていやしませんよ」。マリアンヌは、ある日私にそう説明しました。ただひとつだけ、彼らが心の中で決めていたことがありました。赤ん坊と障害のある子どもだけは養子にするのはよそうということでした。赤ん坊はエイズの検査が難しかったため、そして障害のある子どもは自分たちにはあまりにも荷が重過ぎると思ったからでした。

そうこうしているうちに、ついにカナダ当局から養子縁組の認可が下りたのです。しかしルーマニアへ行くための具体的な計画など、一切立っていないのが実状でした。ところがある日それこそたまたま偶然、ラジオでルーマニア政府が外国の養子縁組を制限しようとしているニュースを耳にしました。いま腰をあげなかったら、養子をもらう道が完全に閉ざされてしまう恐れもありました。それから四十八時間以内に、マリアンヌはルーマニアの首都ブカレストへ向かう機上の人となっていたのです。

ブカレストは、政府が崩壊の危機に瀕しているなか、子どもを養子にしようと探している北米人で溢れていました。空港で、親希望者ひとりひとりに通訳者がつけられました。どのホテルも満室で、泊まるところを探すのが一苦労でした。マリアンヌは前もってカナダで予約することができなかったのです。通訳者の多くはアパートの自分の部屋を北米人に貸し、ホテルの宿泊料よりも高い料金を請求していました。マリアンヌの通訳者は、華奢な体つきで流行遅れの服を着た女性でしたが、非常に親切で、マリアンヌを町の自分のアパートへ連れて行ってくれたうえ、法外な値段を吹っかけることもありませんでした。マリアンヌは、通訳者のあまりの貧しさを目の当たりにし、ショックを受けました。アパートは不潔で、ソファは中に詰め物をしすぎて破れていました。天井からは裸電球がだらりとぶら下がっています。壁には筋状に汚れがついています。壁に湿った個所でもあるのでしょう。壁紙はところどころ膨れ上がっていました。マリアンヌは、通訳者が養子にする子どもを探しに出ている間、ひとり残されました。ネズミたちが、どんな人間が侵入してこようと一向に気にするふうもなく台所でカリカリと何かを引っ掻いている音がします。そこにいるのは、彼女とネズミたちだけでした。

三日後、通訳者が戻ってきました。そして彼女が見つけたという「可愛い幼児」についてマリアンヌに話してくれました。「すごく可愛いのよ。頭もとってもいいの。その子に会いますか?」

「ええ、もちろんです。彼女について教えてくださいませんか?」。その三歳の子どもは名前をソフィーといい、町の中心部にあるブカレスト一という大きな孤児院に二年間住んでいるということでした。マリアンヌは、空港からのタクシーの中、その建物を見ていました。それは秘密警察の本部と言ってもいいようなところで、彼女は大きなショックを受けたのです。しかしそこは秘密警察などではなく、何百人もの赤ん坊と子どもたち、しかも大半が養子の望みも薄い子どもたちの「家」だったのです。マリアンヌはテレビの映像を思い出しました。どの階にも多くのベビーベッドが何列にも並べられていました。子どもたちはベビーベッドに寝かされたまま、外で日の光を浴びることも、遊ぶこともさせてもらえなかったのです。最貧層の家庭の子どもたちやジプシー生まれの子どもたちは、たいてい部屋のいちばん後ろに寝かされました。ナースステーションに最も近い、最前部に寝かされた子どもたちと比べ、この子どもたちは遥かに少ない関心しか払ってもらえませんでした。通訳の女性の話では、この子どもの母親はジプシーで、生まれるとすぐに赤ん坊を手放してしまったということでした。

その翌日、通訳者がアパートにソフィーを連れて来ました。毛布に包まれたその姿を見たとき、マリアンヌはショックを受けました。子どもは震え、全身傷だらけでした。虱を防ごうとしてのことでしょう。頭は剃られていました。しかもまだおむつをしていました。自分で頭をあげることができず、おむつから漏れた下痢便にまみれていました。体重は十五ポンドほど［訳注：六八一〇グラム］で、やせ衰えて見えました。「奥様、食事をあげてみませんか？」。通訳者はマリアンヌに尋ね、養豚用の乳首が付いた大きなビンを手渡しました。ソフィーはまだ固形物を噛むことができなかったのです。ビンには、鮮度も色もあやしいミルクが入っていました。ソフィーはなかなかミルクを吸うことができませんでした。マリアンヌは、ソフィーの両目がずっと一方の側へ寄ったままであることに気がつきました。マリアンヌはソフィーに話しかけてみたのですが、それでもソフィーは彼女を見ようとはしませんでした。

マリアンヌは、子どもが遊べるようにといくつかのおもちゃを持ってきていました。空港で指定の通訳者を待っている間、彼女は他の親たちに話しかけ、彼らから、おもちゃを使えば子どもの知能レベルを確かめることができるとアドバイスされていたのです。ソフィーをカーペットの上に寝かせ、枕で身体を支えました。マリアンヌは彼女のそばにおもちゃを並べてみました。しかし、ソフィーはそれらのおもちゃを使って遊びはしませんでした。おもちゃに触れ、手に取ってひっくり返しました。そして自分の目の近くへ持っていっただけだったのです。警戒的で非常によそよそしい子どもでした。マリアンヌは彼女に関わろうとし、ちょっと声をかけてもみました。しかしソフィーは身体中ただれていて、頭のてっぺんからつま先まで全身を震わせながら、自分の世界にいました。「頭のよい子」は自分の身を守ろうとして自分自身のための別世界をつくるということは、他の養父母たちから聞いていました。ソフィーが自分の世界から出てくるには、かなり時間がかかりそうだわ。本当に出てきたらの話だけど。マリアンヌはソフィーを見下ろし、心の中で呟きました。「あなたのような子は養子にすまいと決めたのよ」

その瞬間でした。「どうだい?」。興奮したグレッグからの電話でした。

「だめだわ、彼女を連れてはいけないわ。あなたは今までこんな子どもを見たことないわ。彼女は子どもじゃない。彼女には魂がないのよ」

「おいおい、何言ってるんだい?」。疑わしそうな声でグレッグは尋ねました。彼には理解できなかったのでしょう。話をしないのよ。歩くこともできない。それだけじゃないわ。自分の世界に閉じこもってしまってるの。マリアンヌはソフィーの様子がどれほどひどいか彼に話しました。あの子を養子にしたら、私たち、自分たちの将来の計画を一切忘れなくちゃいけなくなるわ。ううん、実際には将来なんてもの、なくなってしまうわ。ひどい障害なのよ。この子の世話に追われるなんて、そんなのまさしく牢獄よ。私たち自身には何も残らなくなってしまう。何もかも失ってしまうのよ。

グレッグはじっと聞いていました。一瞬考え、そして言いました、「連れておいでよ」。全身ただれているのよ。震えてるの。頭を剃られてしまっているのよ。マリアンヌはソフィーの様子を説明し、再度抵抗しました。「私たちには無理よ。とうてい不可能だわ」。しかし抵抗すればするほど、マリアンヌは彼女を連れて行かざるを得ないことをひしひしと感じました。「あの子、どこに戻るのかしら？　だめよ。あんな孤児院に戻ったら死んでしまうわ」。電話越しにそう言うと、マリアンヌは泣き出しました。涙にむせび、この哀れな子どものために声をあげて泣きました。まさしく崩壊の危機にある町のど真ん中の、この汚いアパートのカーペットの上に無残に転がっているおもちゃを見つめていました。そんな彼女を通訳の女性がじっと見ていました。電話のそばで深い悲しみに喘いでいる、この哀れな見知らぬ女性を見て、あいまいに微笑していたのです。

グレッグはため息をつきました。一万キロ以上も離れてはいましたが、まるで彼女のすぐそばにいるかのように言いました。「連れておいでよ。いいかい、連れてくるんだ。約束だよ、いいね？」

◆　◆　◆

ソフィーをルーマニアから出すための書類手続きは、それはもう膨大なものでした。マリアンヌは優秀な弁護士を雇い、書類に署名するために一緒に法廷に出向きました。よい母親になれるかどうか、面談を受けたのです。一方、ソフィーも医師による検査を受けました。彼女は生まれてこのかた一度もベビーベッドから出されたことがなく、しかもおむつのせいで股関節形成不全になっていました。医師たちも心配していましたが、滞りなく事が運ぶよう、ちょっとした賄賂を保健当局に渡しました。結局、当局が最終書類に署名をし、それですべて終了でした。いよいよ帰る時となったのです。

◆　◆　◆

グレッグは空港で彼女たちを出迎えました。あまりにもちっちゃなソフィーの姿に、彼はショックを隠しきれませんでした。毛布に覆われ、ベビーカーの中にほとんど埋もれていました。頭を前後に揺らし、目は下を向いています。結局、ソフィーは一度もグレッグを見ることはありませんでした。ともかく彼らはソフィーを車に乗せ、家へ向かうことにしたのですが、ふたりともほとんど口を利かず、各自物思いに耽っていました。彼らの住む通りに入ると、近所の人たちが全員、家から出てきて、この新しいパパとママにあいさつをしました。「ようこそ、われらが故郷へ、ソフィー!」。この通りにあるオークの木には大きな旗が掛けられ、彼らを出迎えています。近所の人たちはシャンパンを飲み、グレッグとマリアンヌにお祝いの言葉を述べました。そしてこの通りの新しい子どもの到着を祝福しました。この子はここの子どもたち全員の遊び友だちになるはずでした。ここの子どもたちは皆、ソフィーと遊びたくてたまらなかったのです。しかし、ソフィーはこのとき三歳だったのですが、彼女だけはまだ歩くことができませんでした。身体を起こしていることも、寝返りを打つこともままなりませんでした。体重もわずかに十五ポンドほどしかなかったのです。近所の人たちが期待していたのは、かわいらしい、ぽっちゃり太った赤ん坊でした。クークーとかわいい声をあげ、にこにこ笑っている赤ちゃん。大人があやせばそれに反応するような、そんな赤ん坊に会えることを彼らは期待していたのです。ところがソフィーは身体を揺らし、アイ・コンタクトは一切しませんでした。新しい隣人たちを断固として受け入れようとしなかったのです。

マリアンヌは、この子どもの世話の仕方を早急に覚える必要がありました。確かに動きは赤ん坊のようですが、実際はよちよち歩いて然るべき幼児なのです。地元の児童発達センターの多職種チームがずいぶんと力になってくれました。彼らは彼女の自宅を訪れ、マリアンヌに、ソフィーを刺激する方法を教えました。話をさせる、物を握らせる、手足を動かさせるなど、どうしたら彼女の行動を促すことができるか、アドバイスしたのです。マリアンヌは、ソフィーの股関節形成不全に合わせたおむつの替え方や、食事の与え方も習わなくてはなりませんでした。ソフィーはそれまでずっと流動物しか与えられてこなかったことから、固形物を噛むことができませんでした。そのため、朝食を食べるのにさえ一時間以上かかることがあったのです。彼女は寝ていることが多かったのですが、目が覚めているときには、マリアンヌは彼女を戸外へ連れて行き、新鮮な空気に触れさせました。決まった日課にしたがって、おむつを替え、食事を与えました。グレッグとマリアンヌはソフィーを抱き寄せ、手足を動かす訓練もしました。ソフィーは体重も増え、運動スキルもよく発達したようでした。身体を揺らすこともなくなり、頭も座るようになりました。つかまり立ちをするようにさえなったのです。

まもなく、ソフィーは理学療法を受けるために地元の児童発達センターへ毎日通うようになりました。他の子どもたちと接触する機会をそこで得るためでもありました。愛情、食べ物、そして刺激的な環境に恵まれ、彼女はきっとこの困難から抜け出せる、誰もがそう確信していました。しかしこのような努力にもかかわらず、ソフィーにはそれに報いる成果が現われませんでした。彼女は抱き締められるのを嫌いました。グレッグやマリアンヌを押し退けます。彼らの方を見ることは一切ありません。何があろうと決して泣くことはありませんでした。おむつが濡れていようと、おなかが空いていようと、寒かろうとです。何かに憑かれたように壁に向かって寝返りを打ち、前後に身体を揺らしていることがよくありました。壁に頭をガツンガツンと夢中になってぶつけていることさえあったのです。ベビーベッドの中でよく身体を揺らしていました。そうでなければ、つかまり立ちの状態で声もたてずにじっとドアを見つめていました。ソフィーは自分の世界にこもる道を選んでしまったんだわ。彼女をそこから誘い出すには、きっと長い長い時間がかかると思うよ。マリアンヌとグレッグは互いにそう説得し合いました。しかし何ヵ月か経つにつれ、彼女は打ち解けるどころかますますよそよそしくなってきました。しかも妙な音を出し始めたのです。治療を始めて丸一年経ちましたが、彼女は依然として言葉を話しませんでした。そのため小児科医は、言葉や対人的やりとりの遅れは、本当に幼少期の愛情剥奪が原因なのか、それとも何か別のことが発達を妨げているのではないかと首をかしげるようになりました。

『自閉症』という言葉をお聞きになったことがありますか?」。ある日、小児科医は尋ねました。「彼女が自閉症だと言っているのではありません。ただ、ひとつの可能性として、それも考えるべきだということです。ソフィーはまだ言葉を話しませんし、他の人々に馴染んでいませんからね」。マリアンヌは自閉症についてほとんど何も知りませんでした。孤児院での経験が原因で自閉症になったのでしょうか? 彼女は尋ねました。そうなら、きっとよくなるということですよね? 愛情と支えがあれば、どんな障害も克服できる、そうですよね?

◆

◆

◆

ソフィーのコミュニケーション・スキルや対人的やりとりの欠落は、愛情剥奪が原因なのでしょうか? それとも彼女は自閉症だということなのでしょうか? その判断をするために私がソフィーの診断を依頼されたのは、この時点でした。しかし、これは答えを出すのが困難な問題でした。どの行動的特徴について、適切な栄養と刺激を受けないままに人生の最初の三年間を過ごしてしまったことが原因だと言えるのでしょうか? そして仮に何か、そのようなものがあったらの話ですが、どの特徴については自閉症が原因ということになるのでしょうか? この問題を解明するということは、その違いを明らかにすることを意味していたのです。ソフィーの予約を前にして、私は再度、幼少期の愛情剥奪と、それが子どもの成長に与える影響についての文献を検討し直しました。人格形成期にひどい愛情剥奪を経験した子どもたちについて、興味深く、参考になる事例がいくつか報告されていました。これらの子どもたちは、そのようなおぞましい環境から解放されたときに、実際多くの「自閉症的」特徴を示していました。言葉の発達が遅れることが多く、対人的やりとりもほとんど認められませんでした。極度に内向的で、遊びの能力がほとんどみられなかったのです。しかしながら、これらの自閉症様の行動は、慈愛に満ちた環境が提供されることにより、徐々に和らいでくるということでした。しかしまた実際、症状によっては完全には消えることがないものがあることも確かでした。言語能力については間違いなく向上したものの、対人関係の異常さに関しては、一部根強く続くものがあったのです。これらの子どもたちの対人コミュニケーション・スキルは、遅れてはいるものの、全体的な発達レベルと一致しているように思われました。したがって、私のやるべきこととしては、まずソフィーの対人的やりとりが、彼女の全体的な認知能力の発達と比べ著しく遅れているかどうかを判断することでした。仮にそうであれば、幼少期の愛情剥奪だけが原因で現在の問題が生じたと考えるのは難しくなるでしょう。実際、愛情剥奪や栄養不足が原因でこのような発達の不均衡が生じることはありません。つまり、あるスキル（歩行と食事など）についてはほぼ年齢相応に発達しているのに対し、その他のスキルの中には大きく遅れているものもある（対人コミュニケーションなど）という発達のむらは、そのようなことが原因では起こらないのです。

私がソフィーに会ったとき、彼女は赤色づくめのいでたちで、メガネをかけていました。そして部屋中を駆け回っていました。年齢の割には確かに小柄です。ふさふさとした茶色の巻き毛が滝のように肩まで垂れ下がっていました。両親は、彼女が遊べるようにと棒切れと羽毛を一袋も抱えてきていましたが、彼女はそれより部屋の中を探索するほうが気に入ったようでした。箱から次々とおもちゃを取り出し、ちらっと目をやるのですが、すぐに置いてしまいました。そうしてまた別の物に手を伸ばすのです。一緒にいる間、彼女はほとんどコミュニケーションを図ることはありませんでしたが、かといって帰りたがるふうでもありませんでした。グレッグとマリアンヌの話によれば、彼女は六つほどの言葉を話すものの、自分の求める物の上に親の手を乗せたり、近くの物を指さしたりするなどして当面の必要は満たし、嫌な場合は単純に抵抗して示すということでした。しかし大概は、彼女が何を欲しがっているかを親が推測しなくてはならないようでした。彼女はアイ・コンタクトも乏しく、治療センターへ行くタクシーに乗る際にニコッと笑みを浮かべるだけで、概してひとりで遊んでいるということでした。何か取ってもらいたい物があっても助けを求めることはありませんでしたし、遊んでとねだることもありませんでした。遊んでいても、その楽しさを人と分かち合うこともなければ、母親が傷つき泣いていても、慰めるどころか、逆にものすごい勢いで猛り狂い、欲求不満を募らせていたのです。面接の間、ときどき両親の膝の上に座ることもありました。しかし彼らにぴったりと身体を摺り寄せることはありませんでした。実際、彼女は、治療のために自宅に訪れる数人の人たちにしか馴染んでいなかったのです。児童発達センターの他の子どもたちにもまったく関心を示しませんでしたし、遊びに加わろうともしませんでした。彼女はじっと物を見つめていることが大好きでした。犬の目のすぐそばまで自分の目を近づけていくことがよくあります。メガネや眼帯をつけた人に対してもそうでした。羽や麦わらのような物を両手の中で転がすのも大好きです。小枝、レゴ、木の枝を持ち歩いていました。ぐるぐると円を描いて走るのが大好きです。車の中やテレビの前で身体を揺するのも好きでした。

その一方で、彼女は極めて攻撃的になることもありました。私が彼女と一緒にいる間にはそのような面は一度もみられなかったのですが、ソフィーはこのとき、それが原因で幼稚園を一時停学になっていたのです。先生や園長先生がマリアンヌに助けを求めて電話をかけてくるようになるまでに、明らかに四日ほどはそのような態度が続いていました。ときには早々と九時十五分に電話がかかってくることもありました。マリアンヌが彼女を幼稚園に置いて来て、まだ自宅に戻ってさえいない時間です。マリアンヌは家を空けるときには、幼稚園の先生から電話がかかってくるんじゃないかとよく不安になりました。お嬢さんが乱暴しています。他のお友だちを叩いてしまったんです。迎えに来てくださいい。そう言われるんじゃないかとビクビクしていたのです。とうとうマリアンヌは電話に出るのをやめるようになりました。そうしないと朝、シャワーを浴びることもままならなかったからです。もっと最近では、ソフィーはたびたびひどい癇癪を起こすようになりました。手に何かを持っているのを止められようものなら、何時間も泣き叫んでいます。ときには自分の身体を噛むこともありましたし、親を引っ掻いたり、部屋中に物を投げ散らかすこともありました。しかし、こうひどく泣き叫ばれると、親はひっきりなしに叱りつけられているように感じました。しょせん、おまえたちにはこのような障害のある少女を育てることは無理だったんだ。何度も何度も失敗者の烙印を押されているような気持ちになるのでした。

ソフィーには幼少期の愛情剥奪による単純な発達の遅れとは別に、何かもっと問題があることは明らかでした。ソフィーは通常生後六ヵ月の子どもでもみられるような対人スキルさえ示すことができませんでした。そもそも彼女にはコミュニケーションを図ろうという気がないようでした。興味の幅は極度に狭く、それも固執的で、とても感覚的なものに限られていました。愛情剥奪による遅れとは別に、彼女には自閉症もある。私はそう確信しました。ただし、どの発達上の遅れが自閉症によるもので、どの遅れが愛情剥奪によるものかを見極めるのは容易ではありませんでした。孤児院で過ごした人生の最初の三年間が神経学的にどのようなダメージを与えたかなど、いったい誰にわかるでしょうか？　おそらく遺伝的にその危険性をもっている子どもの場合でしょうが、極度の愛情剥奪が原因で自閉症になるということが本当にあり得るのでしょうか？　現在では、ルーマニアの孤児院出身の子どもたちに何らかのタイプの自閉症が認められるという報告があります。遺伝的にその可能性がある状態で、食べ物や人間的接触の不足が原因で生物学的にひどく傷つき、それがその子どもに自閉症を引き起こすひとつの要因になったというのは、信じられないことではありませんでした。だからといって、自閉症が普通の環境での「よくない子育て」が原因で起こり得ると言っているのではありません。ソフィーが経験したのは極度の愛情剥奪、栄養不良、接触不足でした。これらは実験動物においては脳に変化を起こし、社会的行動に影響を与えるとして知られている要因です。しかし、ソフィーの経過を、先進国における自閉症の子どもたちの大多数にまで一般化することはやはり不可能です。

私は一度大きく息をしました。グレッグとマリアンヌに、この一部始終を説明しようと思ったのです。ソフィーは自閉症ではありません。あなたがたがこのまま彼女を励まし、支え続けていれば、ソフィーも最後にはきっと「遅れを取り戻し」、健康な子どもになってあなたがたの情け深く、勇気ある行動に報いてくれますよ。そう言ってあげたいのはやまやまでした。しかし実際はたぶんそうではない。それは私にもわかっていました。自閉症は幼少期の愛情剥奪とは別に加わった重荷だったのです。人生は、あの電話での会話の中で彼らが予想したよりも遥かに大変なものになろうとしていました。しかしこのようなことを告げたら、彼らを絶望の淵へ追い込むことになる。ソフィーの回復には限界があるなどということを聞いたら、彼らはどれほど落胆することだろう。私はそのように考えていました。しかし驚いたことに、実際には彼らはほっとした様子だったのです。よくないことを知らせる際に変に気を使ってしまい、結局とんだ心得違いだったということが私には非常によくあるのです。マリアンヌとグレッグは、ソフィーが思うように進歩していかないのは少なくとも自分たちの愛情不足や子育ての失敗が原因ではないと理解したのです。大きな重荷からようやく解放されたのです。少なくとも、ソフィーが彼らを押し退け、彼らの世界に入るのを拒むことにはそれなりに理由があったということです。これにはちゃんと名前がありました。これでやっと彼らも人生の次の階段へとのぼることができます。自閉症への取り組みという新たな段階へと踏み出すことができるのです。

◆　◆　◆

私はここ何年もの間、ソフィーの進歩を関心をもって追って来ました。ここには、ＡＳＤの子どもをもつということを親がどのように受け入れていくかを理解する、ひとつの機会があったように思います。この家族の場合、グレッグとマリアンヌが同情の気持ちからソフィーを選んだということもあり、その過程はそれだけいっそう劇的でした。ドイツの詩人リルケは、一身上の不幸に触れ、若い友人宛てにこう書き記しています。「おそらくとてつもなくひどいことというのは、すべてその最も深いところで、誰かに育んでもらえるのを待っているんじゃないかな。それはきっと、自分ではどうすることもできないものなんだよ」。ごく普通の夫婦が、わが子の障害という現実に向き合うときも、これと同じ考えが当てはまるように思います——自らの不幸に溺れることなく、むしろそれを慈しみ、育んでいくということ。立ちすくむことなく、また否定することもなく受け入れていくこと。これは難しくかつやりがいのある仕事です。皮肉な苦難、彼らがソフィーを選んだということは、ときにグレッグとマリアンヌにとって耐えがたいほど大きく感じられることがあります。しかし大概彼らは自暴自棄になることも、希望を失うこともなく、それを受け入れることができました。受け入れることで、歩み続けていくことができました。そして、どれほど弱く傷つきやすい人でも、隠れた才能を秘めているということをソフィーから学ぶことができたのです。その道筋はあくまで独自であるとはいえ、ほとんどの家族がこれと同じ過程をたどっていきます。しかしなかには半狂乱になって原因を探す家族、治癒を求めて奔走する家族もいます。するべきことのあまりの多さに圧倒され、立ちすくんでしまい、結果が現われるまでに何ヵ月もかかるかもしれない治療計画に耐えきれなくなる家族もいます。そうした例は、形こそ異なれ、いずれも現実を否定していることに変わりはありません。診断を受け入れることができないのです。先行きの暗さを思い、諦めてしまっています。その大部分は避けることができるものなのに、仕方のないものと諦めているのです。確かに、子どもは自閉症です。そうです、これは一生の障害です。でも、違うのです。早々に諦め、奇跡の治癒を永遠に待ち続ける必要などありません。簡単に元に戻るような原因、このような苦しみから子どもを救い出してくれる誰かを待ち続けていなくてもいいのです。有効性がすでに証明されている治療法がたくさんあります。それらの多くは、対人関係およびコミュニケーションの発達を促すために、親が専門家と一緒になって取り組むことが必要です。なにより親は、診断を受け入れることで、わが子の強力な擁護者となるでしょう。なにしろ親はこれから先、福祉サービスの提供者や学校の先生、地域の人たちに対して、わが子の代弁者にならなければならないのです。さらに多くのサービスを受けるために、もっと理解してもらうために、もっと地域に受け入れてもらうために、声をあげていかなければならないからです。

では実際、グレッグとマリアンヌはどのようにしてこの厳しい試練を生き抜いたのでしょうか？なぜ彼らはソフィーのことで挫けなかったのでしょうか？ときには気の滅入るような状況にぶつかることもあったに違いありません。そのようなときでもどうして粘り強く、彼女を支え続けることができたのでしょうか？おそらく、それは彼らがソフィーのことを理解していたからではないかと思います。彼らはソフィーがどこから来たのか、今何を感じ、何を考えているか、わかっていました。たとえ彼女が極めて限られた言葉しか使うことができなかったとしても、彼らには理解できたのです。

彼らは自閉症という障害の陰にいる子どもに対して想像力を発揮することができました。彼女の好きなもの、嫌いなものは、他のどの子どもたちとも何ら変わりはありません。確かにちょっぴり違っているこどもないわけではありません。しかし、構造や決まった日課を求めるのは、どの子も皆同じ、ソフィーももちろんそうです。はっきりとした見通しがほしいのもいっしょ、彼女もやはり自分の親には柔軟であってほしいと望んでいたのです。確かに、健常児をもつ家庭とは、子育てにおける期待や限界に違いがあったかもしれません。しかし、子どもを育てていく過程に何ら変わりはありませんでした。ソフィーには図書館へ行くのにあの枝を引きずっていく必要があるということ、特定の本を見る必要があるということ、そしてこのような奇妙な行動を他の人々がどう思おうが、そんなことは大した問題ではないということ。これらの事実を受け入れることで、彼らは正しい理解を得ることができました。これらの行動が決して彼らの名誉を傷つけるものでも、彼らの親としての能力を反映するものでもないということを正しく理解することができたのです。

半狂乱になって何かを求めるよりも、むしろ何もしないほうがいいこともある。これはグレッグとマリアンヌが悟ったことです。あるときソフィーが夜中に泣き叫んだことがあったのですが、彼らには何の原因も見つけることができませんでした。彼女を抱き締め、身体を揺すり、おもちゃで気を紛らわせるなどして彼女の気持ちをなだめようとすればするほど、ますます事態は悪化していきました。彼らにはもはや、パニックに陥らないよう、ただ成り行きに任せることしかできませんでした。ところが彼らが退き、部屋を離れるやいなや、それまでの混乱はみるみる収まり、たちまち彼女はまったく自分ひとりで落ち着いたのです。また彼らは、ソフィーの単純な一言でも非常に大きな意味をもつものとして解釈しなくてはならないことにも気づきました。たとえば、「食べ物」という言葉が非常に強く発せられたら、それはフライドポテトが食べたいということを表わしていました。その一方で、同じ言葉がアイスクリームを表わしていることもありました。ソフィーに、他の子どもたちのように遊ぶよう期待することはできませんでした。学校であったことを話してほしいと望むことも無理でした。その一方で対応困難な行動は予想されましたから、学校やその他の地域機関は道徳的な観点からとらえることなく、そのような行動に対処できるようあらかじめ心得ておくことが必要でした。

グレッグとマリアンヌは互いを頼りにし、助けを求めることもありました。ソフィーの行動のおかしな点――羽毛や小枝への愛着――に気づくこともあります。母親と娘が枝を引きずって図書館へ行く姿が傍目にどのように映るのか、彼ら自身考えることもありました。しかしあのとき、彼らがソフィーを孤児院に置いてきてしまっていたら、ソフィーが今頃どうなっていたか、彼らはよく理解していました。このような洞察には、いずれも新たな視点で物事をとらえる目が必要です。未来を想像する力、他の人が自分たちのことをどうとらえるか、まざまざと思い描く力、そのような能力があってはじめて見えてくることなのです。先入観なしに見るということです。隠喩というフィルターを介さず、目にしたものそのままにとらえることを意味します。互いに支え合い、自分自身を笑いとばし、何か代わりのものを見つけるためには想像力が必要です。さらに夫婦であろうとなかろうと、他の人をよく理解すること、自分の地域社会、わが子の将来について理解することが必要です。長く寂しい一日の終わりには、希望などいかにもはかなく、とらえがたく感じられるかもしれません。しかし、それは確かに存在するのです。「あなたがこの先もとうてい目にすることができないほど多くの山を、ソフィーは登ってきたんです」。かつて彼女の母親は、同情のかけらもない学校の教師にそう言ったことがありました。その教師は、ソフィーが学校で問題行動を起こしたことに対し、彼女は甘やかされているんですよ、もっと礼儀作法を教えるべきです、と意見したのです。常々驚かされるのですが、ASDの子どもたちに対して最も厳しい批判を浴びせる人たちというのは、同時にいかにも共感性に欠けた柔軟性の乏しい人間でもあるのです。自身、変化変更に抵抗し、効果的にコミュニケーションを図ることができない人、そういった人こそがASDの子どもたちを非難の的にするのです。これもまた皮肉と言えるかもしれません。

ソフィーにはできるようにならなければならないことがまだまだたくさんありました——恐がらずにお店へ行けるようにも、心配せずに登校できるようにもならなくてはなりませんでした。行儀作法など別に身につけなくても、おそらくやっていけるでしょう。このように苦労の多かった低学年時代、ソフィーは学校へ行くのを渋りました。朝はマリアンヌにとって、まさしく戦争だったのです。毎朝、ソフィー相手に悪戦苦闘の連続でした。ソフィーに服を着せ、急き立てながら朝食を食べさせます。何とかスクールバスに間に合うよう玄関から送り出さなくてはなりませんでした。しかしソフィーも頑として抵抗し、バスに乗り遅れることもしばしばで、結局マリアンヌが学校まで車で送るはめになることもよくあったのです。これにはマリアンヌ自身、ちゃんとやらなくてはと力みすぎていたことも原因していたと思います。プレッシャーから、結局、朝の多くの時間を無駄なことに費やしてしまい、その日しなくてはならなかった多くのことが先延ばしになることがよくあったのです。しかしマリアンヌが余裕をもって楽しむようにし、何もかもすべてやり遂げようとするのをやめたところ、さほどプレッシャーを感じることもなくなりましたし、ソフィーも素直に従うようになったのです。そして今では、気分よくソフィーを学校へ送り出せるようになりました——彼女たち両方にとって、これは大きな成果でした。

グレッグとマリアンヌはソフィーの世界観に配慮できるようにもなりました。彼女のサインを読み取り、微妙な非音声言語的コミュニケーション——ブツブツ言う、指さす、身体を揺する、あたりをゆっくりと歩くなど——に応じることができるようになったのです。これらはすべて、何らかの願望や要求を示すサインだったのです。何より、彼らが彼女の決まった行動や、大好きなおもちゃ、食べ物および活動を理解するようになったことで、彼女の要望の意味を前もって予測できるようになったことが大きいと思います。ときにはソフィーの求めるがまま、言うなりになってしまうこともあります。それは、彼女には癇癪を起こすしか自分の苦しみを伝える術がないことを理解するがゆえです。でもそうして屈することで、ソフィーにコミュニケーションの大切さを教えることにもなるのです。これはすべて、環境に応じて自分の感情を調節することができないソフィーの障害の一端です。親はそれがわかると、ソフィーがときどきとんでもない大騒ぎを起こしても、比較的楽に受けとめてやれるようになったのです。また、他の人ならきっと見過ごしてしまうような小さな変化の中にこそ進歩が認められるということも、彼らが学んだことです。ある日を境に、ソフィーは図書館へ行く途中に枝を拾わなくなりました。また別の日には、自宅へ車で向かう途中、畑の中にある家を指さしたこともありました。こうした成果や変化は親にとって大きな喜びでした。これらの小さな前進は、他の人の目には映らないこともしばしばでしょうが、親の目はとらえることができます。彼らにとってそれは、時おり彼らを襲う絶望に対する支えとなるものだったのです。彼らが、ソフィーの自分たちへの愛を疑ったことは一度もありません。ただ彼女には、世間一般の方法でそれを伝えることができないだけなのです。ソフィーは片腕でパパやママの身体を抱くことがよくありました。馴染みのない環境では親にぴったりくっついて離れませんし、テレビを見ているときや体調がよくないときには親のそばに座っていたものです。他のときに彼女が親を拒絶することがあったとしても、彼らはやはり、ソフィーが自分たちを愛していることを決して疑いませんでした。「大好き」。彼女の口から彼らにこの言葉が発せられたことは一度もありません。それでも彼らはソフィーの気持ちを断じて疑いはしなかったのです。彼らにはソフィーの愛を想像することができました。ソフィーが自分たちを求めていると感じることができたのです。しかし最も大切なことは、彼らがソフィーに微笑みかけていたことでしょう。彼女の風変わりな行動だけでなく、たとえ学校の先生が彼女をけなしても、それでも登校していく彼女の勇気を笑顔で見守っていたことが重要だったと思います。幼かった頃には、思わず消え入りたくなることが何度もありました。あるときなど、ソフィーはデパートの中で服を脱ぎ捨てたこともあったのです。素っ裸の女の子が店の通路を走りまわっている光景を前にしたときの、この小さな町のお堅く礼儀正しい人たちの顔、釘づけになった目、それを見た両親は笑ってしまいました。あの時点で、彼らがとてつもなく仰天したことは確かです。しかし時が見方を変えてくれます。見方が変わることで、それを楽しむ余裕が生まれるのです。

ソフィーは時と共にゆっくりと進歩していきました。まだ言葉を用いないことが多いのですが、サインや絵カード交換システム（ＰＥＣＳ）を使ってコミュニケーションを図ろうとすることが多くみられるようになってきましたし、理解力も高まってきているようです。羽毛と小枝は今でも彼女のお気に入りです。鉛筆やネジなどをつなぎ合わせたり、はめ込むのが大好きです。羽毛で絵を描いたり、本を見たりもします。トイレに行くときは必ず『シンプソン一家』の本を持っていきます。一家の赤ん坊、マギーが大のお気に入りなのです。マギーはよく涙を流すのですが、そこがいいようです。親の古いレコードを聴いて楽しむこともあります。七〇年代のロックンロールです。ウッドストックのアルバムは特にお気に入りのようです。彼女はピアノも弾きます。最後にピアノを弾かせてもらえるのであれば、教会の礼拝の間もずっと座っているのです。人と一緒にいるのも好きです。特に親戚の大人の人がいいようです。他の人の身体に触れるのも好きで、よく母親の腰に手を回したりもします。ただし自分の身体に触れられるのはまだ苦手なようです。「あの子はあの子なりに、とても愛情豊かなんですよ」。母親は言います。「あの子なりに」。この言葉にこそ、諦めることなく受け入れてきた過程がよく表われていると言えるでしょう。親の目には、彼女のこれらの行動は愛情表現と映ります。たとえ他の人の目にはそう見えなかったとしても、両親にはわかるのです。それに実際のところ、他人がどうとらえるかなど大した問題ではありません。従来の見方からはおよそ愛情とは結びつかないような行動に、想像力を駆使すること、前後の脈絡の中でそれがどのような目的を果たしているのか見極める目をもつこと、それが大切です。諦めと絶望を回避する希望の感情も、そこから生まれてきます。これらの行動には意味があります――そのコードさえ解読できれば、コミュニケーションが見えてきます。言葉が聞こえてくるのです。彼らは、もうひとつの言語が存在するということの事実を受け入れたときから、そのコードを解読できるようになったのです。

つい先日のことです。ソフィーは演劇の授業に参加しました。彼女は寝ている幼児の世話をするベビーシッターに扮しました。人形に食事を与え、ぎゅっと抱き寄せました。そして毛布で包んであげたのです。こんなことははじめてだわ、いつもと全然違うよ、先生やクラスメートが目を見張るなか、彼女は皆に笑顔で応えました。彼女がやり遂げたとき、誰もが熱狂的に賞賛の拍手を送りました。ソフィーの顔は喜びに輝いています。ずっとその仮設の「舞台」にいたがりました。そのため、彼女の新しい先生は別の子に順番を譲るため、彼女を舞台から降ろさなくてはなりませんでした。しかしその後、先生はソフィーの両親宛ての報告書に非常に熱心にこの話を書き記してくれたのです。マリアンヌとグレッグは何日も喜びに包まれ、私にも特に強調して話してくれたのです。

◈　◈　◈

これがおとぎ話なら、物語は「ハッピーエンド」を迎えなければなりません。通りで他の子どもたちと一緒に遊ぶ子ども、地元の学校に通い、ファストフード店でハンバーガーやフレンチフライを頬張る子ども。勇敢さ、勇気、そして思いやりを示す出しものなら、そんな普通の子どもの登場で報われるべきでしょう。しかし、この話は違います。代わりに彼女は羽毛で絵を描きます。地面の上を枝を引きずって歩きます。そして言葉を口にしません。それでもやはり、これはハッピーエンドなのです。ソフィーは、親にとっては決して失望の種などではありません。彼らは一瞬たりとも、彼女を養子にした運命の決断を後悔したことはありません。あの選択に迷いはありませんでした。彼ら夫婦にとってそれがどのような結果をもたらすのか、ここで引き取らなかったら彼女はどうなるのか、充分に承知のうえでの選択だったのです。

自閉症の子どもの家族には、どの家族にも自分たちにとっての決定的な瞬間があります。実際のところ、家族の生涯を通じてそのような瞬間はたくさんあります。決断の瞬間、悟りの瞬間、甘い希望と夢に包まれた過去を手放し、未来を選んだ瞬間、落ち着き、安らぎ、そして強い意志をもって未来を受け入れた瞬間です。診断が与えられたとき、真っ先にこの瞬間が現われることもあります。診断から何年も経ち、期待していた治癒、回復が実現しなかったときに訪れることもあります。決定的瞬間とは、生物学的宿命の重さを受け入れるということです。その限界に屈することではありません。この先自分たちをどのような人生が待ち構えているのだろうか。どの家族も最後には気づき、受け入れることができます。しかし、彼らは決して闘いをやめることはないでしょう。わが子の運命をいくらかでもよいものにするために、そしてすべての子どもたちにもっと多くのよりよいサービスを求めていくために、彼らの奮闘は続いていくのです。グレッグとマリアンヌが行なった救済行為も、そのような決定的行為でした。一万キロ以上も離れた電話越しに、ふたりは何も言わず、自身の心の中で即断したのです。彼らにはこの不運を自ら選ぶ勇気がありました。それを受け入れ、育み、そして挑戦し、祝福したのです。その過程で、彼ら自身も変わりました。毎日一歩一歩、小さな歩みを重ねていきました。ソフィーの秘密の言語を理解していきました。そうすることで、彼らは新しい視点から物事をとらえる大切さ、果てしなく暗く謎に満ちたわが子の心を想像する大切さを知りました。障害に秘められた天性の才能を見極めることの大切さに気づいたのです。ソフィーのおかげで、彼らは勇気をもって深い思いやりの境地へ至ることができたのかもしれません。とはいえ、最近ではそれもこのうえなく神の愛に近いものとなっています。勇気とは実際のところ、小さな行為の中にあるものです。ふと気づいたら予想もしていなかった環境に置かれている、ごく普通の人々が行なう毎日の行為、その中にこそ勇気は存在しているのです。愚かな行為、そう呼ぶ人もいるかもしれません。しかし、それなら愚かさとは多くの場合、勇者の特権と呼べるのではないでしょうか。

ある意味で、自閉症の子どもたちというのは全員、孤児院出身と言えるかもしません。なぜなら彼らは、私たちにはよそ者だからです。ブカレストのあのアパートで、マリアンヌとグレッグは選択をしなくてはなりませんでした。すべての親もまた、診断の不可避性を受け入れる決意をするとき、自分たちの未来が計画通りにはいかないことを自覚するとき、原因の究明を断念するとき、完全な治癒の追及をやめるとき、決断を下さなくてはなりません。それらの瞬間のひとつひとつが決定的行為です。私たちは、当然のように、人生は計画を立てることができ、川の流れのように予測可能なものであり、方向性と意味があり、今日を切り抜けて明日に向かうとか、気持ちよくソフィーを学校に送り出すことなどとは違うと思い込んでいます。その皮肉な思い込みを笑い飛ばすには、勇気と度量が必要なのです。

訳者あとがき

本書は、Peter Szatmari の *A Mind Apart: Understanding Children with Autism and Asperger Syndrome.* Guilford Press, New York City 2004. を訳したものです。全体を佐藤美奈子が訳し、門眞一郎が見直しをしました。

著者のピーター・サットマリは、自閉症スペクトラム（ＡＳＤ）の研究と臨床に、これまで二十年以上従事してきた方で、現在はカナダのマクマスター大学で、精神医学と行動神経科学の教授、研究部門の副議長、児童精神科の科長を務めています。マクマスター子ども病院でチェドーク地区担当の広汎性発達障害（ＰＤＤ）チームを組織して、診断治療プログラムを開発しました。これまでに、アスペルガー症候群の診断についての研究、高機能広汎性発達障害の追跡調査および家族研究に取り組み、現在は自閉症の遺伝学的研究に従事しています。さらにアスペルガー症候群や自閉症に併発する不安障害や気分障害の研究も行なっているそうです。

本書は、「すべては私たちの見方次第なんですね」との母親の言葉から始まります。自閉症スペクトラムの子どもには、この世界はどう見えるのか。それをまずわれわれが理解することが大切であり、その導きの糸となるようにと、サットマリはこの本を執筆したのです。著者は、全十二章にわたって一つの章に一人ずつＡＳＤの子ども（大人の章もあります）とその家族を登場させ、具体的なエピソードを詳細に紹介しながら、ＡＳＤについての基礎知識を諄々と説いていきます。診断・原因・治療法・将来像などについて、科学的な根拠を踏まえて説明してくれます。そしてまだわかっていないことには慎重に態度を保留しています。

各章の物語は、「自閉症やアスペルガー症候群について科学が明らかにしてきたことを『最も有力な根拠』として、具体的に」語られます。そして著者は、本書の目標を「科学を伴う想像力をお届けすること」とまで言います。なぜなら「ＡＳＤの人の行動は、しばしば解釈困難であり、それでも解釈していくためには、心の境界を越えて、自閉症の子どもの心へと飛び込む想像力が必要」だからなのです。ＡＳＤの人の心の内を想像すること、それはまさにわれわれが心の理論を持つことであり、《ＡＳＤプリズム》を通して世界を眺めること、それができるだけの想像力が必要だということなのです。そのような想像力が必要だからこそ、それを伝えるために、物語と個人的な語りを用いるという方法を著者は選んだのです。

しかし、この想像力は科学的な根拠を足場にすえたものでなければ単なるフィクションにしか過ぎません。著者は、マクマスター大学のホームページに載せた自己紹介の文章の中で、《エビデンスに基づく》臨床判断、つまり科学的根拠に基づいて判断や意思決定をすることに特別に関心を寄せていると述べています。そのことは、《エビデンスに基づく精神保健》という学術誌の共同編集委員長を務めていることからも十二分にうかがえます。読者諸賢も、本書を通して著者と共に《ＡＳＤプリズム》を通してあらためて世界を見直し、ＡＳＤの人の言動を再解釈されたのではないかと思います。

二〇〇五年六月二十六日

門　眞一郎

tal Disorders, 30(4), 359-362.

Szatmari, P., Tuff, L., Finlayson, M.A., & Bartolucci, G. (1990). Asperger's syndrome and autism: Neurocognitive aspects. *Journal of the American Academy of Child and Adolescent Psychiatry, 29*(1), 130-136.

Tager-Flusberg, H., & Joseph, R.M. (2003). Identifying neurocognitive phenotypes in autism. *Philosophical Transactions of the Royal Society of London, Series B, Biological Siences, 358*(1430), 303-314.

Williams, C., Wright, B., Callaghan, G., & Coughlan, B. (2002). Do children with autism learn to read more readily by computer assisted instruction or traditional book methods? A pilot study. *Autism, 6*(1), 71-91.

●第 12 章

Rutter, M., Andersen-Wood, L., Beckett, C., Bredenkamp, D., Castle, J., Groothues, C., Kreppner, J., Keaveney, L., Lord, C., & O'Connor, T.G. (1999). Quasi-autistic patterns following severe early global privation: English and Romanian Adoptees (ERA) Study Team. *Journal of Child Psychology and Psychiatry, 40*(4), 537-549.

Behavior Modification, 25(5), 785-802.

●第 11 章

Borges, J.L. (1967). *A personal anthology.* New York: Grove Weidenfeld.

Chen, S.H., & Bernard-Opitz, G. (1993). Comparison of personal and computer-assisted instruction for children with autism. *Mental Retardation, 31*(6), 368-376.

Ehlers, S., Nyden, A., Gillberg, C., Sandberg, A.D., Dahlgren, S.O., Hjelmquist, E., & Oden, A. (1997). Asperger syndrome, autism and attention disorders: A comparative study of cognitive profiles of 120 children. *Journal of Child Psychology and Psychiatry, 38*(2), 207-217.

Goldstein, G., Beers, S.R., Siegel, D.J., & Minshew, N.J. (2001). A comparison of WAIS-R profiles in adults with high-functioning autism and differing subtypes of learning disability. *Applied Neuropsychology, 8*(3), 148-154.

Goldstein, G., Siegel, D.J, & Minshew, N.J. (1995). Abstraction and problem solving in autism: Further categorization of the fundamental deficit. *Archives in Clinical Neuropsychology, 10*(4), 335.

Heimann, M., Nelson, K.E., Tjus, T., & Gillberg, C. (1995). Increasing reading and communication skills in children with autism through an interactive multi-media computer program. *Journal of Autism and Developmental Disoders, 25*(5), 459-480.

Joseph, R.M., Tager-Flusberg, H., & Lord, C. (2002). Cognitive profiles and social-communicative functioning in children with autism spectrum disorder. *Journal of Child Psychology and Psychiatry, 43*(6), 807-821.

Klin, A., Volkmar, F.R., Sparrow, S.S., Cicchetti, D.V., & Rourke, B.P. (1995). Validity and neuropsychological characterization of Asperger syndrome: Convergence with nonverbal learning disabilities syndrome. *Journal of Child Psychology and Psychiatry, 36*(7), 1127-1140.

McDonald, B.C. (2002). Recent developments in the application of the nonverbal learning disabilities model. *Current Psychiatry Reports, 4*(5), 323-330.

Minshew, N.J., Meyer, J., & Goldstein, G. (2002). Abstract reasoning in autism: A dissociation between concept formation and concept identification. *Neuropsychology, 16*(3), 327-234.

Minshew, N.J., Siegel, D.J., Goldstein, G., & Weldy, S. (1994). Verbal problem solving in high functioning autistic individuals. *Archives in Clinical Neuropsychology, 9*(1), 31-40.

Moore, M., & Calvert, S. (2000). Brief report: Vocabulary acquisition for children with autism: teacher or computer instruction. *Journal of Autism and Developmen-*

children with autism. *Journal of Autism and Developmental Disorders, 28*(1), 15-23.

Smith, T., Groen, A.D., & Wynn, J.W. (2000). Randomized trial of intensive early intervention for children with pervasive developmental disorder. *American Journal of Mental Retardation, 105*(4), 269-285.

● 第 10 章

Goldstein, H., & Cisar, C. L. (1992). Promoting interaction during sociodramatic play: Teaching scripts to typical preschoolers and classmates with disabilities. *Journal of Applied Behavioral Analysis, 25*(2), 265-280.

Harrower, J.K., & Dunlap, G. (2001) Including children with autism in general education classrooms: A review of effective strategies. *Behavior Modification, 25*(5), 762-784.

Horner, R.H., Carr, E.G., Strain, P.S., Todd, A.W., & Reed, H.K. (2002). Problem behavior interventions for young children with autism: A research synthesis. *Journal of Autism and Developmental Disorders, 32*(5), 423-446.

Kasari, C., Freeman, S.F., Bauminger, N., & Alkin, M.C. (1999). Parental perspectives on inclusion: Effects of autism and Down syndrome. *Journal of Autism and Developmental Disorders, 1999, 29*(4), 297-305.

Krantz, P.J., & McClannahan, L.E. (1998). Social interaction skills for children with autism: A script-fading procedure for beginning readers. *Journal of Applied Behavior Analysis, 31*(2), 191-202.

McDougle, C.J., Stigler, K.A., & Posey, D.J. (2003). Treatment of aggression in children and adolescents with autism and conduct disorder. *Journal of Clinical Psychiatry, 4*, 16-25.

McGregor, E., & Campbell, E. (2001). The attitudes of teachers in Scotland to the integration of children with autism into mainstream schools. *Autism, 5*(2), 189-207.

Robertson, K., Chamberlain, B., & Kasari, C. (2003). General education teachers relationships with included students with autism. *Journal of Autism and Developmental Disorders, 33*(2), 123-130.

Roeyers, H. (1996). The influence of nonhandicapped peers on the social interactions of children with a pervasive developmental disorder. *Journal of Autism and Developmental Disorders, 26*(3), 303-320.

Turnbull, H.R., III, Wilcox, B.L., & Stowe, M.J. (2002). A brief overview or special education law with a focus on autism. *Journal of Autism and Developmental Disorders, 32*(5), 479-493.

Weiss, M.J., & Harris, S.L. (2001). Teaching social skills to people with autism.

Charman, T., Howlin, P., Aldred, C., Baird, G., Degli Espinosa, F., Diggle, T., Kovshoff, H., Law, J., Le Courteur, A., MacNiven, J., Magiati, I., Martin, N., McConachie, H., Peacock, S., Pickles, A., Randle, V., Slonims, V., & Wolke, D. (2003). Research into early intervention for children with autism and related disorders: Methodological and design issues. *Autism, 7*(2), 217-225.

Diggle, T., McConachie, H.R., & Randle, V.R. (2003). Parent-mediated early intervention for young children with autism spectrum disorder. *Cochrane Database of Systematic Reviews*, (1)CD003496.

Drew, A., Baird, G., Baron-Cohen, S., Cox, A., Slonims, V., Wheelwright, S., Swettenham, J., Berry, B., & Charman, T. (2002). A pilot randomized control trial of a parent training intervention for preschool children with autism: Preliminary findings and methodological challenges. *European Child and Adolescent Psychiatry, 11*(6), 266-272.

Harris, S.L., & Handleman, J.S. (2000). Age and IQ at intake as predictors of placement for young children with autism: A four-to six-year follow-up. *Journal of Autism and Developmental Disorders, 30*(2), 137-142.

Hastings, R.P., & Symes, M.D. (2002). Early intensive behavioural intervention for children with autism: Parental therapeutic self-efficacy. *Research in Developmental Disabilities, 23*(5), 332-341.

Kravits, T.R., Kamps, D.M., Kemmerer, K., & Potucek, J. (2002). Brief report: Increasing communication skills for an elementary-aged student with autism using the Picture Exchange Communication System. *Journal of Autism and Developmental Disorders, 32*(3), 225-230.

Lauchey, K.M., & Heflin, L.J. (2000). Enhancing social skills of kindergarten children with autism through the training of multiple peers as tutors. *Journal of Autism and Developmental Disorders, 30*(3), 183-193.

McConnell, S.R. (2002). Interventions to facilitate social interaction for young children with autism: review of available research and recommendations for educational interventions and future research. *Journal of Autism and Developmental Disorders, 32*(5), 351-372.

Pierce, K., & Schreibman, L. (1997). Multiple peer use of pivotal response training to increase social behaviors of classmates with autism: Results from trained and untrained peers. *Journal of Applied Behavior Analysis, 30*(1), 157-160.

Salt, J., Sellars, V., Shemilt, J., Boyd, S., Couson, T., & McCool, S. (2001). The Scottish Centre for Autism preschool treatment programme. 1: A developmental approach to early intervention. *Autism, 5*(4), 362-373.

Sheinkopf, S.J., & Siegel, B. (1998). Home-based behavioural treatment of young

21(2), 177-186.

●第7章

Kanner, L. (1971). Follow-up study of eleven autistic children originally reported in 1943. *Journal of Autism and Child Schizophrenia, 1*(2), 119-145.

Kanner, L., Rodriguez, A., & Aschenden, B. (1972). How far can autistic children go in matters of social adaptation? *Journal of Autism and Child Schizophrenia, 2*(1), 9-33.

Nordin, V., & Gillberg, C. (1998). The long-term course of autistic disorders: Update on follow-up studies. *Acta Psychiatrica Scandinavica, 97*(2), 99-108.

●第8章

Carrey, N.J. (1995). Itard's 1828 memoire on "Mutism caused by a lesion of the intellectual functions": A historical analysis. *Journal of the American Academy of Child and Adolescent Psychiatry, 34*(12), 1655-1661.

Croen, L.A., Grether, J.K., Hoogstrate, J., & Selvin, S. (2002). The changing prevalence of autism in California. *Journal of Autism and Developmental Disorders, 32*(3), 207-215.

Gurney, J.G., Fritz, M.S., Ness, K.K., Sievers, P., New Schaffer, C.J., & Shapiro, E.G. (2003). Analysis of prevalence trends of autism spectrum disorder in Minnesota. *Archives of Pediatrics and Adolescent Medicine, 157*(7), 622-627.

Szatmari, P. (2003). The causes of autism spectrum disorders. *British Medical Journal, 326*(7382), 173-174.

●第9章

Bibby, P., Eikeseth, S., Martin, N.T., Mudford, O.C., & Reeves, D. (2002). Progress and outcomes for children with autism receiving parent-managed intensive interventions. *Research in Developmental Disabilities, 22*(6), 425-447.

Bondy, A.S., & Frost, L.A. (1998). The picture exchange communication system. Seminars in Speech and Language, 19(4), 373-388.

Boyd, R.D., & Corley, M.J. (2001). Outcome survey of early intensive behavioural intervention for young children with autism in a community setting. *Autism, 5*(4), 430-441.

Charlop-Christy, M.H., Carpenter, M., Le, L., LeBlanc, L.A., & Kellet, K. (2002). Using the picture exchange communication system (PECS) with children with autism: Assessment of PECS acquisition, speech, social-communicative behavior, and problem behavior. *Journal of Applied Behavior Analysis, 35*(3), 213-231.

retardation of unknown etiology: The role of age and intelligence. *Journal of Child Psychology and Psychiatry, 37*(8), 1003-1013.

●第 6 章

Bottini, G., Corcoran, R., Sterzi, R., Paulesu, E., Schenone, P., Scarpa, P., Frackowiak, R.S. & Frith, C.D. (1994). The role of the right hemisphere in the interpretation of figurative aspects of language: A positron emission tomography activation study. *Brain, 117*, 1241-1253.

Faust, M., & Weisper, S. (2000). Understanding metaphoric sentences in the two cerebral hemispheres. *Brain and Cognition, 43*(1-3), 186-191.

Fine, J., Bartolucci, G., Ginsberg, G., & Szatmari, P. (1991). The use of intonation to communicate in pervasive developmental disorders. *Journal of Child Psychology and Psychiatry, 32*(5), 771-782.

Fine, J., Bartolucci, G., Szatmari, P., & Ginsberg, G. (1994). Cohesive discourse in pervasive developmental disorders. *Journal of Autism and Developmental Disorders, 24*(3), 315-329.

Frith, U., & Happe, F. (1994). Language and communication in autistic disorders. *Philosophical Transactions of the Royal Society of London, Series B, Biological Sciences, 346*(1315), 97-l04.

Goldstein, H. (2002). Communication intervention for children with autism: A review of treatment efficacy. *Journal of Autism and Developmental Disorders, 32*(5), 373-396.

Happe, F.G. (1993). Communicative competence and theory of mind in autism: a test of relevance theory. *Cognition, 48*(2), 101-119.

Keen, D., Sigafoos, J., & Woodyatt, G. (2001). Replacing prelinguistic behaviors with functional communication. *Journal of Autism and Developmental Disorders, 31*(4), 385-98.

Kircher, T.T., Brammer, M., Tous Andreu, N., Williams, S.C., & McGuire, P.K. (2001). Engagement of right temporal cortex during processing of linguistic context. *Neuropsychologia, 39*(8), 798-809.

Koegel, L.K. (2000). Interventions to facilitate communication in autism. *Journal of Autism and Developmental Disorders, 30*(5), 383-391.

Lord, C. (2000). Commentary: Achievements and future directions for intervention research in communication and autism spectrum disorders. *Journal of Autism and Developmental Disorders, 30*(5), 393-398.

Loveland, K.A., & Tunali, B. (1991). Social scripts for conversational interactions in autism and Down syndrome. *Journal of Autism and Developmental Disorders,*

Wainwright-Sharp, J.A., & Bryson, S.E. (1993). Visual orienting deficits in high-functioning people with autism. *Journal of Autism and Developmental Disorders, 23*(1), 1-13.

●第 4 章

Bryan, L.C., & Gast, D.L. (2000). Teaching on-task and on-schedule behaviors to high-functioning children with autism via picture activity schedules. *Journal of Autism and Developmental Disorders, 30*(6), 553-567.

●第 5 章

Baron-Cohen, S. (1989). The autistic child's theory of mind: A case of specific developmental delay. *Journal of Child Psychology and Psychiatry, 30*(2), 285-297.

Baron-Cohen, S., Wheelwright, S., Hill, J., Raste, Y., & Plumb, I. (2001). The "Reading the Mind in the Eyes" Test revised version: A study with normal adults, and adults with Asperger syndrome or high-functioning autism. *Journal of Child Psychology and Psychiatry, 42*(2), 241-251.

Carruthers, P., & Smith, P.K. (Eds.). (1996). *Theories of theories of mind.* Cambridge, UK: Cambridge University Press.

Gerland, G., & Tate, J. (2003). *A real person: Life on the outside.* London: Souvenir Press.

Ozonoff, S., & Miller, J.N. (1995). Teaching theory of mind: a new approach to social skills training for individuals with autism. *Journal of Autism and Developmental Disorders, 25*(4), 415-433.

Rutherford, M.D., Baron-Cohen, S., & Wheelwright, S. (2002). Reading the mind in the voice: A study with normal adults and adults with Asperger syndrome and high functioning autism. *Journal of Autism and Developmental Disorders, 32*(3), 189-194.

Thiemann, K.S., & Goldstein, H. (2001). Social stories, written text cues and video feedback: Effects on social communication of children with autism. *Journal of Applied Behavior Analysis, 34*(4), 425-446.

Williams, D. (1995). *Somebody somewhere: Breaking free from the world of autism.* New York: Three Rivers Press.

Yirmiya, N., Erel, O., Shaked, M., & Solomonica-Levi, D. (1998). Meta-analyses comparing theory of mind abilities of individuals with autism, individuals with mental retardation, and normally developing individuals. *Psychological Bulletin, 124*(3), 283-307.

Yirmiya, N., Solomonica-Levi, D., Shulman, C., & Pilowsky, T. (1996). Theory of mind abilities in individuals with autism, Down syndrome, and mental

Chin, H.Y., & Bernard-Opitz, V. (2000). Teaching conversational skills to children with autism: Effect on the development of a theory of mind. *Journal of Autism and Developmental Disorders, 30*(6), 569-583.

Happe, F. (1999). Autism: Cognitive deficit or cognitive style? *Trends in Cognitive Science, 3*(6), 216-222.

Kephart, B. (1998). *A slant of sun: One child's courage.* New York: Norton.

National Research Council (2001). *Educating children with autism.* Washington, DC: National Academy Press.

●第 3 章

Baron-Cohen, S., Ring, H.A., Bullmore, E.T., Wheelwright, S., Ashwin, C., & Williams, S.C. (2000). The amygdala theory of autism. *Neuroscience and Behavioural Reviews, 24*, 355-364.

Brian, J.A., Tipper, S.P., Weaver, B., & Bryson, S.E. (2003). Inhibitory mechanisms in autism spectrum disorders: Typical selective inhibition of location versus facilitated perceptual processing. *Journal of Child Psychology and Psychiatry, 44*(4), 552-560.

Frith, U. (1996). Cognitive explanations of autism. *Acta Paediatrica Supplement, 416*, 63-68.

Happe, F., & Frith, U. (1996) The neuropsychology of autism. *Brain, 119*(Pt. 4), 1377-1400.

Hermelin, B., Pring, L., & Heavey, L. (1994). Visual and motor functions in graphically gifted savants. *Psychological Medicine, 24*(3), 673-680.

Hollander, E. (1998). Treatment of obsessive-compulsive spectrum disorders with SSRIs. *British Journal of Psychiatry* (Suppl. 35), 7-12.

Jolliffe, T., & Baron-Cohen, S. (1997). Are people with autism and Asperger syndrome faster than normal on the Embedded Figures Test? *Journal of Child Psychology and Psychiatry, 38*(5), 527-534.

McDougle, C.J., Naylor, S.T., Cohen, D.J., Volkmar, F.R., Heninger, G.R., & Price, L.H. (1996). A double-blind, placebo-controlled study of fluvoxamine in adults with autism disorder. *Archives of General Psychiatry, 53*(11), 1001-1008.

Oe, K. (1986). *Rouse up o young men of the new age.* New York: Grove Press.

Russell, J. (Ed.). (1997). *Autism as an executive disorder.* New York: Oxford University Press.

Siegal, M., & Varley, R. (2002). Neural systems involved in "theory of mind." *Nature Reviews, Neuroscience, 3*(6), 463-471.

Tredgold, A.F. (1937). *A text-book of mental deficiency.* Baltimore: Wood.

文 献

●第 1 章

American Psychiatric Association. (1994). *Diagnostic and statistical manual of mental disorders* (4th ed.). Washington: American Psychiatric Association.

Chakrabarti, S., & Fombonne, E. (2001). Pervasive developmental disorders in preschool children. *Journal of the American Medical Association, 285*, 3093-3099.

Kanner, L. (1973). *Childhood psychosis: Initial studies and new insights.* Washington, DC: Winston.

Kolvin, I., Ounsted, C., & Roth, M. (1971). Studies in the childhood psychoses. V. Cerebral dysfunction and childhood psychoses. *British Journal of Psychiatry, 118*(545), 407-414.

Mahoney, W.J., Szatmari, P., MacLean, J.E., Bryson, S.E., Bartolucci, G., Walter, S.D., Jones, M.B., & Zwaigenbaum, L. (1998). Reliability and accuracy of differentiating pervasive developmental disorder subtypes. *Journal of the American Academy of Child and Adolescent Psychiatry, 37*(3), 278-285.

Rutter, M. (1968). Concepts of autism: A review of research. *Journal of Child Psychology and Psychiatry, 9*(1), 1-25.

Sontag, S. (1990). *Illness as metaphor and AIDS and its metaphor.* New York: Doubleday.

Szatmari, P., Archer, L., Fisman, S., Streiner, D.L., & Wilson, F. (1995). Asperger's syndrome and autism: Differences in behavior, cognition and adaptive functioning. *Journal of the American Academy of Child and Adolescent Psychiatry, 34*(12), 1662-1671.

Szatmari, P., Bryson, S.E., Streiner, D.L., Wilson, F., Archer, L., & Ryers, C. (2000). Two-year outcome of preschool children with autism or Asperger's syndrome. *American Journal of Psychiatry, 157*(12), 1980-1987.

Tanguay, P.E. (2000). Pervasive developmental disorders: A 10-year review. *Journal of the American Academy of Child and Adolescent Psychiatry, 39*(9), 1079-l095.

Wing, L. (1988). The continuum of autistic characteristics. In E. Schopler & G.B. Mesibov (Eds.), *Diagnosis and assessment in autism* (pp.91-110). New York: Plenum Press.

●第 2 章

Barron, J., & Barron, S. (1992). *There's a boy in here.* New York: Simon & Schuster.

索　引

人名索引

事項索引

【さ 行】

【ら 行】

【わ 行】

訳者略歴

佐藤 美奈子（さとう みなこ）

1969年　愛知県生まれ
1992年　名古屋大学文学部文学科卒業

翻訳家。英語の学習参考書，問題集を多数執筆
訳書：『食べ過ぎることの意味』（誠信書房），『わかれからの再出発』『（増補改訂 第2版）いやな気分よ，さようなら』『私は病気ではない』『みんなで学ぶアスペルガー症候群と高機能自閉症』（共訳，星和書店）

門　眞一郎（かど しんいちろう）

1948年　広島県生まれ
1973年　京都大学医学部卒業

現在　京都市児童福祉センター副院長（児童精神科医）
訳書：『コミック会話—自閉症など発達障害のある子どものためのコミュニケーション支援法』（明石書店）
HP：http://web.kyoto-inet.or.jp/org/atoz3/kado/index.htm

虹の架け橋—自閉症・アスペルガー症候群の心の世界を理解するために—

2005年7月29日　初版第1刷発行

著　者　ピーター・サットマリ
訳　者　佐藤美奈子　門　眞一郎
発行者　石澤雄司
発行所　株式会社 星和書店
〒168-0074　東京都杉並区上高井戸1-2-5
電話　03(3329)0031（営業部）／(3329)0033（編集部）
FAX　03(5374)7186

Printed in Japan　ISBN4-7911-0581-8

月刊 **精神科治療学**

第19巻第9号（2004年9月） B5判 本体2,880円

特集「アスペルガー症候群 I—思春期以降の対応—」

〈特集の内容〉

特集にあたって／アスペルガー症候群：思春期以降例における症候と診断／アスペルガー症候群—思春期以降例の診断に必要な幼児期情報—／アスペルガー症候群：統合失調症との鑑別／アスペルガー症候群・高機能自閉症：思春期以降における問題行動と対応／アスペルガー症候群：思春期における症状の変容／高機能広汎性発達障害青年の適応を決める要因／アスペルガー症候群における自殺／アスペルガー障害と社会行動上の問題

第19巻第10号（2004年10月） B5判 本体2,880円

特集「アスペルガー症候群 II—思春期以降の対応—」

〈特集の内容〉

アスペルガー症候群のグループワーク／広汎性発達障害における薬物療法／アスペルガー症候群とWittgenstein／広汎性発達障害と創造性—原初的知覚様態と原初的コミュニケーション—／アスペルガー症候群における認知の特徴と神経心理学／アスペルガー障害の画像研究／アスペルガー障害への早期介入が思春期以降に与える影響／アスペルガー症候群—成人症例の報告—1—アスペルガー障害（アスペルガー症候群）を持つ少年の放火事例—／アスペルガー症候群—成人症例の報告—2—破瓜型統合失調症との比較による，その妄想形成と世界観の考察—／〔研究報告〕アスペルガー症候群：思春期以降の対応—入院治療の実際—